# BELL...
## 1.000 ARREGLOS RÁPIDOS

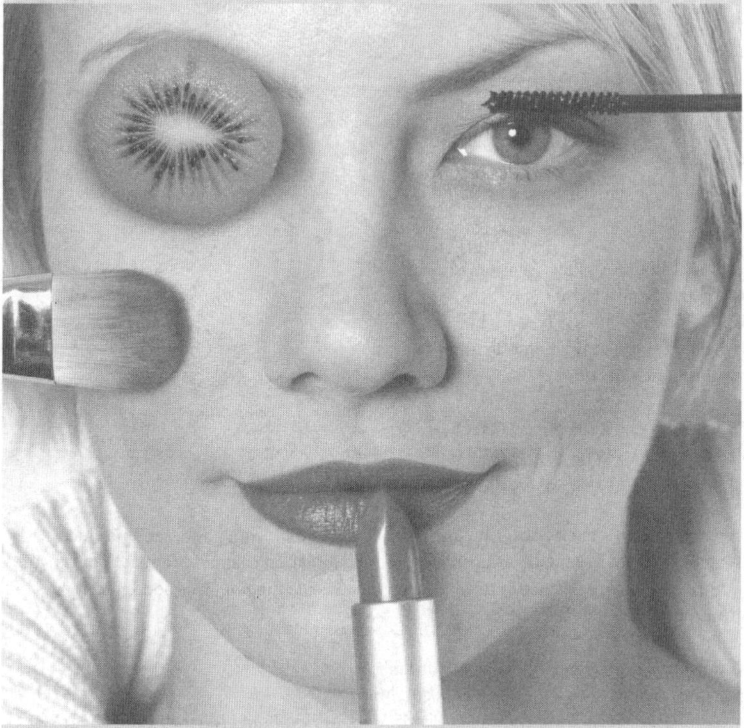

*por* Rona Berg

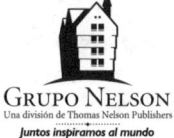

**GRUPO NELSON**
Una división de Thomas Nelson Publishers
*Juntos inspiramos al mundo*

www.gruponelson.com

Editorial 10 Puntos es una división de Grupo Nelson
© 2006 por Grupo Nelson
Una división de Thomas Nelson, Inc.
Nashville, TN, Estados Unidos de América
www.gruponelson.com

Título en inglés: *Fast Beauty: 1,000 Quick Fixes*
© 2005 por Rona Berg
Publicado por Workman Publishing Company, New York

Todos los derechos reservados. Ninguna parte de esta publicación podrá ser reproducida, almacenada en un sistema de recuperación, o transmitida, en cualquier forma o por ningún medio, electrónico, mecánico, fotocopiada, o grabada o de ningún otro modo, sin el permiso por escrito de los editores.

Ilustraciones: © 2005 por *Mary Lynn Blasutta*
Directores creativos: *Jessica Feder y Frank Szelwach*
Diseñadores: *Bill Chiaravalle, DeAnna Pierce, Mark Mickel, Brand Navigation, LLC.*
Traducción al español: *Lesvia Esther Kelly*
Tipógrafía versión en español: *Grupo Nivel Uno, Inc.*

ISBN: 0-88113-038-9

Impreso en México

*Para Bruce y Sophie*

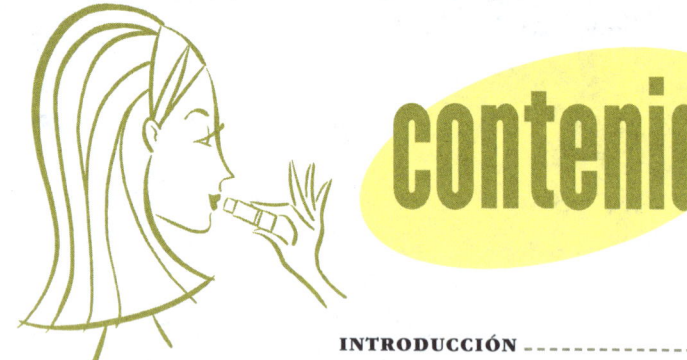

# contenido

**INTRODUCCIÓN** ... vii

## PARTE I - RX DE BELLEZA

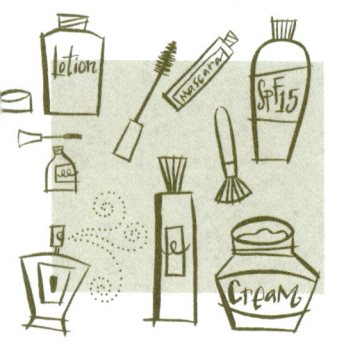

**CAPÍTULO UNO**
Su clóset de belleza: artículos imprescindibles — 2

**CAPÍTULO DOS**
Rostro al instante — 15

**CAPÍTULO TRES**
Desastres de belleza — 40

## PARTE II - Traumas Hormonales

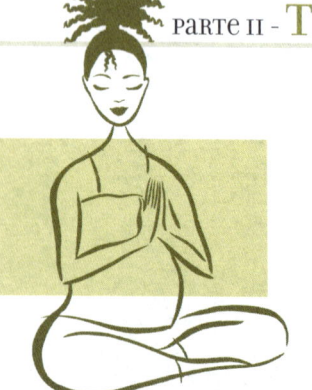

**CAPÍTULO CUATRO**
Preadolescentes y adolescentes (Pubertad) — 62

**CAPÍTULO CINCO**
Embarazo y posparto — 88

**CAPÍTULO SEIS**
Menopausia y vejez — 104

## PARTE III - el mundo exterior

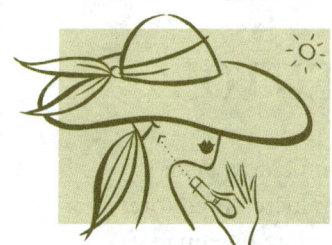

**CAPÍTULO SIETE**
Control del clima — 126

**CAPÍTULO OCHO**
Los medicamentos y el estrés — 154

## PARTE IV - vida activa

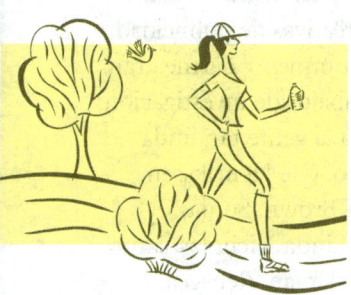

**CAPÍTULO NUEVE**
Viajes — 186

**CAPÍTULO DIEZ**
El gimnasio y los deportes — 196

**CAPÍTULO ONCE**
Su familia — 213

## PARTE V - productos geniales

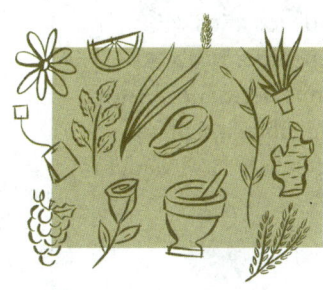

**CAPÍTULO DOCE**
Productos de belleza:
Guía para la usuaria — 232

**CAPÍTULO TRECE**
Alacena de belleza natural — 250

**ÍNDICE** — 278

# RECONOCIMIENTOS

Mis más profundo agradecimiento a Peter y Carolan Workman, y a mi increíble editora, Ruth Sullivan, la mejor editora que una escritora pueda desear. Agradezco también a Paul Hanson y a Janet Parker, un extraordinario equipo de diseño, y a mi ilustradora, Mary Lynn Blasutta. Le estoy muy agradecida a Nicki Clendening por sus ideas creativas de publicidad, a Kris Dahl y a Jud Laghi por estar ahí conmigo y darme gran apoyo, y a Beth Hatem, una genio en trabajos de investigación.

También le quisiera dar las gracias a la gente tan linda que me ayudó a lo largo de este proyecto: Ole Henrikssen, Mark Garrison, Jean y Jane Ford, Bobbi Brown, Sonia Kashuk, Jenefer Palmer, Barbara Close, Linda Nicholas, James Takos, Marie-Laure Fournier, Laura Hittleman, Rebecca James Gadberry, Stacey Miyamoto, Leslie Roth y Peggy Boulos-Smith. Gracias a las buenas doctoras Jeanine Downie, Diane Berson y Carol Livoti por su pericia médica. Y gracias a todos los glamorosos compañeros de la industria de belleza quienes han sido tan generosos a través de los años.

Finalmente, mi profundo agradecimiento a Bruce y Sophie; mis padres, Alan y Sheila Berg; mis hermanos, Andy y Neil Berg; mi cuñada, Rita Harvey; y a mi abuela, Lillian Berg, quienes me han enseñado tanto acerca de la verdadera belleza.

# introducción

La vanidad es la verdadera madre de la invención. Cuando las piernas suaves y sin vellos eran el furor de la antigua Babilonia y la navaja de afeitar Venus aún estaba a unos 4.000 años por llegar, las mujeres lograron mantenerse sin vellos usando el hilo: se ponían un hilo entre los dedos y los dientes, lo envolvían alrededor de cada pelo de la pierna, y le daban un jalón. Esto funcionaba bien si no tenía nada más que hacer con su tiempo.

Luego un día, una mujer con iniciativa que probablemente tenía muchas cabras que atender en el valle del Tigris-Éufrates, accidentalmente derramó un poco de cera caliente en su cuerpo y, después de quitársela rápidamente, descubrió una manera más rápida de quitarse los vellos. Más o menos, así fue como nació la depilación con cera caliente. Y hasta el día de hoy, para la mayoría de las mujeres, la belleza al minuto es la mejor.

Mientras que el verse bien todavía es prioridad, puede ser un reto integrar nuestras necesidades de belleza en nuestras vidas tan activas. Al hacer malabarismos entre las responsabilidades del trabajo, la familia, los eventos sociales, los viajes de negocios, y las visitas al gimnasio, algo tiene que ceder. Hoy día, nadie tiene tiempo para regímenes de belleza complicados. Pero eso no significa que no queramos grandes resultados... rápido. Por eso decidí escribir *Belleza al Minuto: 1.000 arreglos rápidos*, un manual de belleza lleno de consejos perdurables para las mujeres que no tienen tiempo. *Belleza al Minuto* curará todos sus males con prescripciones rápidas y efectivas que usualmente están a su alcance. Ya sea que no sepa qué hacer, necesite un sustituto rápido para lo que hace usualmente, o si sólo quiere simplificar su vida, este libro le proveerá soluciones fáciles y rápidas que funcionan. Después de todo, vivimos en la tierra de los autos rápidos y de las comidas rápidas. ¿Por qué no de la belleza rápida?

El libro va a reducir su régimen de belleza a lo básico en «Rostro en 2 minutos», «Rostro en 5 minutos», e incluso en «Rostro en 30 segundos», para cuando no tenga ni siquiera un minuto. También le ayudará a resolver los desastres de belleza, que pueden ser producto del mucho estrés, trabajo, enfermedad, e incluso por medicamentos. Le proveerá soluciones fáciles para los traumas hormonales que vienen con la pubertad, los periodos, el embarazo y la menopausia. Y le dará la información necesaria para arreglar todos los desastres de belleza que sucedan en el gimnasio, en la calle, en cualquier tipo de clima (¿alguien con cabello frisado por ahí?), y en la casa con su familia. Hasta le ofrecerá un poco de guía a los hombres en su vida.

Como una bouillabaisse, *Belleza al Minuto* parece una sopa sazonada con un poco de sabiduría popular, la cantidad adecuada de recomendaciones sobre productos, y unas cuantas cucharadas de remedios naturales. Este libro desacreditará los mitos de belleza más comunes, le enseñará cómo limpiar sus desastres de belleza, le dirá cómo sustituir los productos de belleza que se le acabaron, usando productos caseros comunes y corrientes, y le enseñará cómo ajustar su maquillaje, su cabello, y su cuidado corporal, para mejorar la forma en que se ve y se siente... ¡en un santiamén! ¿Cabello sin brillo? ¿Cutis cadavérico? ¿Poros enormes? ¿Corrector endurecido? ¿Rimel aglutinado?

¿Está perdiendo el pelo? ¿Tiene granos debido a la depilación? ¿Grietas en los talones? ¿Su autobronceador le deja rayas? ¿Tiene llagas en la boca? ¿Los ojos hinchados? ¿Le salieron espinillas? ¿Acné en el cuerpo? ¡No hay problema! Busque en el índice y encontrará una solución casi instantánea.

Nunca olvidaré el día en que una de mis elegantes colegas en ELLE Magazine usó como ejemplo su nuevo abrigo de Yves Saint Laurent, el cual estaría de moda la próxima temporada, para dar una lección a algunas empleadas más jóvenes. Con un gesto bastante dramático (las editoras de belleza no se sienten bien si no son extravagantes), se desabrochó el abrigo y lo dobló hacia atrás para enseñarnos cómo el cuello, el ruedo y las mangas estaban sujetas por adentro con cinta adhesiva, tiras de velcro y alfileres. «Algunas veces la vida te deja guindando por un hilo», dijo, «y tienes que ingeniártelas para mantener todo en su sitio». Esta es la sabiduría que este libro tiene que ofrecer. *Belleza al Minuto* provee maneras ingeniosas para remendar esas pequeñas roturas en la tela de la vida, rápidamente, para que así tenga más tiempo para vivirla.

En mis veinte años de experiencia en las industrias de moda y de belleza, me he acostumbrado a crear y a almacenar consejos en ambas disciplinas. Este libro ofrece lo mejor de lo mejor en cuanto a estos consejos. Le enseñará cómo ahorrarse dinero, y cuándo tiene sentido gastárselo. El enfoque es inspirarle a que se convierta en una persona tan inteligente e ingeniosa tal y como mi amiga de la industria de la moda. Porque cuando viajamos por el camino de la vida, siempre podemos sacarle provecho a un atajo.

# PARTE I:

# Rx de belleza

SU CLÓSET DE BELLEZA:
ARTÍCULOS IMPRESCINDIBLES...*Página 2*
ROSTRO AL INSTANTE...*Página 15*
DESASTRES DE BELLEZA...*Página 40*

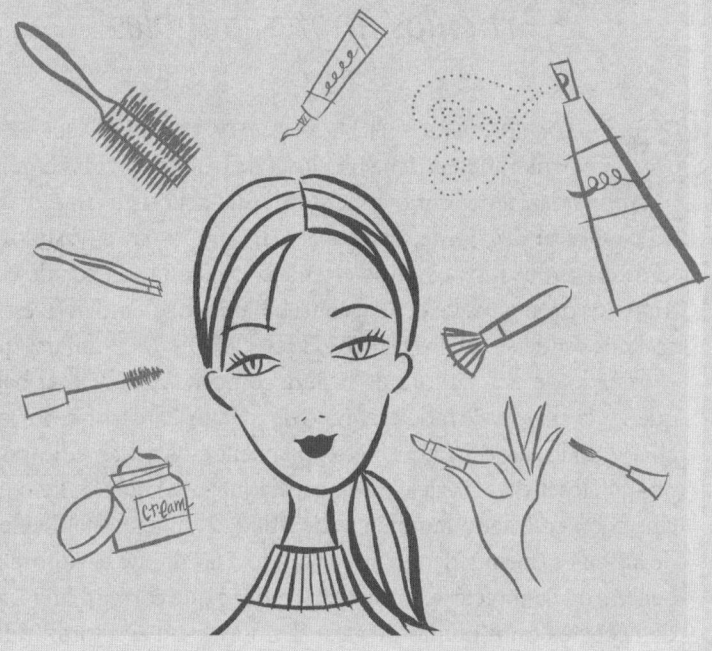

## Rx de BELLEZA

### CAPÍTULO I

# Su clóset de belleza:

## *Artículos imprescindibles*

CADA EDITORA DE BELLEZA DE CADA UNA DE LAS REVISTAS para mujeres, tiene un clóset de belleza. Para las empleadas, tener conocimiento de sus delicias es una de las grandes ventajas de trabajar allí. Ya sean vestidores lujosos o sólo unos cuantos estantes, estos están llenos de casi todos los productos de belleza concebibles que se venden (o están casi por venderse) en los Estados Unidos. No es de extrañarse que el reinado de una editora de belleza como reina del clóset haga que sea la envidia de todo el equipo de trabajo. Para las que les fascina todo lo que tenga que ver con la belleza –ya sean editoras o no– el clóset de belleza es un lugar de juego y fantasía. Pero ese clóset tan codiciado también es de utilidad en la revista. Repleto de artículos que pueden estarle faltando a la editora, la editora de belleza, o a la directora, justo cuando tiene que correr a una cena de negocios o un evento de gala, el clóset es un accesorio indispensable para verse mejor.

# clóset de belleza

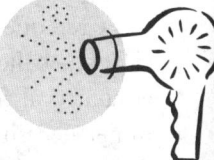

En el clóset de belleza de una revista, las editoras siempre pueden contar con que encontrarán lo siguiente:

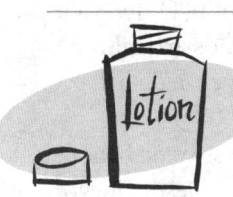

**1** Una gran variedad de hidratantes, cremas, sueros y lociones de actualidad.

**2** Secadoras y ganchos de pelo, velas y perfume.

**3** Paletas de maquillaje completas de la temporada actual y de la futura; desde base hasta brillo de labios, y todo lo que está en medio.

**4** Un tarro de ungüento o de Vaselina para añadirle un brillo de último minuto a sus mejillas, sus labios y su escote.

**5** Herramientas del oficio: brochas de maquillaje, esponjas, spoolies y cepillos para las cejas.

**6** Una variedad de champús en seco, para esos momentos en los que no se puede lavar el cabello, pero un peinado grasoso como que no le queda bien.

**7** Varios tubos de rimel negro, rimel de otro color, lápiz y delineador de ojos, rizadores de pestañas.

**8** Brillo de labios para que se vean como de charol.

**9** Limas de uñas, esmalte protector, cortaúñas, esmaltes en todos los colores imaginables.

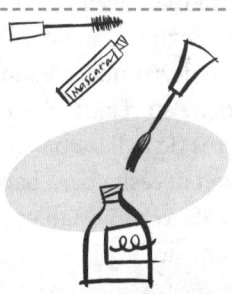

**10** Geles y sprays para el cabello, sueros para añadir brillo, ceras, cremas, espumas y pomadas –desde Kiehls a Kerastase.

**11** Elásticos para el cabello, cintas, lazos, peinillas, cepillos, difusores y tenazas.

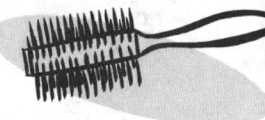

**12** Tubos blandos de gel o bronceador para darle un toque de color a sus mejillas.

**13** Almohadas para los ojos, aceites esenciales, productos para la aromaterapia.

**14** Geles de baño, loofahs, cepillos y exfoliadores para el cuerpo.

Creo que toda mujer debería tener su propia versión de este clóset de belleza en casa... aunque sean sólo una o dos gavetas en el cuarto al final del pasillo. Ahora bien, obviamente, ninguna mujer necesita la enorme montaña de dulces que tiene el clóset de una editora de belleza, pero este capítulo le dirá (1) qué va a necesitar para su régimen diario de belleza, y (2) los artículos de múltiples propósitos que son básicos para la despensa de belleza al minuto de cada mujer.

Si tiene estos artículos a mano para esos desastres de belleza momentáneos, le ahorrará bastantes agravios. (Desde luego, usted querrá complementar estos básicos con algunos de los fabulosos productos de maquillaje que son recomendados en este libro; estos son las armas secretas de su clóset.) Su despensa de belleza va a ser el modelo moderno y más glamouroso del lema de las niñas escuchas: Esté preparada.

# LO BÁSICO PARA LA BELLEZA

El conocimiento es poder, solía decir mi abuelo Sam, y saber cómo cuidarse la piel, escoger el maquillaje correcto, mantener su cabello saludable y verse lo mejor que pueda, puede aumentar su autoestima de una manera poderosa. Y apenas le agarre el truco, no le tomará más de cinco o diez minutos al día.

Cuando la vida se torna frenética, las mujeres que tienen todo bajo control, no se derrumban repentinamente. Y tampoco le ocurrirá a usted si tiene su régimen bajo control y si tiene a la mano algunos productos de belleza básicos.

He aquí lo que usted necesita para hacer que su régimen diario sea más eficiente. Una vez lo establezca, ¡no desperdiciará ni un minuto pensando en ello!

# PRODUCTOS BÁSICOS
# PARA SU RÉGIMEN

## LIMPIADOR

Lávese bien la cara con un limpiador suave, una o dos veces al día, dependiendo de su tipo de piel. (Si es grasosa, dos veces al día. Si es seca, una vez al día.) Nunca se duerma con maquillaje puesto (¡pero ya usted sabía eso!), y nunca use jabón en la cara, no importa qué tipo de piel tenga.

## EXFOLIANTE

La exfoliación puede hacer la diferencia entre una piel que se vea bien y una que se vea increíblemente bien. Esto será mucho más importante al ir envejeciendo. Ya sea que use una crema de ácido glucólico, un retinoide, o un exfoliante simple, se está deshaciendo de las células muertas que se van acumulando en la superficie de la piel. Esto no sólo hace que su piel se sienta mejor, sino también permite que la crema hidratante penetre mejor. Tal vez usted tiene más tiempo en la noche para exfoliarse, pero hágalo varias veces a la semana después de lavarse la cara (con menos frecuencia si su piel es muy seca o sensitiva).

## HIDRATANTE

Las cremas hidratantes contienen emolientes, ingredientes de oclusión que sellan la humedad en la piel, y humectantes, los cuales atraen la humedad. Todos los tipos de piel se benefician con estas cremas, a menos que tenga acné severo. Si necesita una prueba, fíjese qué tan sedosa se ve su piel y qué tan suave se siente después que se pone la hidratante. Su cutis se beneficiará al usar un producto que sea compatible con su tipo de piel: a la piel seca le gusta la crema más espesa y la piel grasosa necesita un gel o loción sin aceite.

*tip*

## PIEL JUGOSA

*Guarde un poco de crema hidratante en un envase pequeño (un tarro para brillo de labios o uno como los que dan de muestra en los mostradores de cosméticos) y llévelo siempre en su cartera. Úntese un poco cuando la piel se sienta seca.*

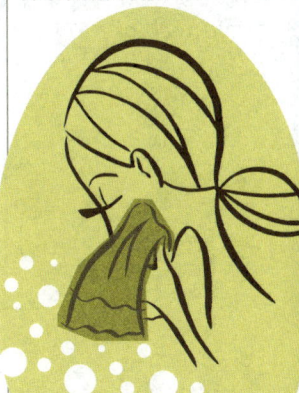

**Elimine las células muertas de la superficie usando una toallita áspera. No tiene que restregar, sólo tiene que pulir ligeramente.**

## PROTECTOR SOLAR SALUDABLE

*Busque un protector solar enriquecido con antioxidantes saludables que salvan la piel. Este ingrediente está probando ser también muy efectivo para proteger la piel contra el sol.*

### PROTECTOR SOLAR

Si después de leer este libro sólo se le queda grabado un consejo práctico, bueno que sea este: Use protector solar en la cara todos los días, aun cuando el sol no esté brillando. (Vea las páginas 130-133.) Escoja un protector solar con un factor 15 que contenga dióxido de titanio, óxido de zinc o Parsol 1789 (avobenzene) como uno de los ingredientes activos. Para uso diario, escoja una crema hidratante, base o una crema hidratante de factor 15 con color.

### CREMA PARA LOS OJOS

Una crema para los ojos es un lujo que vale la pena. La piel que está debajo de los ojos no tiene capas grasosas, tiene pocas glándulas sebáceas, no tiene mucho soporte estructural, y es por eso que se arruga tan fácilmente y necesita cuidado especial. Apliquese la crema para los ojos dando toques ligeros con su cuarto dedo, el cual ejerce menos presión. Si su piel es grasosa, busque una fórmula en gel; si no, una crema perlada, suave y sedosa es muy buena.

## ARTÍCULOS Y HERRAMIENTAS

### LIGAS ELÁSTICAS FORRADAS

Tenga a mano algunas ligas elásticas forradas, sin broches, para hacerse una cola de caballo en dos segundos exactos. Estos son preferibles a los que tienen broches ya que no le parten ni le jalan el cabello.

CLÓSET DE BELLEZA 7

### UNOS CUANTOS GANCHOS PEQUEÑOS

Los ganchos complementan su imagen, y acomodan cualquier pelo suelto y corto que rehúsa comportarse, especialmente en un día caliente y húmedo.

### ESPONJAS DE MAQUILLAJE TRIANGULARES

Una esponja triangular (humedecida) no sólo le ayuda a ponerse el maquillaje suave y uniformemente, sino que sirve también para arreglar daños. Úsalas para suavizar el maquillaje endurecido, suavizar áreas escamosas (alrededor de la nariz, en medio de las cejas) y para limpiar ligeramente el pliegue de sus párpados y absorber el exceso de grasa antes de aplicarse la sombra de ojos. (Cómpre se una bolsa grande. ¡Son bien baratas!)

### COLORETE DE CREMA EN BARRA O UN TUBO DE GEL PARA LAS MEJILLAS

A media tarde, su piel, no importa qué color, puede verse pálida y apagada. Un poquito de color en los pómulos puede hacer brillar su cara instantáneamente y darle un rubor saludable y natural.

### RIZADOR DE PESTAÑAS

Un rizador de pestañas le abrirá los ojos como usted no se lo imagina. Es fácil de usar (siempre rice sus pestañas antes de ponerse el rimel, sino se le pueden quebrar), y hace que sus pestañas se vean muy abundantes aunque no se ponga rimel.

## SPOOLIES PARA RIMEL

*Los maquilladores profesionales los compran por bolsas en las farmacias o en los salones de belleza. Los spoolies son esencialmente pequeños cepillitos que se usan para separar el rimel aglutinado en las pestañas, y también se usan para peinar y darle forma a las cejas.*

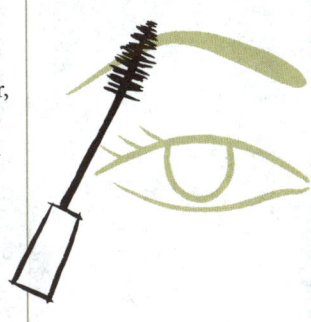

## LOCIÓN MATE

*Ponerse un poco de loción mate es una manera fantástica de absorber la grasa de la cara y el brillo, especialmente en la zona T.*

### PAPEL FACIAL ABSORBENTE O PAPEL DE ARROZ

Los papeles absorbentes son perfectos para remover, como a las cuatro de la tarde, el aceite que le salió en la zona T, cuando las glándulas sebáceas se vuelven locas. Es maravillosamente portátil, son fabulosas cuando está corriendo de aquí para allá, y hacen que su piel se vea mate y sin el brillo de la grasa.

### TOALLAS HÚMEDAS PARA LAS MANOS

Siempre lleve consigo en su cartera unas cuantas toallas húmedas envueltas individualmente. Ayudan para limpiar pequeños desastres, remover el maquillaje de las manos cuando no hay un lavamanos cerca. (Escoja toallitas hechas con ingredientes naturales y evite las que tienen Triclosán, pues puede resecar mucho su piel.

### PALILLOS DE ALGODÓN

Estos palillos fuertes que están disponibles en farmacias o en salones de belleza, son perfectos para difuminar el delineador de ojos, aplicar la medicina para el acné y para limpiar marcas de maquillaje en la cara. Como el algodón está fuertemente comprimido, no se le salen pedacitos que se le pueden meter en los ojos.

### BROCHAS PARA EL MAQUILLAJE

La inversión que haga al comprar una buena colección de brochas de cerdas naturales, brocha para los labios, para aplicarse el colorete, el polvo de cara, la sombra de ojos y una brocha plana, le durará toda la vida. Otra posibilidad es que puede encontrar brochas de cerda natural muy buenas, fuertes y baratas en un almacén de arte. Como estas pueden acumular polvo y bacteria que pueden causarle espinillas, lave sus brochas regularmente con jabón líquido o champú, y déjelas secar al aire libre. Entre limpiezas, páseles un pañuelo de papel para mantenerlas limpias.

### BROCHA GRANDE

Mantenga una brocha para polvo a mano, para así quitarse el exceso de maquillaje de la cara.

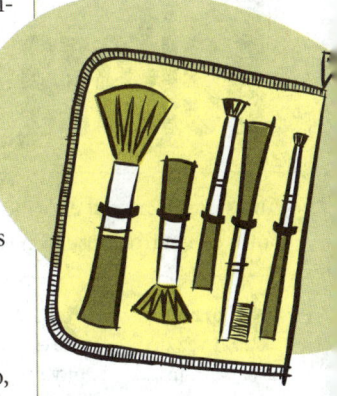

**Busque brochas suaves para aplicar el color uniformemente.**

### SECADORA DE PELO

Para proteger su cabello y mantenerlo suave y sedoso, déjeselo secar al aire libre cuando le sea posible. Si no puede hacerlo durante la semana, al menos déjelo descansar durante el fin de semana. Séquese siempre el cabello usando temperatura baja para proteger su cabello de daños que cause el calor directo.

### CEPILLO PARA EL CUERPO

La piel de su cuerpo es más gruesa que la de su cara y también necesita exfoliación. Compre un cepillo de cerdas naturales, de mango largo, y cepíllese el cuerpo seco antes de meterse a la ducha o a la bañera, especialmente en los meses de invierno. Elimina células muertas, aumenta la circulación y deja su piel con una sensación refrescante y vigorizante.

# belleza a su alcance

Antes de lanzarse al enorme e indómito mundo allá fuera, he aquí un botín de cuatro consejos básicos de belleza que vale la pena llevar consigo:

**1 Corrector.** En vez de usar base, usted simplemente puede usar corrector para esconder las imperfecciones y los vasos capilares rotos, junto con otras marcas y decoloraciones que tiene en la cara. Busque un corrector de paleta dual y mezcle los tonos para que combine perfectamente con su piel.

**2 Color.** Si su estilo es llevar muy poco maquillaje, simplemente eche en la cartera un tubo de colorete en gel y un tarro de brillo de labios. O si realmente le gusta viajar «ligera», pruebe los tintes de múltiples propósitos para labios y mejillas. Estos trabajan particularmente bien si su paleta de maquillaje es neutral. (Vea la página 233)

**3 Bálsamo de labios.** A todo el mundo se le secan los labios, y un poco de hidratante no sólo se siente bien, sino que puede sanar los labios agrietados. (También es genial para masajearse las cutículas y para ponérselo rápidamente en las áreas secas de la piel.)

**4 Rimel.** Es rápido y sencillo darse una pasadita con la varita de rimel. Cuesta poco y los beneficios son enormes. Especialmente al ir envejeciendo, el poder que tiene el rimel de resaltar los ojos se hace más difícil de ignorar.

TIP: *Si le gusta la definición de sus pestañas al usar un rimel negro, pero no su rigurosidad, pruebe el color carbón que es más suave.*

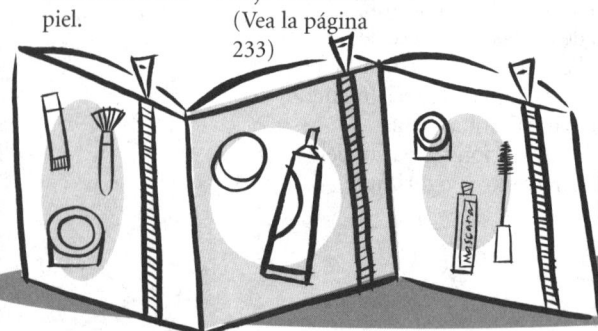

# DESPENSA DE BELLEZA

Así como la despensa de una cocina está llena de jarras con granos, mostaza, mantequilla de maní, sopas en lata y mucho más, su despensa de belleza nunca debe estar sin estos artículos útiles, y la mayoría son productos caseros básicos. Ya sean unas cuantas tiras de cera para depilar un área pequeña del labio superior que se le pasó a la esteticista o una botella de aceite esencial de lavanda para aplicársela a la quemadura, por si se quemó con la estufa, van a ser invaluables cuando necesite ayuda rápida. La mayoría tiene una gran variedad de funciones y pueden sustituir otros productos cuando más lo necesite.

## BLOQUE DE ALUMBRE (ALUM)

Un bloque de alumbre parece un pequeño pedazo de cuarzo, aunque en realidad está compuesto de fosfato de potasio y alumbre (un mineral). Este pedacito de magia tiene muchos usos: como desodorante, para eliminar una espinilla de la noche a la mañana y para contener la sangre en caso de que se corte al rasurarse.

## BICARBONATO DE SODA

El bicarbonato de soda puede usarse para lavarse los dientes, aplicárselo como una pasta para secar una espinilla de la noche a la mañana, o darle masaje al cabello húmedo para eliminar la acumulación de productos estilizadores. También puede aplicar bicarbonato de soda a los codos resecos y a las rodillas, y puede usarse en la cara como exfoliante.

## CEPILLO DE DIENTES VIEJO (Y PASTA DENTAL)

Al igual que un gato, un cepillo de dientes tiene muchas vidas, y como un accesorio de belleza, reciclar un cepillo de dientes es indispensable. Úselo como una peinilla para sus cejas y sus pestañas; para aplicarse el tinte en el cabello

### CRUZADA DE BELLEZA

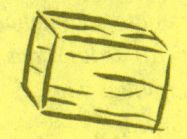

Las Cruzadas se pelearon principalmente por motivos religiosos, pero existe otra razón no muy conocida: la gente estaba peleándose por una tierra rica en alumbre. En esos días, el alumbre era un curalotodo para una gran variedad de enfermedades.

## EXFOLIANTE DE AZÚCAR

*Endulce su baño o ducha con un poco de azúcar –blanca o morena- y úsela como un exfoliante corporal. Una pasta de azúcar con agua también puede exfoliar la piel seca y escamosa o las zonas ásperas de los codos, las rodillas y los talones.*

y para retoques; para exfoliarse los labios, las rodillas y los codos; y como pulidor de múltiples propósitos para limpiar los productos de belleza tales como los sacapuntas, las peinillas y las pinzas.

### ACEITE DE ALMENDRAS DULCES

¡Esta es mi panacea de belleza! Es un humectante fantástico para la piel seca pues se absorbe muy bien, y es un sustituto perfecto cuando no tenga desmaquillador para los ojos. Suaviza las cutículas, hace que el cabello seco se torne suave y le da brillo, y también puede usarlo como aceite de baño cuando necesite suavizar su cuerpo. Compre una botella grande en una tienda de alimentos naturales como por unos $4.00 dólares.

### MIEL

La miel es antibacteriana, lo que la hace fabulosa para usarse sobre piel grasosa o con imperfecciones. (Cúbrase la imperfección con un poco de miel, póngale una curita encima y habrá desaparecido por la mañana.) Como es pegajosa, es fabulosa para mantener los ingredientes de una mascarilla para la cara en su sitio. En la medicina tradicional popular de Vermont, a una quemadura se le aplica miel para aliviar el dolor y prevenir llagas. ¿Algo más dulce que esto?

### TOALLAS HÚMEDAS PARA BEBÉ

No son sólo para bebés, estas toallas remueven en un momento el maquillaje de ojos difícil de sacar, así como las manchas de lápiz labial y maquillaje de la ropa. Limpie suavemente la mancha con la toalla y humedézcala con agua. También pueden quitar las marcas que queden en sus uñas recién pintadas cuando vaya a usar sandalias.

## ACEITE ESENCIAL DE LAVANDA

Aún si no le atrae la aromaterapia, mantenga un aceite esencial en su casa: lavanda. Este tiene muchos usos terapéuticos: ponga unas cuantas gotas en su bañera para un baño relajante, manténgalo en la cocina porque nada alivia una quemadura –y previene llagas y cicatrices– como el aceite de lavanda, o úselo para dar un masaje en sus coyunturas para mitigar los dolores de la artritis.

## SALES PARA BAÑO

¡Lo máximo y más económico para eliminar el estrés! Un puñado de sales para baño de rico olor en su bañera con agua tibia es relajante, le levantará el ánimo y también puede aliviar sus músculos cansados. Además, si masajea las sales en su piel humedecida antes de entrar al baño, su piel absorberá un humectante más fácilmente.

## BOLSA DE GUISANTES O ARÁNDANOS CONGELADOS

Para dolor e hinchazón en la rodilla o el tobillo, para una quemadura, o para la piel que ha sido irritada por depilación de cera, mantenga una bolsa de frutas o vegetales congelados en su congelador. Su forma maleable se ajusta alrededor de cualquier parte de su cuerpo fácilmente.

## BOLSAS DE TÉ

Mantenga bolsas de té negro, verde y de manzanilla en su casa para los muchos usos que se describen a lo largo de este libro. Bolsas de té mojadas le ayudarán a eliminar la hinchazón que tiene debajo de los ojos, y alivian moretones y quemaduras leves. La manzanilla calma la piel estresada y una compresa de manzanilla reduce la irritación. Después de depilarse la zona del bikini, por ejemplo, remoje un paño

## EXFOLIACIÓN GLOBAL

Toda cultura tiene su propio método de exfoliación. Los europeos de la costa se frotan la piel con algas secas. Los israelitas se dan masajes con las sales del Mar Muerto. Los iraníes usan roca negra volcánica pulverizada. Y los centroamericanos usan las fibras de la pita. En las casas de baño japonesas se usan los cepillos de cerdas naturales para frotar el cuerpo vigorosamente desde el cuello hacia abajo.

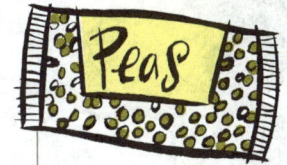

## LÍMPIELO TODO

Las mujeres tenemos el enorme potencial de querer acumular todo, incluso cuando se trata de lo que llevamos en nuestras carteras. Aligere su carga. Revise su bolsa de maquillajes y bote todas las cosas viejas o las que nunca usa. Deshágase de los lápices pequeñitos, lave las brochas sucias, y bote los trozos de pañuelos de papel y los sacapuntas sucios.

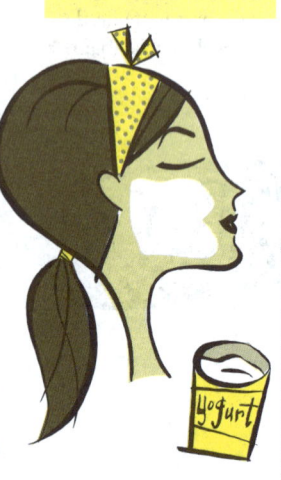

en té de manzanilla tibio y póngasela en la piel por unos diez minutos.

### MASCARILLA DE ARCILLA

La mascarilla de arcilla no sólo es fantástica para absorber el exceso de grasa de la cara (y del pecho y de la espalda), sino que también seca las espinillas y alivia las picadas de insectos.

### BANDAS DE CERA FRÍA

Si se depila los vellos de la cara, ya sea por sí misma o profesionalmente, usted debería tener unas cuantas a mano. Son geniales para los retoques, prolongarán la depilación que se hizo en el salón de belleza, y le pondrán freno a la tentación de usar las pinzas para sacarse algunos vellos que de repente le salieron en la cara.

### YOGUR

El yogur simple (o sin grasa) no sólo es bueno para usted –calcio, damas, calcio– también es bueno para el cabello y para la piel. Si lo aplica a la piel que se siente seca y tensa, la aliviará, suavizará y la hará sentir sedosa. Aplíquelo a la piel grasosa y absorberá el exceso de grasa. Si le pica el cuero cabelludo y lo tiene seco, póngale yogur, espere quince minutos, enjuáguelo y las escamas desaparecerán.

### ESTOPILLA (CHEESECLOTH)

Fabulosa para envolver las sales para baño, los cataplasmas, las almohadillas perfumadas y las mascarillas pegajosas.

## Rx BELLEZA

**CAPÍTULO II**

# ROSTRO AL INSTANTE

**O**BVIAMENTE, NADIE «NECESITA» MAQUILLAJE, PERO somos irresistiblemente atraídas a esos elegantes y brillantes envases, y a los pigmentos preciosos y relucientes por una buena razón: son bonitos, agradables y llevan consigo una promesa. La atracción es tan vieja como la historia misma. De hecho, recientemente desenterraron un kit para cosméticos de oro, en una excavación de una tumba en Sumeria del tercer milenio A.C. Esta es la evidencia histórica más antigua del uso de maquillaje.

El maquillaje apela a nuestra imaginación y a nuestro sentido de juego: podemos jugar a «minimizar» o «exagerar», cualquiera de las facciones que pensamos que son menos o más atractivas. Una maquilladora me dijo una vez que: «Aunque las mujeres se quejan de cómo se ven, la mayoría no quiere verse como otra persona». Por tal razón, aprender unas cuantas técnicas fáciles y sin esfuerzo, ayuda lo suficiente como para sentirse confiada de que se ve lo mejor que puede al salir corriendo por la puerta. Maquillarse no requiere mucho tiempo y ofrece satisfacción inmediata. Un poquito de color puede lograr cambios hermosos y sutiles: labios más gruesos y suaves; mejillas que se vean más saludables y sonrojadas; ojos más grandes y llamativos.

Si le pregunta a cualquier mujer cuánto tiempo le gustaría usar para ponerse el maquillaje, probablemente le diría: «cinco minutos o menos». Bueno, usted puede hacer mucho en cinco minutos. Para lograr una imagen natural o glamourosa le puede tomar entre treinta segundos a quince minutos, y mientras más práctica tenga, aprenderá a reducir su régimen de maquillaje aún más.

*Conozca su cara sin maquillaje. Concéntrese en lo que usted considera que es su mejor rasgo para que pueda realzarlo. Algunas mujeres tienen ojos encantadores, pestañas abundantes, una boca linda. Algunas mujeres tienen mejillas preciosas. Concéntrese.*

No importa cuál sea su estilo, o en realidad, ni su edad, ni el humor en que se encuentre, usted querrá hacer más eficiente el proceso de maquillaje para así obtener mejores resultados en el menor tiempo posible. Para aprender a hacer menos, pero hacerlo bien, puede que requiera un poco de práctica. Así que ármese con una botella de desmaquillador y reserve treinta minutos una tarde para probar unas cuantas técnicas que se mencionan en cada una de las secciones a continuación. Estos rostros al instante, desde una imagen sencilla y casual, a una más elegante, son unas guías que le ayudarán a verse y a sentirse más atractiva y más segura de sí misma, sin tener la sensación de que está usando demasiado maquillaje.

# ROSTRO EN 30 SEGUNDOS

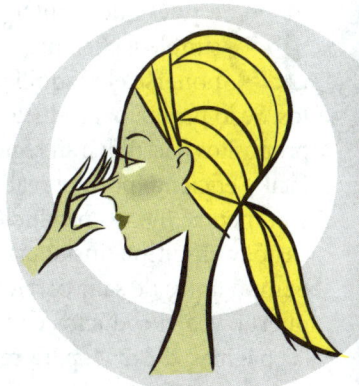

Para esos días ordinarios en los que se usan «colas de caballo», cuando está planeando quedarse en casa, hacer mandados, pasar la mañana en el patio jugando con los niños, o ir al gimnasio, he aquí la forma de realzar una imagen natural con mínimo esfuerzo y muy rápidamente. Recuerde, no importa cuán poco tiempo tenga, póngase siempre protección solar y humectante.

### PASO 1: CORRECTOR *(15 segundos)*

Aplique un poco de corrector en las imperfecciones y a las ojeras. Para ponerse un poquito de maquillaje rápidamente, use sus dedos (use el cuarto dedo en el área alrededor de los ojos). El calor de sus dedos ayuda a que el maquillaje se «derrita» en su piel.

**PRODUCTOS:** Laura Mercier Undercover; Stila Eye Concealer; Nars Eye Brightener; Philosophy the Supernatural Color Correctors.

### PASO 2: COLOR *(5 segundos)*

Aplique un toque de colorete líquido o en gel a sus mejillas y difumínelo con sus dedos hasta que no se vean los bordes. O para una imagen bronceada, póngase polvo bronceador sobre los huesos de las cejas y los pómulos. Póngase un poco de brillo de labios.

### PASO 2: CABELLO *(10 segundos)*

Échese el cabello hacia atrás y amárrelo con una liga forrada. Si gusta, separe una sección de la cola de caballo, enróllela alrededor de la liga para cubrirla, y métala en la liga por debajo de la cola de caballo o sujétela con una horquilla.

# ROSTRO EN 2 MINUTOS

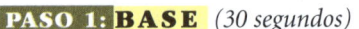

Después que mantenga una rutina simple y eficiente, usted puede ponerse el maquillaje en dos minutos. Se lo prometo. Productos de múltiples propósitos hacen que su régimen sea más fácil y eficiente porque realizan más con menos: menos producto, menos gasto, y en última instancia, menos tiempo antes de salir corriendo por la puerta. Vea «Productos de belleza» en las páginas 233-234, para más información.

**PASO 1: BASE** *(30 segundos)*
Póngase un hidratante con color o una base transparente (con un factor 15) por toda la cara, o en las áreas que usted piensa que necesita ocultar, como las sombras a los lados de su nariz o los párpados rojos. Aplique un corrector cremoso en el área debajo de los ojos con su dedo anular y difumínelo hacia los lados de su cara.

**PASO 2: COLOR** *(30 segundos)*
Usando un producto que pueda aplicarse tanto en las mejillas como en los labios, añada color a sus pómulos y a sus labios. Para un toque de brillo, use brillo de labios.

**PASO 3: RIZO DE LAS PESTAÑAS** *(45 segundos)*
Una curva rápida con un rizador de pestañas o un poco de rimel en las puntas de las pestañas puede proveerle ojos llamativos en un santiamén.

**PASO 4: CABELLO** *(15 segundos)*
Después de cepillarse el cabello, añada un brillo instantáneo. Use un suero de brillo para el cabello grueso, una crema o una pomada ligera para el cabello ondulado o rizado, y aceite para el cabello para el de textura fina.

## PRUEBE SU PALETA DE MAQUILLAJE

Las tonalidades de piel de todo el mundo se reducen a dos familias de color: (1) los colores cálidos, con trasfondos amarillentos, y (2) los colores templados, con trasfondos rosados. Una vez que usted determine el tono de su piel, le será mucho más fácil encontrar los tonos de maquillaje que le quedan mejor, que básicamente están entre las familias de color rosado y melocotón. He aquí cuatro formas para saber cuál es la tonalidad de su piel:

■ Pruébese una pulsera de oro y una de plata. ¿Cuál se le ve mejor? Si es la de oro, usted es cálida, y si es la de plata, usted es templada.

■ Busque algo anaranjado y algo rosado, como una pañoleta o una toalla, y póngasela sobre la cabeza. Si el rosado se ve mejor con su piel, usted es templada; si el anaranjado le favorece más, usted es cálida.

■ Mire las venas que tiene en sus muñecas. ¿Son azules? Entonces usted es templada. ¿Son verdosas? Usted es cálida.

■ Pruébese una blusa blanca y luego pruébese una color crema. ¿El color crema se le ve mejor? Usted es cálida así que busque los tonos de color melocotón. ¿Se le ve mejor el blanco? Usted es templada, así que los tonos rosados le favorecen más.

# ROSTRO EN 5 MINUTOS

Sólo toma cinco minutos crear una imagen refinada y bien arreglada. Ya sea que tenga que ir a una reunión importante, una cita para almorzar o una presentación en la oficina, unos minutos extra le darán tiempo para hacer que el tono de su piel se vea uniforme y para concentrarse en sus ojos.

**PASO 1: PIEL** *(30 segundos)*

Póngase corrector debajo de los ojos y dondequiera que su cara lo necesite. Difumínelo bien. Luego use una base o un hidratante con color. Ahora, este es un secreto: Solo use la base donde la necesite, para emparejar el tono de su piel, para cubrir lo rojo a los lados de su nariz, para ocultar imperfecciones o decoloración. Use la misma regla para el polvo. Apliquese el polvo ligeramente o póngase un poco con una brocha sólo donde lo necesite: su nariz, barbilla o frente.

### PASO 2: SOMBRA DE OJOS *(1 minuto)*

Aplique una capa ligera de sombra neutral por todo el párpado. Escoja un tono inofensivo que parezca que no hará ninguna diferencia, como el color arena, caqui, pardo rojizo o beige. Aquí usted no está tratando de hacer una declaración de color; está intentando neutralizar lo rojo que tenga en los párpados y traer luz a sus ojos para que brillen. Si quiere algo un poco más dramático, difumine un tono medio o más oscuro sobre sus párpados desde la línea de las pestañas hasta el pliegue con una brocha para sombras de ojo.

### PASO 3: DELINEADOR *(1 minuto)*

Para concentrarse rápidamente en sus ojos, el truco está en la técnica. Hasta que se acostumbre, es más fácil usar el lápiz que el delineador en líquido.

**1.** Apoye sus codos en una mesa para así poder mantener las manos estables.

**2.** Use un lápiz con una punta suave y no filoso, y ponga una serie de puntitos, uno al lado del otro, lo más cerca de las pestañas superiores que pueda. Hágalo rápidamente. Es difícil controlar una línea continua, pero una serie de puntitos que están bien cerca crean la misma intensidad. (Piense en el pintor francés George Seurat y el puntillismo). Si quiere, delinee las pestañas inferiores también. Para suavizar la línea, difumínela con el dedo, una brocha pequeña o un palillo de algodón.

### PASO 4: LABIOS *(30 segundos)*

Píntese los labios con un lápiz y luego termine con un poco de brillo del tarro o del tubo, o simplemente póngase brillo o lápiz labial.

### PASO 5: MEJILLAS *(30 segundos)*

Póngase un colorete rosado transparente o de color melocotón sobre sus pómulos. Asegúrese de que los bordes estén difuminados para que no se vean líneas severas de demarcación.

## UNA HERRAMIENTA FABULOSA: EL RIZADOR DE PESTAÑAS

Por mucho tiempo evité usar el rizador de pestañas, hasta que un día me miré en el espejo y me di cuenta que con la edad mis pestañas parecían que se estaban poniendo cada vez más rectas. ¡Los ojos se me estaban desapareciendo en la cabeza y tenía que hacer algo! ¡Et voilá! Las diosas francesas de belleza me enviaron un regalo: un rizador eléctrico de Talika. Lo probé... en la secuencia correcta después de aplicarme el hidratante con color de factor 15 y antes de ponerme mis lentes de contacto. Luego me puse el rimel. Le digo que el rizador me ha abierto los ojos. ¡Se ven más grandes, frescos y llenos de vida!

**CONSEJO:** *Si ya tiene un rizador de pestañas pero no se calienta por sí mismo, caliéntelo un poco con la secadora de pelo antes de usarlo.*

### PASO 6: PESTAÑAS *(1 minuto)*
Rice sus pestañas y cúbralas con rimel.

### PASO 7: PEINADO *(30 segundos)*
Para realzar el cabello rizo por la mañana, ponga su cabeza hacia abajo, rocíelo en la raíz con un spray que añada volumen, pase los dedos por su cabello, enderece la cabeza y alísese el cabello hacia abajo. Si su cabello es lacio u ondulado, rocíe en sus dedos un poco de spray que añada volumen, dé un poco de masaje en las raíces, y mientras lo hace, vaya levantando su pelo. Luego, pase un poco sobre el cabello para que así tenga un acabado de brillo.

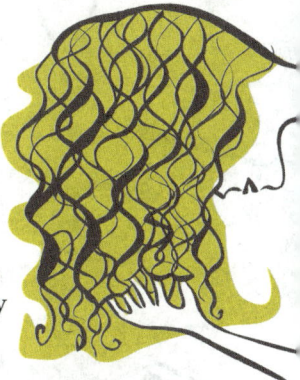

Acomode su cabello con los dedos rápidamente. No manipule demasiado el cabello rizo porque puede encresparse.

**PRODUCTOS:** John Sahag Air Lift; Phyto Phytovolume Actif Maximizing Volume Spray for Fine and Limp Hair; Aussie Real Volume Leave-in-voluminizer.

# rimel infalible

Empiece aplicando rimel sólo en las pestañas superiores. Esto puede que sea suficiente, especialmente si es propensa a que se le corra el rimel. Si le gusta usarlo en las pestañas superiores e inferiores, aplíquelo primero en las inferiores.

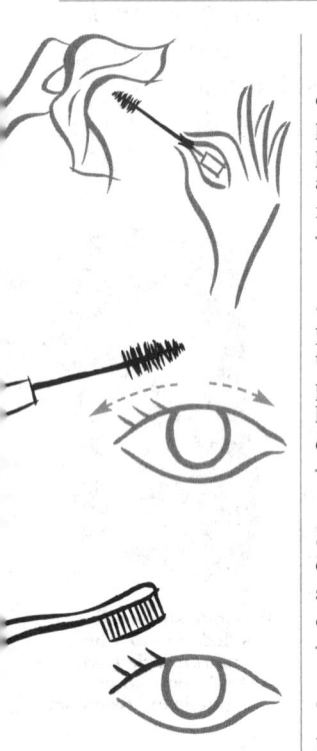

**1** Primero, limpie la varita del rimel con un kleenex o páselo por los lados del tubo para que el rimel no se aglutine en sus pestañas.

---

**2** Aplique el rimel desde la base de las pestañas hasta las puntas. Empiece con las pestañas del medio y luego a las pestañas en cada lado.

---

**3** Deje que una capa de rimel se seque como por unos treinta segundos y luego aplique otra capa.

---

**4** Después de la aplicación, cepille las pestañas con un cepillo de dientes viejo o con una peinilla de pestañas.

---

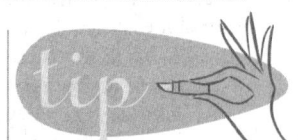

*Si quiere que sus ojos se vean más separados, aplíquese el rimel diagonalmente y hacia fuera, hacia las esquinas de sus ojos.*

## TONOS DE SOMBRAS PARA LOS OJOS

Seleccionar la mejor tonalidad de sombra para los ojos parece ser una de las decisiones de color más difícil para muchas mujeres. Lo primero que debe considerar al escoger este producto es cómo puede realzar el color de sus ojos. A continuación algunas reglas básicas sobre qué colores van bien con cuáles colores de ojos para ayudarle a reducir sus opciones.

**Ojos marrones:** Tonos de color verde, bronce, cobre, ámbar, azul pálido y dorado crearán un drama sutil que profundizará el color de sus ojos.

**Ojos azules o grises:** Tonos con un toque de marrón (por ejemplo, color ladrillo, melocotón, morado) o el color amarillo dorado, crema asalmonado o cobre, resaltan el azul o el gris ahumado.

**Ojos verdes o color avellana:** el color malva, dorado, morado pálido, plateado, lila, bronce, chocolate claro, crema asalmonado, y caqui, harán que titilen esas luces color oro y verdes.

# ROSTRO EN 15 MINUTOS

## *Del día a la noche*

El mejor tiempo para jugar con tonos de lápiz labial más oscuros es por la tarde –como rojo, granate y vino- y sombras ahumadas atractivas para los ojos, porque esos colores ricos trabajan bien con la suave iluminación del atardecer. Si tiene un secreto deseo de usar lápiz labial rojo, pero nunca se ha atrevido a hacerlo, experimente con una textura clara y transparente; por ejemplo, en vez de un lápiz labial cremoso o mate, pruebe un brillo de labios rojo.

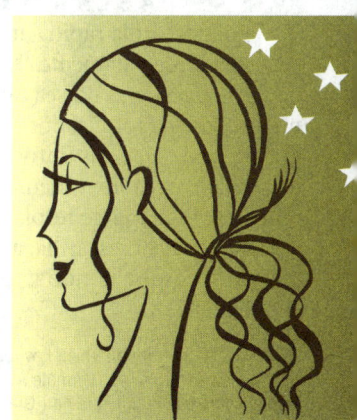

Cuando vaya a salir por la tarde o se esté preparando para un evento especial, querrá tomarse unos cuantos minutos extras para prepararse, pero no necesita más de quince, y menos de diez si se salta uno o dos pasos en la estrategia mencionada a continuación.

### PASO 1: CEJAS *(3 minutos)*

Una maquilladora me dijo una vez: «Si tiene el arco perfecto, puedes decir de inmediato que una mujer se siente sexy». Verdaderamente existe una indiferencia sofisticada sobre una ceja bien formada. A continuación, unos cuantos consejos infalibles que le ayudarán a evitar las dificultades comunes de depilación como las cejas desiguales o demasiado arqueadas.

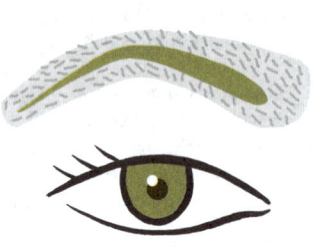

Antes de usar las pinzas, diseñe la forma que desea rellenando las cejas con sombra de ojos. Piense en las cejas como si crecieran en hileras horizontales, y vaya sacando con las pinzas una hilera a la vez. Deténgase a menudo, échese para atrás, y mírese en el espejo para ver si lo está haciendo bien. Asegúrese de detenerse en el momento justo... ese último pelito que va a arrancar es siempre el que debió haber dejado en paz.

Si es necesario, cepille sus cejas con una brocha de cejas para darles forma y ayudarlas a que se mantengan planas y en su sitio.

### PASO 2: MASCARILLA *(5 minutos)*

Una mascarilla rápida antes de salir por la noche puede reavivar su piel inmediatamente. También hará que lo rojo que queda después de sacarse las cejas no sea tan aparente. Para reafirmar su piel, pruebe una mascarilla tonificadora (firming mask). Para absorber el exceso de grasa y hacer que sus poros se vean más pequeños, use una mascarilla de arcilla con caolín o bentonita. Para hacer que su piel se vea más rellenita y bañarla de resplandor, pruebe una mascarilla hidratante.

Aplique la mascarilla, acuéstese por unos cinco minutos, eleve las piernas, y respire hondo y muy lentamente desde su vientre. Enjuague con agua fría.

---

**PRODUCTOS:** Naturopathica Environmental Defense Mask; Yves Rocher Hydrating Mask with Mallow Extract; Eau Thermale Avene Instant Soothing Moisture Mask; Boscia Moisture Replenishing Mask; Clinique Anti-Gravity Firming Lift Mask; Benefit Cosmetics Hi Neighbor! Friendly Face Mask; Osea White Algae Mask para piel sensitiva.

## PASO 3: PIEL *(30 segundos)*

Aplique base o corrector donde lo necesite. Pruebe una base iluminadora si quiere una imagen que sea menos mate y más llamativa. Esta es la parte divertida: Pruebe maquillaje que «difumine la luz» o «refleje la luz». Es transparente y contiene pedacitos de minerales pulverizados que atraen y reflejan la luz. Literalmente ilumina su rostro y le da brillo.

## PASO 4: SOMBRA DE OJOS
*(2 minutos)*

Para añadir glamour, pruebe una sombra de ojos color ahumado o con un toque de brillo. Pero si lo hace, asegúrese de que el resto de su maquillaje sea moderado.

«Combine ojos súper dramáticos con labios y mejillas naturales para verse bien sexy», dice Jean Ford, coinventora y cofundadora de Benefit Cosmetics. Ford ofrece estos consejos rápidos sobre cómo lograrlo:

Use una brocha para sombra de ojos para poner un tono oscuro (chocolate, gris o morado) sobre los párpados desde las pestañas hasta el pliegue. (O si prefiere, use una sombra con brillo desde la línea de las pestañas hacia las cejas.)

Use un lápiz negro y suave de kohl o un delineador para hacer una línea alrededor del ojo (vea página 20). Para una imagen más sutil –o si su color de piel es de mediano a claro– pruebe un lápiz color marrón y difumínelo levemente con un palillo de algodón o la punta de su dedo para extender los ojos en las esquinas exteriores.

### RIMEL *(1 minuto)*

Rice sus pestañas y termine con una capa (o dos) de rimel.

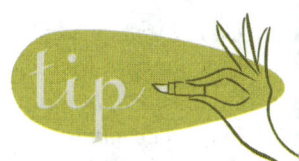

## PARA TODAS LAS TRIGUEÑAS

*Escuché este fabuloso consejo de la maquilladora Bobbi Brown: Si usted es trigueña, mantenga siempre a mano una sombra de ojos color caoba. Puede usarla –con una brocha pequeña para maquillaje o un cepillo de dientes viejo– para rellenar cejas desiguales, delinear los ojos y cubrir las raíces del cabello entre retoques.*

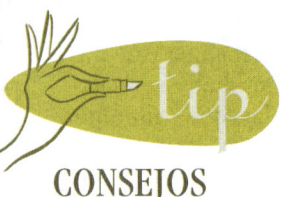

## CONSEJOS PARA LABIOS

*Una brocha de labios le da más precisión. Cuando se aplica la pintura de labios directamente del tubo, o con los dedos, le da una imagen más suave. Para prevenir que la pintura de labios quede en sus dientes, después de ponerse el lápiz labial, haga una «O» con los labios y jale su dedo por el medio.*

**PASO 6: COLOR** *(90 segundos)*

Aplique un poco de colorete en las mejillas y difumínelo. Si su lápiz labial generalmente se corre o se agrieta, delinee sus labios primero con un lápiz labial de color neutral. Para más definición en sus labios, especialmente si está usando un tono oscuro como el color vino o el rojo, aplique la pintura labial con una brocha. Cuando use una brochita, difumine la pintura de labios hacia el centro de la boca para prevenir un «anillo» de pintura en las esquinas.

**PASO 7: POLVO** *(30 segundos)*

Póngase una capa ligera de polvo translúcido y recuerde que la palabra clave es «ligera». Usar demasiado polvo puede acentuar las líneas de expresión y las arrugas, y hacer que la piel se vea reseca y poco atractiva.

**PASO 8: CABELLO CHIC** *(90 segundos)*

Si no tiene tiempo para lavarse el cabello, ¡perfecto! El cabello sin lavar favorece el peinado. Sujete el cabello hacia atrás, en una cola de caballo a nivel de la nuca o un poco más arriba. Enrolle una sección del cabello alrededor de la base y esconda las puntas. (Si es necesario, sujete el cabello con horquillas.) Si le gusta una imagen más relajada y casual, suelte de la cola de caballo algunas hebras de cabello o revuelque el cabello con sus dedos para aflojar el peinado. Uno de los beneficios de usar el cabello hacia atrás es que enfatiza su rostro.

### ALGO FESTIVO

El rimel de color puede sonar aterrador, pero es una manera fabulosa de reavivar su imagen de fiesta en dos segundos. Primero, aplíquele una capa de rimel negro o marrón a las pestañas. Luego añada un poco de rimel color vino (para los ojos azules) a las puntas, o verde o azul (para los ojos castaños) y así hacer que sus ojos deslumbren.

ROSTRO AL INSTANTE 27

# Transición rápida: del día a la noche

Si tiene que salir justo después del trabajo y sólo tiene dos minutos para hacer la transición, simplemente añada algunos detalles sobre el maquillaje que ya usó durante el día.

**1 Hidrate.**

**2 Retoque** su corrector.

**3 Renueve** el color en sus mejillas.

**4 Reaplique** el delineador o la sombra de ojos, o añada una sombra con brillo encima del que ya tiene. Por ejemplo, si está usando un chocolate pardo rojizo, un poco de sombra color bronce le añadirá brillo a sus ojos.

**5 Use** una brocha grande para ponerse un poco de polvo dondequiera que se vea grasosa. Para ayudar a que sus pómulos sobresalgan, use un poco de polvo con brillo en sus mejillas.

**6 Retoque** las puntas de sus pestañas con rimel.

**7 Aplique** brillo en los labios, ¡y váyase!

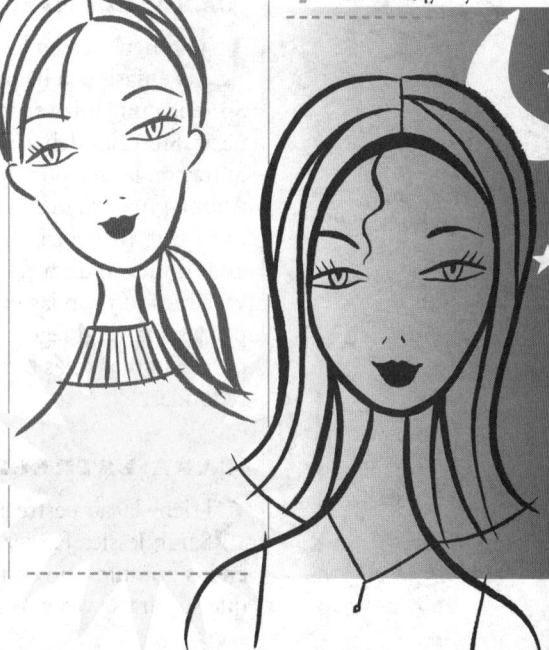

# EL ARTE DE LA ILUSIÓN

Las mujeres siempre han dependido de algunos trucos para cambiar un poco la realidad —creando la apariencia de ojos grandes, labios más exuberantes, nariz más pequeña, pómulos más sobresalientes, y una piel lisa y sin imperfecciones— y probablemente siempre lo harán.

Nada se ve mejor que una piel naturalmente saludable, pero seamos sinceras. Todas tenemos momentos cuando queremos pretender, ya sea para cubrir o «corregir» imperfecciones obvias o para realzar lo que la naturaleza nos ha dado (o lo que no nos dio). En esta sección, le voy a enseñar cómo algunos trucos con las manos —como una aplicación acertada de maquillaje— puede crear la ilusión deseada.

## ARREGLOS PARA LA CARA

### CARA LLENITA

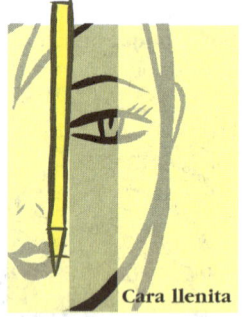
Cara llenita

Un buen arco en las cejas puede quitarle el énfasis a la llenura de su cara. Sostenga un lápiz verticalmente al lado de su nariz. Sus cejas deberían empezar donde se junta con la ceja por el lado de la nariz. Ahora, ponga la punta del borrador por la parte externa del iris. El pico del arco debe estar donde apunta el lápiz. Vaya despacio, vaya sacando con las pinzas unos cuantos pelitos a la vez, luego mírese en el espejo, para evitar las cejas bien finas o las cejas redondas.

### CARA ESTRECHA

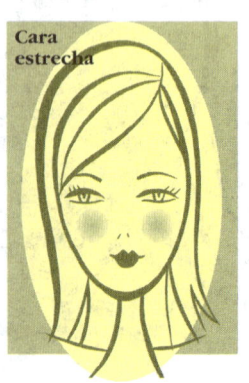
Cara estrecha

Si tiene la cara estrecha y larga, como la de Sarah Jessica Parker, apliquese el colorete en los pómulos, no en las sienes porque hará que su cara se vea más larga.

## CARA CUADRADA

Para suavizar la forma de la cara, aplique colorete en los pómulos y difumínelo hasta las sienes.

## CARA ANCHA

Póngase colorete sólo en los pómulos, pero no lo haga muy cerca de la nariz, y no difumine el color hacia sus orejas, o hará que su cara se vea más ancha.

## PAPADA

Esto requiere un poco de práctica, pero si quiere camuflar una papada, aplíquese un poco de colorete rosa-chocolate sobre la quijada desde los lóbulos de sus orejas hasta la barbilla. Realce su barbilla con polvo translúcido ligero. Asegúrese de difuminar muy, pero muy bien.

## PARA BORRAR LÍNEAS FINAS

El maquillaje que contiene partículas reflectoras de luz puede reflejar la luz lejos de las líneas finas de la cara y hacer que parezca como si desaparecieran. Úselo por toda la cara, o debajo de los ojos, o en las líneas de expresión alrededor de los labios.

**PRODUCTOS:** *L'Oréal Translucide Lasting Luminouos Makeup; Lancôme Photogenic Ultra Comfort; Prescriptives Luxe Softglow Moisture Makeup; Clinique Dewy Smooth Antiaging Makeup SPF 15.*

## PARA BORRAR LÍNEAS PROFUNDAS

Digamos que usted se levanta una mañana y las líneas en su frente, o entre su nariz

---

## PRETENSIONES HISTÓRICAS

En la época victoriana se les prohibía oficialmente a las mujeres usar maquillaje, pero las expertas de belleza de esa época encontraron ingeniosas maneras para ruborizar sus mejillas, enrojecer sus labios y darle a sus ojos la imagen serena que estaba de moda entonces. A las mujeres victorianas se les aconsejaba que pellizcaran sus mejillas, se mordieran los labios, y rallaran rábano picante, lo mezclaran con leche fría y se lo aplicaran a la piel para mejorar el color. Un consejo popular decía que se frotaran las mejillas con una tela de seda carmesí sumergida en vino. (Claro que si frota lo suficientemente duro, sus mejillas se van a poner rojas, sin importar el color de la tela, o del vino.)

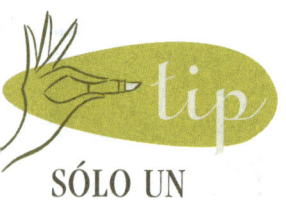

## SÓLO UN POQUITO

*Para realzar súper bien los pómulos, use un tono de colorete que sea ligeramente más oscuro –un chocolate claro o color habano- y aplique un poquito en las hendiduras de sus mejillas, debajo de los huesos. Use 'sólo un poquito y difumínelo bien.*

**Mezcle su propio producto**

y su boca, se ven más profundas que lo usual. Haga lo que las modelos y celebridades que tienen más de cuarenta años hacen cuando se están preparando para una sesión de fotografía: buscan una pasta de cosméticos –no estoy bromeando- y rellenan las líneas.

**PRODUCTOS:** Prescriptives Invisible Line Smoother; Clinique Line Smoothing Concealers.

### FRENTE ALTA

Para hacer que una frente alta se vea menos elevada, tome un polvo bronceador mate o un colorete que sea un tono más oscuro que la base y páselo a lo largo del nacimiento de su pelo, desde encima de sus orejas hasta el medio de su frente. Difumínelo bien con la brocha hacia su cabello.

### PÓMULOS FABULOSOS

Aplique colorete en polvo en las mejillas, primero en toquecitos hacia arriba y hacia sus orejas, y luego con un movimiento entrecortado de arriba hacia abajo.

### ¡BRILLE!

Mezcle su hidratante con color o su base, con un iluminador o un humectante iluminador; o cuando las luces estén bajas y usted quiera brillar, pruebe una base con un poco de brillo. No tema usar los productos que tienen brillo, pues son como ese vestido que no parece gran cosa cuando está en el gancho, ¡pero que se ve fantástico apenas se lo pone!

**PRODUCTOS:** Lorac Oil-Free Luminizer; Prescriptives Vibrant Vitamin Infuser for Dull, Stressed Skin.

## PRODUCTOS GRATUITOS: PRUEBE ANTES DE COMPRAR

Si quiere modernizar su imagen, hacer un cambio o simplemente obtener nuevas ideas, vaya al mostrador de cosméticos para recibir ayuda de una experta. Pero pruebe antes de comprar. Muchas compañías de cosméticos –incluyendo las marcas más caras como Chanel, Clarins y Clinique- son muy generosas con sus regalos. Con las compañías más pequeñas, tal vez encuentre una muestra o porciones en envases pequeños para probar antes de hacer una inversión muy grande. (Vea las páginas 248-249 para direcciones en el sitio Web que ofrecen ofertas y descuentos.)

Y por supuesto, siempre está Shepora, un paraíso de belleza donde se le anima a meter su palillo de algodón en todos los envases, literalmente. Nota: Asegúrese de remover la capa superior de la muestra con un pañuelo de papel o una almohadilla de algodón antes de ponerse el producto en la cara.

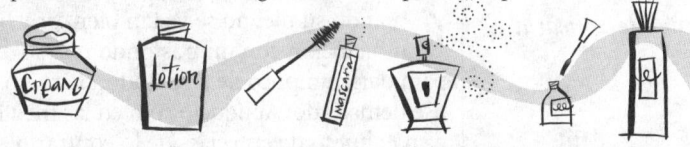

He aquí algunos consejos para cuando visite un mostrador de cosméticos:

■ No se detenga en el mostrador si su piel no se está «comportando» muy bien. El consejo que recibirá será dirigido al cuidado de la piel y a maquillaje que cubre imperfecciones, y si su piel usualmente está en buenas condiciones, esos no son los productos que usted necesita.

■ Busque una vendedora que tenga un estilo de maquillaje que a usted le gusta y que use colores similares a los suyos.

■ Vaya a la tienda cuando no haya mucha gente (digamos, por las mañanas durante los días de semana), y conseguirá más tiempo y atención.

■ Sea específica y dígale a la maquilladora qué le gusta y qué no le gusta, y cuánto tiempo está dispuesta a invertir en su maquillaje. Si sabe que no se va a tomar el tiempo para ponerse dos capas de sombra para ojos, dígalo.

■ Lleve desmaquilladores o toallitas de bebé consigo, para que pueda limpiarse el maquillaje en el baño si no le gusta.

■ Recuerde que no tiene que comprar nada a menos que quiera. Y no necesita comprar el «programa» completo.

■ Combinar productos de diferentes marcas es tan buena idea como combinar vestidos de diferentes diseñadores.

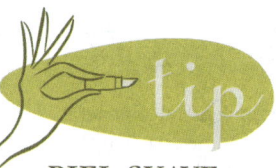

## PIEL SUAVE

*Si su base o hidratante con color tiende a verse muy seca en su cara, mézclela con un poco de humectante antes de aplicarla.*

### ¡NO SÉ ADÓNDE SE FUE EL AMARILLO!

En esos días en los que se levanta como si tuviera ictericia, pasarse un poco de un polvo rosado transparente le dará un toque cálido a su rostro y neutralizará los tonos amarillos. La clave está en buscar un tono que sea transparente, para que así vea el efecto de calidez del color, y no el color en sí.

**PRODUCTOS:** Nars Blush in Orgasm; Benefit Cosmetics Dandelion.

### UN DÍA NO TAN BUENO

Cuando su piel no se ve tan bien, pruebe una loción con un trasfondo rosado para darle un poco de resplandor. Pero no use demasiado. Aplíquelo sólo en las mejillas y en el hueso de las cejas. De lo contrario, se verá muy brillante.

**PRODUCTOS:** Laboratoire Remède Soft Focusing Lotion; Benefit Cosmetics Hollywood Glo; American Beauty Luminous Liquid All-Over Face Glow (pink).

## PEINADOS QUE ADELGAZAN

Si está en un programa para adelgazar, pero aún no ha alcanzado el peso deseado, he aquí algunas ideas de lo que debe y de lo que no debe hacer para que una cara llenita se vea mejor:

**Sí.** Algunos mechones largos y lisos alrededor de la cara quitarán el énfasis de la llenura. Pruebe rayitos o reflejos oscuros alrededor de la cara, un largo que esté entre la quijada y los hombros, una partidura hacia el lado o un peinado alto.

**No.** El cabello extremadamente largo y formas extremas de peinados harán que su cara se vea más redonda. Evite cortes muy largos, muy cortos, muy abultados, muy rizados o en forma de cuña. Evite tener mucho cabello a los lados de su cara y cerca de sus orejas.

### BROTES EN UN LADO

Si nota que le salen erupciones en un lado de la cara más que en el otro, es probablemente del lado en que se pone el teléfono, causando que las bacterias de este queden presionadas contra su piel por todo el día. Limpie su teléfono diariamente con jabón antibacteriano y alterne entre orejas. Hablando de esto, cambie a menudo la funda de su almohada; una funda sucia también provoca brotes.

### POLVO QUE SE QUEDA

El colorete en polvo le dará un lindo acabado mate y el colorete en crema hará que sus mejillas brillen, pero no siempre se mantienen «en su sitio», especialmente si su piel es grasosa. Para que el color se quede por largo tiempo en sus mejillas, pruebe el colorete en líquido o en gel.

**PRODUCTOS:** M.A.C Cheekhue; Bliss Ink Pink Blushing Balm; Vincent Longo Cheek Gel; Napoleón Barely Blushing Cheek Gel.

## LOS OJOS

El mejor maquillaje de ojos es casi imperceptible, pero hace que estos brillen, realza su forma y los hace ver más expresivos.

### OJOS MUY JUNTOS

Para crear la ilusión de que hay más espacio entre sus ojos, enfatice las esquinas externas con maquillaje y concentre sus esfuerzos lejos del centro. Aplíquese una sombra de ojos clara desde la esquina interna hasta el iris y una sombra oscura desde el iris hacia las esquinas externas. Difumínelas bien. Usando un lápiz o una crayola Kohl, trace

---

### BUFF PUFF

Intente hacer en casa lo que esta maquilladora aconseja: Pásese una mota para empolvarse limpia por su cara una y otra vez, para pulir el polvo de su cara y darle un acabado mate, y así su cara no se verá ni muy brillante, ni tampoco muy polvorienta.

## DE LADO A LADO

*Para evitar el aglutinamiento cuando de aplique el rimel, mueva la varita de lado a lado desde la base de sus pestañas hasta las puntas.*

una línea (vea la página 20) tan cerca de la línea de las pestañas como pueda, desde el borde exterior del iris hacia las esquinas externas de sus pestañas superiores e inferiores. Difumine ligeramente con los dedos o con un palillo de algodón.

### OJOS MUY SEPARADOS

Para hacer que los ojos se vean más juntos, aplíquese un poco de delineador en las esquinas internas de sus ojos y difumine. Si usted usa sombra de ojos, aplíquela empezando en la esquina interior del ojo, pero deje que se desvanezca antes de llegar a la esquina exterior.

### OJOS HUNDIDOS

Los colores claros vienen hacia delante y los colores oscuros se alejan. Para traer sus ojos hacia delante, use un tono claro de sombra en los párpados, desde las pestañas hasta las cejas. No use mucho, apenas debe ser perceptible.

### OJOS REDONDOS

Para alargar sus ojos, delinee las dos terceras partes externas de sus pestañas superiores e inferiores. Luego, una las líneas en las esquinas externas de sus ojos, curvándolas hacia arriba un poquito. Aplique rimel sólo en las pestañas externas.

### OJOS CAÍDOS

Delinee el párpado superior a lo largo de toda la línea de las pestañas, subiendo ligeramente la línea en las esquinas exteriores. Aplique sombra de ojos encima de la línea o difumínela para que se vea más suave.

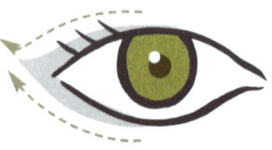

**Luego de delinear sus ojos, difumine suavemente con sus dedos para una imagen suave y sexy.**

## OJOS ACHINADOS

Para hacer que sus ojos se vean más abiertos, rice sus pestañas con un rizador y primero aplique el rimel a las pestañas del medio. Luego, aplíquelo diagonalmente hacia las esquinas externas de sus ojos.

**PRODUCTOS:** Lancôme Hypnose Custom Volume mascara; Bourjois Pump Up the Volume; Shu Uemura Mascara Basic; Hourglass Fiction Defining Mascara.

## PESTAÑAS CLARAS

Hágaselas teñir o use delineador de ojos y rimel color marrón. Si sus cejas son demasiado claras, el rimel negro puede verse muy fuerte.

## CEJAS ESCASAS

Ya sea que sus cejas se le están empezando a caer o se están aclarando por el crecimiento de algunas canas, usted puede hacer que se vean más espesas de dos maneras: 1) Pídale a su estilista o colorista que se las tiña; 2) Aplique sombra de ojos o rimel en las cejas en un tono que combine con el color de estas (use una pequeña brocha plana para la sombra), y péinelas con un cepillito de cejas o un spoolie de rimel limpio.

## CEJAS REBELDES

Cuando algunos pelitos de las cejas crecen más largos que otros, sólo córtelos. Cepille las cejas hacia arriba con un cepillo de cejas o con un cepillo de dientes viejo. Corte todos los pelitos que se extiendan más allá de la línea de la ceja con unas tijeras bien pequeñas.

## ABRA LOS OJOS

*Una manera sutil para hacer que sus ojos se vean más grandes es aplicar una segunda capa de rimel sólo en las esquinas exteriores de las pestañas superiores.*

### CEJAS IRREGULARES

Rellene cualquier espacio con un lápiz de ceja, sombra de ojos, o polvo de cejas del mismo color de sus cejas –o experimente con un tomo más claro- y difumínelo suavemente con su dedo índice o con una brocha pequeña y plana.

### CEJAS ESPESAS

Si sus cejas se revuelvan después de unas cuantas horas, póngalas en su sitio con una brocha con un poco de spray o gel de ceja (o un poco de Vaselina), y cepíllelas en la forma deseada.

-----

**PRODUCTOS:** *Cover Girl Natural Lash; Brow Mascara (rimel transparente).*

### CEJAS RUBIAS

Para hacer que las cejas rubias tengan más vida, use polvo de cejas en un tono ligeramente más oscuro que el color de estas. Tome un poco del polvo con una brocha angulada, sacúdala para remover el exceso, y aplíquelo ligera y suavemente sobre las cejas, en un movimiento hacia fuera. Si no encuentra su color en los polvos de cejas –Maybelline tiene una gran variedad de colores- sustitúyalo con una sombra de ojos mate en un tono ligeramente más oscuro que sus cejas.

### CEJAS DÉBILES

Tome una brochita humedecida de sombra para ojos o una esponja de maquillaje. Pásela por una sombra de ojos chocolate, marrón o negra (cualquiera que combine con el color de sus cejas), dele unos toquecitos para eliminar cualquier exceso, y pase un

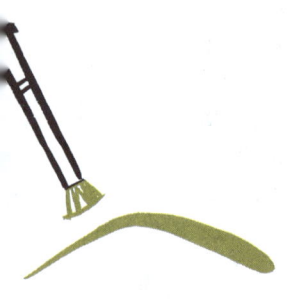

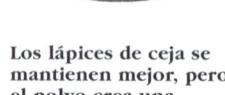

**Los lápices de ceja se mantienen mejor, pero el polvo crea una imagen más natural.**

poco por sus cejas. O después que se haya aplicado el rimel, sin meter la varita nuevamente, aplíquelo sobre sus cejas ligeramente y luego difumínelo con una brocha pequeña o con un cepillo de dientes.

### CEJAS EN CRECIMIENTO

Si está esperando que sus cejas le crezcan, cubra con un poco de corrector en crema los pelitos en crecimiento. Para definir mejor sus cejas, use cera depilatoria para cejas. Use sombra de ojos o un lápiz para rellenar el crecimiento desigual, pero no añada demasiado color. Use un spoolie o un cepillo de dientes para bebés para difuminar y suavizar el color. Evite usar sombras con brillo mientras sus cejas están creciendo.

**PRODUCTOS:** Benefit Cosmetics Brow Zing; Lorac Brow Wax; Laura Mercier Eyebrow Pencils; M.A.C. Eye Brows.

### BLANCO MÁS BLANCO

La sombra color arena es un tono discreto y neutral que hará que sus ojos se vean menos rojos. Y el amarillo, créalo o no, puede hacer que el blanco de sus ojos se vea más blanco. Si sus ojos son azules, pruebe tonos limón pálido; si sus ojos son oscuros, pruebe tonos color natilla o yema de huevo. Aplíquela en los párpados con una brocha para sombras de ojos.

### PESTAÑAS DELICADAS

Si sus pestañas son delicadas, evite el rimel con brochas gruesas. Pruebe una marca que tenga una peinilla o una brocha pequeña; estas le ayudarán a que sus pestañas se vean más espesas naturalmente, sin abrumar sus ojos.

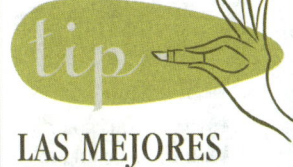

## LAS MEJORES CEJAS

*Si no tiene ningún talento artístico para darles forma a sus cejas, visite una maquilladora en un salón de belleza para que se las saque. Luego pídale que le enseñe cómo puede mantenerlas en casa.*

## RED HOT

Red is a hot, glamorous color, and, according to celebrity makeup artist Julie Hewett, "Almost anyone can wear some shade of red on her lips. It's a 2-second way to warm up your face." If you want to mute or tone down the intensity of red, apply lip balm first, layer red lipstick or a red lip pencil on top, then blot with paper until you get a stain. Or, apply lip pencil on top of lipstick.

## LOS LABIOS

No hay ningún cosmético que tenga la virtud de acentuar su estado de ánimo o expresar su personalidad como el lápiz labial. Para algunas mujeres, un lápiz labial rojo mate puede parecer demasiado llamativo. Para otras, puede que un brillo de labios transparente sea muy sexual. Tal vez sea perfecto para usted. El tono y la textura del lápiz labial, así como la técnica que usted usa, tienen el poder de transformar la forma de sus labios y el énfasis que estos tienen. A continuación algunas lecciones sobre la ilusión para los labios.

### AUMENTO DE LABIOS

Humedezca un poco de canela y frótela sobre los labios antes de aplicarse el lápiz labial. O unte un poquito de aceite de canela en sus labios (use sólo una gota porque algunas personas pueden ser alérgicas a este aceite). También puede probar productos que hacen aumentar los labios como la niacina, que es una forma de vitamina B que aumenta la circulación, aumentando así los labios.

**PRODUCTOS:** Alex and Ani Serious Lip Plump; Freeze 24/7 Plump Lips; Hydroderm Lip Plumper.

### LABIOS FINOS

Use un lápiz color carne en el centro del borde más bajo de su labio inferior o use un lápiz labial opalescente para crear una imagen más llena.

### COLOR VIEJO

Demasiado color en los labios puede hacer que se vea más vieja, sin importar la edad que tenga. Para una imagen fresca, tiña sus labios: Pase una brocha de labios sobre su lápiz labial y luego por sus labios. Selle el color con su dedo.

### DESCOLORIDO

Un color intenso en sus labios reanimará todo su rostro. Cuando se sienta descolorida y demacrada, es el momento de usar un lápiz labial rojo o granate (o brillo de labios).

### LAPIZ LABIAL QUE SE CORRE

Si tiene la piel grasosa, su lápiz labial tenderá a correrse. He aquí algunas soluciones: póngale color a los labios antes de aplicarse el lápiz labial o el brillo; delinee sus labios con un lápiz color carne (uno que sea seco y no cremoso); o use un lápiz corrector para rellenar las líneas alrededor de sus labios y difumínelo bien.

### LABIOS EN DESCENSO

Enfoque atención al centro de su boca con un poco de brillo, y no extienda el color completamente hasta las esquinas de sus labios.

### BLANCOS COMO LA PERLA

Sus dientes merecen el mismo cariño que usted invierte en su maquillaje y en el cuidado de su piel. Unos dientes bonitos y blancos pueden avivar verdaderamente su imagen. Cepíllese y límpiese con hilo dental por lo menos dos veces al día (o después de cada comida), y chequéese regularmente para ver si tiene manchas en los dientes.

### BOCA FRESCA

Si puede, trate de lavarse los dientes después de tomar té, café o vino tinto, para prevenir las manchas antes de que aparezcan.

---

**P** *Mi color favorito de lápiz labial ha sido descontinuado. ¿Hay algo que pueda hacer?*

**R** Hay dos compañías que se especializan en hacer mezclas por encargo –Giella y Three Custom Color Specialists– y pueden usar cualquier cosa desde un lápiz labial viejo hasta un pedazo de ¡tela! y conseguir el color exacto. Prescriptives también lo puede hacer en algunas partes de Estados Unidos.

## Rx BELLEZA

**CAPÍTULO III**

# DESASTRES DE BELLEZA

CUALQUIER MUJER PUEDE IDENTIFICARSE CON alguna de estas escenas: Sus amigas la van a recoger para ir a la playa, y ha decidido que ya es tiempo de depilarse las piernas usted misma, pero está petrificada en la bañera tratando de encontrar el valor para arrancarse la cera. Tiene una reunión en la escuela de su hijo y su cabello está irremediablemente enredado en el cepillo. Ya está tarde para salir al trabajo, se acaba de dar los últimos toques de maquillaje y se corre su rimel. Y se siente tan frustrada e indefensa como una niña de tres años. Es un desastre de belleza.

Este capítulo ofrece soluciones rápidas para esos desastres que nos sorprenden a todas desprevenidas, usualmente en los momentos más inoportunos. ¡No pierda la calma! A veces sólo necesita treinta segundos para planear y poner en acción una solución increíblemente rápida y extraordinariamente efectiva.

# LA CARA

Todas hemos pasado por esto. Las mañanas frenéticas que resultan en que el rimel se corra sobre sus párpados superiores justo cuando sale corriendo de su casa. Ese momento cuando alcanza a verse en el espejo del auto y se da cuenta de que el colorete que tiene puesto quedaría perfecto si trabajara en un circo. El brillo de la tarde se refleja en su rostro. ¡Es aquí cuando la tecnología y la técnica vienen al rescate!

## MAQUILLAJE MANCHADO

Para remover las manchas o marcas de su cara si tener que reaplicarse el maquillaje, tome un palillo de algodón plano, métalo en su humectante y aplíquelo en la mancha. ¡Desaparece en un instante! Use el otro lado del palillo de algodón para dar los toques finales al arreglo.

## CARA DE PAYASO

Se puso demasiado colorete y no tiene tiempo para lavárselo. Si es colorete en polvo, pásese una brocha limpia para remover el exceso. Para bajar el tono del colorete en crema o gel, aplique un poco de humectante o hidratante con color a sus mejillas.

## ARREGLO RÁPIDO CON UNA BROCHA

Cuando se mira en el espejo retrovisor del carro, ya en camino al trabajo, no puede creer la cantidad de maquillaje que lleva puesto. Busque una brocha limpia, entre mediana y grande —del tamaño de una brocha para el polvo o para el colorete— y pásela delicadamente por su rostro. Limpie la brocha con un pañuelo de papel y sacúdase nuevamente. La brocha quitará el exceso de polvo, base y la sombra de ojos, suavizando así su imagen. Si no tiene una brocha consigo, use la esponja de su polvo compacto.

## PROBLEMAS CON EL BRILLO

*Si el brillo que se aplica en los labios desaparece en una hora, mézclelo de antemano con el lápiz labial en la parte de atrás de su mano y use el dedo índice o una brocha de labios para aplicárselo.*

### LISTA DE ERRORES CON EL MAQUILLAJE

Antes de salir por la puerta, revise su maquillaje cerca de una ventana con luz natural para ver si ha cometido algunos de estos comunes, pero muy vergonzosos errores:

- ☐ ¿Difuminó bien la base sobre sus labios, a los lados de su nariz y al frente de sus orejas?

- ☐ ¿Tiene una línea de demarcación tan rígida sobre su quijada que un general podría usar para alinear a su ejército?

- ☐ ¿Tiene base o polvo en sus cejas o en el nacimiento del pelo?

- ☐ ¿Su colorete parece como si tuviera manchas o rayas de color sobre sus mejillas?

- ☐ ¿Parece el color como una mancha irregular enfrente de sus orejas?

- ☐ ¿Se le está corriendo el lápiz labial?

- ☐ ¿Tiene color de labios en los dientes?

- ☐ ¿Está regado el rimel?

- ☐ ¿Tiene las cejas tan despeinadas y alborotadas que parecen maleza?

- ☐ ¿Tiene líneas de corrector en los pliegues de sus ojos o por debajo de sus ojos?

### BRILLO RESBALADIZO

El brillo de labios hace que sus labios se vean sensacionales y saludables, pero no se mantiene por mucho tiempo. Para un brillo que le dure, primero tiene que ponerse un lápiz color carne –del mismo color de sus labios- y usar su dedo o una brocha de labios para difuminar el color como si se los estuviera tiñendo. Luego apliquese el brillo encima.

## CARA AGRIETADA

Si su base se ve agrietada, rocíe su cara ligeramente con agua. Suavice los bordes con una esponja húmeda y difumínela bien.

## SÚPER MANCHA

Hay un tipo de súper brillo de labios que parece sobrevivir a todo. Primero acondicione con un bálsamo de labios, luego aplíquese uno de los brillos de labios que menciono a continuación –estos duran por largo tiempo y brillan más, aunque son más pegajosos de lo normal.

**PRODUCTOS:** Clinique Color Surge Imposibly Glossy; Estée Lauder Pure Color Lip Vinyl Gloss Stick; Dior Addict Lip Fluid; Bourjois Rouge Pop Chic; M.A.C. Lipglass.

## LÁPIZ LABIAL DURADERO

Su lápiz labial puede durarle toda una cena y el postre si se empolva los labios, se aplica el lápiz labial y se seca los labios con papel hasta que el color se los tiña. O use el delineador de labios después que se aplique el color de labios.

## LABIOS MANCHADOS

Ciertos tonos de color para labios, especialmente los que tienen pigmentos pesados, pueden ser difíciles de remover. Cuando fuese necesario, use su desmaquillador de ojos y luego láveselos. O use aceite de almendras dulces.

## RIMEL ENDURECIDO

Ponga el tubo de rimel en un vaso de agua caliente (sumerja solo un tercio del tubo) por un minuto o dos. Esto usualmente lo suaviza para que no se aglutine.

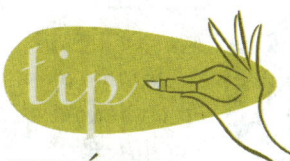

## RELLÉNELO CON LÁPIZ

*La marca de farmacia Wet' N Wild, y su delineador labial #666 es uno de los favoritos de reconocidos maquilladores, ¡y sólo cuesta $.99 centavos!*

**P.** *Me fascina mi sombra de ojos en crema, pero siempre se me ve dividida. ¿Qué puedo hacer?*

**R.** Pase un polvo brillante y translúcido por encima en un tono pálido. Esto hará que se quede donde debe estar e iluminará sus ojos. Sólo cerciórese de que el polvo no sea demasiado iridiscente o brillante.

### TIRA Y AFLOJA

Si su delineador de labios es tan seco que tira de su piel, frote la punta entre sus dedos antes de ponérselo. El calor de su cuerpo lo suavizará lo suficiente para que el color se deslice fácilmente.

### LÍNEAS EVIDENTES

La piel grasosa puede hacer que el delineador de ojos se corra. El delineador líquido es el que menos se corre, pero es el más difícil de controlar. Pruebe un delineador seco y compacto, póngaselo mojado con una brocha delineadora, déjeselo secar y pase polvo por encima para evitar que se corra. Si prefiere un lápiz, use una brocha pequeña para pasarle por encima de la línea una sombra de ojos que combine y así sellarla.

### MANCHA DEL PÁRPADO INFERIOR

Las pestañas inferiores se corren más fácilmente que las superiores, así que si su maquillaje tiende a correrse, ni siquiera las toque. Pero si tiene que hacerlo, he aquí un truco infalible: limpie la varita del rimel con un pañuelo de papel y, sujetándola verticalmente, vaya de arriba hacia abajo desde las esquinas inferiores hasta las esquinas exteriores de sus pestañas. Tome una esponja delgada y póngase polvo translúcido cerca de la línea de las pestañas.

### EL JUEGO DEL LLANTO

Se le corrió el rimel después de una buena llorada en el trabajo. Ponga un poco de desmaquillador o astringente en un palillo de algodón y límpielo. O lleve en su cartera un producto portátil como el Swabplus Waterproof Mascara Remover, ¡hasta que encuentre un nuevo trabajo!

# DESASTRES DE BELLEZA

## OJOS CANSADOS

Un poco de delineador en un tono claro hará que los ojos cansados se vean más llenos de vida. El remedio clásico es delinear el párpado por dentro con un lápiz blanco, pero esto puede verse muy severo. En lugar de esto, pruebe un tono rosa melocotón, se ve más cálido y más natural. Sin embargo, en algunas mujeres puede hacer que sus ojos se vean más rosados. ¡Tenga cuidado!

**PRODUCTO:** Paula Dorf Baby Eyes Enhancer

## LÍNEA RÍGIDA

Si quiere difuminar la línea alrededor de sus ojos para que se vea más suave, use un palillo de algodón, o pruebe la brocha para difuminar de Laura Mercier.

## BEBÉ MAPACHE

Aun cuando no le salgan ojeras, no cabe duda que llegará la noche que provoque sombras negras debajo de sus ojos por la mañana. Mezcle un poco de corrector y crema para ojos en la palma de su mano y aplique en el área debajo de sus ojos.

**PRODUCTOS:** Benefit Cosmetics Eye Con; La Mer The Eye Balm; Olay Total Effects Eye Cream; L'Oréal Visible Lift Eye Line-Minimizing Concealer.

## ÁREAS ULTRARESECAS

En ocasiones, hay áreas muy resecas y escamosas que no responden al humectante regular. Antes de llamar al dermatólogo, aplique una capa fina de Kraft Miracle Whip en esa parte. Espere unos diez minutos y frote la piel suavemente. Enjuague con agua tibia y unte el humectante.

## LUBRICANTE DE LABIOS

*Los delineadores de labios gruesos son más suaves y menos secos que los lápices delgados regulares.*

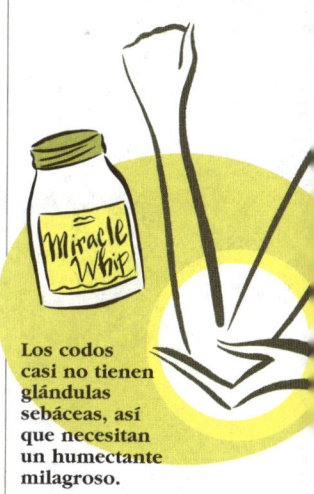

**Los codos casi no tienen glándulas sebáceas, así que necesitan un humectante milagroso.**

## ¡PINZAS POR FAVOR!

*Una pinza sesgada, como las Tweezerman o Rubis, agarra muy bien. Una vez vaya adquiriendo destreza, tal vez quiera invertir en una pinza puntiaguda, la herramienta de los expertos.*

### CEJAS ESCAMOSAS

Pase un cepillo de dientes viejo por las áreas resecas en sus cejas. Aplique un poco de aceite facial y dé masaje en el área. (Hasta un poco de aceite de oliva o de canola le calmará las escamas.)

**PRODUCTOS:** Ole Henriksen Black Currant Energizing Complexion Oil; Aveeno Creamy Moisturizing Oil.

### SE LE PASÓ LA MANO CON LAS PINZAS

Se pasó de la raya y sus cejas se ven demasiado delgadas. Tome un lápiz para ojos (del mismo color de sus cejas o un poco más claro), caliente la punta entre sus dedos, y rellene sus cejas ligeramente, moviendo los trazos hacia las orejas. También puede usar sombra de ojos en polvo para este trabajo.(El polvo luce más suave, pero el lápiz dura más tiempo.) Apliquelo sobre los pelos de la ceja con una brocha pequeña y sesgada, con trazos rápidos y hacia fuera, y difumínelo con un cepillo de rimel pequeño y seco (spoolie). Cepíllese las cejas ligeramente con un cepillo para cejas y así remover el exceso.

### CARA PÁLIDA

Echa un vistazo en el espejo al llegar al trabajo y se da cuenta que está tan pálida como un fantasma. Para dar un poco de calidez a su rostro, pase una brocha por su colorete en polvo (sacúdala para remover el exceso) y aplíquese una capa ligera por toda la cara. Esto trabaja también con el polvo bronceador, pero lo más probable es que la mayoría de las mujeres tenga colorete a la mano.

## COLOR SÚPER NATURAL

Un facial hará que su rostro se vea resplandeciente, pero si no tiene tiempo, haga un puré con unas cuantas fresas en un tazón no reactivo y aplíquelo en la cara limpia con una brocha de repostería. Espere unos cinco minutos, sentirá un leve cosquilleo cuando los ácidos naturales de las fresas empiecen a acelerar su circulación y a exfoliar las células muertas. Luego, enjuague con agua tibia y termine con agua fría.

## LABIO SUPERIOR TIESO

Se depiló con cera y su labio superior está irritado. Tenga cuidado, algunos humectantes pueden empeorar la situación. En su lugar, aplique un poco de aceite de almendras dulces. Luego, coloque por unos minutos una bolsa de guisantes o arándanos congelados sobre el labio hasta que desaparezca lo rojo.

## BROTES DESPUÉS DE LA FIESTA

Algunas mujeres comentan que después de una noche de fiesta, se les brota la cara. Tome mucha agua durante la noche y durante el día para mantenerse hidratada. Asegúrese de lavarse el maquillaje antes de acostarse, y póngase un poco de medicamento profiláctico para el acné en esas áreas que generalmente son susceptibles a brotarse.

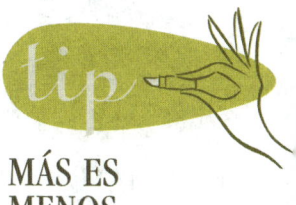

## MÁS ES MENOS

*La mayoría de las veces, cuando tratamos de esconder algo con polvo, terminamos resaltándolo más. Limpie su brocha de polvo con un pañuelo de papel y úsela para pasárselo nuevamente por la cara, y así recoger y remover cualquier exceso de polvo que tenga.*

## MUY MATE

*Este es un consejo genial para una noche de fiesta: Si le fascina su lápiz labial, pero el color se ve mate y monótono, y no es lo suficientemente festivo, póngase un poco de sombra para ojos con brillo en el centro de su labio inferior.*

### ¡UNA MANCHA!

Si usted o su esteticista, apretó una espinilla y ahora tiene una marca roja en la cara, aplíquese Neosporin Original First Aid Antibiotic Ointment antes de irse a la cama. Le quitará la irritación y la marca roja de la noche a la mañana.

### ADIÓS ROJO

Si se levanta con una espinilla, el Visine eliminará lo rojo. Aplique un poco a la espinilla. Luego, usando un cepillo pequeño, póngale un poco de corrector sin aceite en un círculo alrededor de la espinilla. Difumine los bordes con un palillo de algodón y póngale un poquito más de corrector por encima. Séquelo muy ligeramente con un pañuelo de papel.

### PIEL CENIZA

Si su tez es oscura y tiende a tener un cutis cenizo, unos toquecitos de polvo de albaricoque le añadirá calidez a su piel rápidamente. Y por supuesto, hidrate su rostro regularmente con una loción sin aceite mineral.

### SIN PESTAÑAS

Su gato le arañó la pierna mientras usted se estaba rizando las pestañas y perdió un grupito de ellas. Visite un spa o salón de belleza local y pida que le pongan una hilera pequeña de pestañas falsas. Es posible obtener este servicio hasta para una hilera de tres hebras. Esto tal vez sea lo que necesite hasta que sus pestañas le crezcan otra vez.

## LA SECUELA DEL FACIAL

Si su piel se ve manchada e irritada después de un facial, póngase compresas sumergidas en té verde o té manzanilla bien frío (o aplíquese las bolsitas de té sobre la piel). O use un producto que tenga ingredientes antiinflamatorios como el té verde, el áloe vera, extracto de regaliz o hidrocortisona. Y la próxima vez, planee hacerse el facial unos cuantos días antes del gran evento.

**PRODUCTOS:** Clinique Exceptionally Soothing Cream for Upset Skin; Therapy Systems Emergency Treatment Cream; T. LeClerc Moisture Soothe Serum; Eucerin Redness Relief Daily Perfecting Lotion; Elizabeth Arden Sensitive Skin Calming Moisture Lotion.

## DESCOLORIDA Y PÁLIDA

Pruebe el remedio que usa Joan Crawford, la diva de Hollywood, para despertarse en el escenario a las seis de la mañana. Tape el sumidero del lavamanos, llénelo hasta la mitad con agua fría y añada unas cuantas gotas de aceite de lavanda. Con los ojos cerrados, salpique el agua en su rostro. Seque la cara suavemente y póngase una loción iluminadora.

**PRODUCTOS:** Benefit Cosmetics Hollywood Glo; Revlon Face Illuminator Lotion.

## LABIOS RESECOS

Suavice los labios resecos con un poco de miel mezclada con una pizca de azúcar. Frote los labios con el dedo índice de un lado al otro. Límpielo o pásele la lengua. ¡Delicioso!

## BOMBA AGLUTINADA

Cubra el dispensador de su loción con papel de aluminio para evitar que se atasque o aglutine.

---

**P.** ¿Qué puedo hacer con mi cara grasosa todos los días como a las 4 de la tarde?

**R.** Reviva su cara rociándola con agua de rosas, luego séquela con un pañuelo de papel. Absorberá el exceso de grasa, refrescará su piel y le ayudará también a sentirse renovada. O pruebe una loción mate, especialmente en la zona T.

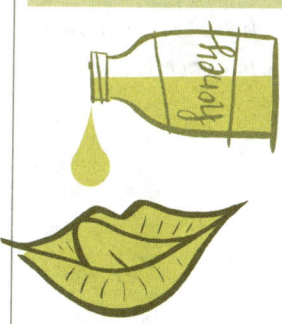

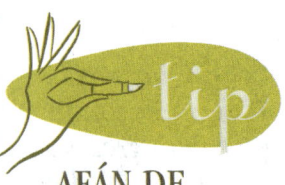

## AFÁN DE OCULTAR

*Escoja siempre un corrector que sea uno o dos tonos más claros que su piel. Si planea usar un corrector para ocultar las imperfecciones de la piel, busque un corrector dual que contenga un tono claro y uno oscuro. Si va a mezclarlos, aplique el tono oscuro primero y luego el más claro por encima.*

### HUELLAS

Se acostó a dormir con maquillaje puesto y ahora parece como si tuviera dos ojos morados. Lo peor de todo, no tiene desmaquillador de ojos. Vaya a la cocina y ponga un poco de aceite vegetal o mantequilla en un algodón o en un pañuelo de papel. Aplíquelo suavemente alrededor de sus ojos. Una ventaja adicional: ¡hidrata!

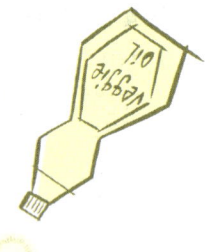

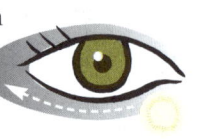

### EL JUEGO DEL RIMEL

Toque sus ojos con sus dedos o con un pañuelo de papel para remover el maquillaje. Luego use algo que sea emoliente –un poco de humectante, bálsamo de labios, crema para las manos- para remover el rimel, el que puede quitarse mucho más fácil si lo hace antes de que se seque.

### ESPINILLAS POR LAS PINZAS

Si le salen granos o espinillas después de que usa las pinzas, tal vez estén difundiendo polvo, grasa y bacterias a su alrededor. Enjuáguelas con agua y jabón, o límpielas con una toallita antibacteriana.

### ESTÁ MARCADA

La espinilla se fue, pero la decoloración y la irritación todavía son evidentes. Pruebe usar una pluma correctora como la Clinique Acne Solutions Post-Blemish Formula.

# EL CUERPO

¿Qué hacer cuando algunos detalles no salen como usted espera y ya va tarde? Se le quiebra una uña cuando va camino a una fiesta, se le daña la manicura o su maquillaje se le pega al vestido. Una guía para los desastres de belleza más comunes, del cuello para abajo, ¡y cómo salir de ellos!

## ESMALTE CON MARCAS

Cuando se le ven los dedos del pie al usar sandalias, no es nada divertido que se marque o se ensucie el esmalte. Lleve consigo un paquete portátil de toallitas para bebé o un tarro pequeño de Vaselina. Ambos remueven el polvo en un santiamén.

## ENGANCHE TERRIBLE

Se le quebró una uña y se le está enganchando en todas las esquinas de su ropa. Córtela, límela y péguela con Super Glue.

## UÑAS RAÍDAS

Cuando sus uñas se vean desarregladas y necesita hacer algo con urgencia, pase con un paño suave o frótelas con un aceite de cutículas para añadirles brillo y una apariencia «falsa» de que están arregladas.

## MANICURA DESASTROSA

Cuando se pinta las uñas a la carrera pueden ocurrir desastres. Si se le riega el esmalte, remoje sus uñas secas en agua tibia como por cinco minutos y remueva las manchas con palillos de algodón o con sus dedos.

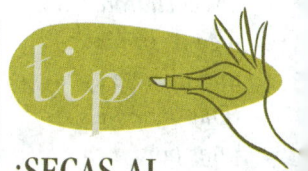

### ¡SECAS AL INSTANTE!

*La fiesta está por empezar y su esmalte aún no está seco. Sumerja sus uñas mojadas en un tazón lleno con agua helada (con cubos de hielo) y manténgalas allí por un minuto. O rocíelas con aceite Pam.*

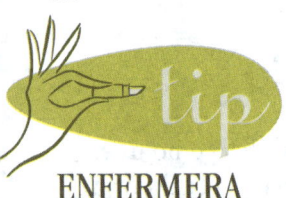

## ENFERMERA DE UÑAS

*Si sus uñas están manchadas, mezcle dos cucharadas de jugo de limón en una taza de agua tibia. Remoje sus uñas por cinco minutos o más, cuanto sea necesario. Límpielas vigorosamente con un paño suave.*

O sumerja en acetona un palillo de algodón, quite la mancha y luego retoque el color de la uña. O pruebe Essie Cuticle Pen, un aparatito que parece una pluma y que limpia las manchas rápidamente.

### UÑAS PARTIDAS

No importa cuánta gelatina coma, las uñas se le parten muy fácilmente, especialmente cuando las lima. Para evitarlo, límese las uñas con mucha delicadeza, y en una sola dirección, mientras tenga esmalte puesto. Esto puede ayudar a protegerlas y evitar que se partan.

### SÓLO UNA O DOS PARTIDAS

Es muy frustrante cuando se le parten una o dos uñas, y piensa que tiene que arreglarse toda la uña otra vez. ¿Sabe qué? No tiene que hacerlo. Moje un palillo de algodón con acetona y páselo ligeramente sobre la punta partida. Aplíque un poco de esmalte al área. Déjela secar por unos 30 segundos más o menos. Luego, si es necesario, aplique una capa delgada de esmalte sobre toda la uña.

### UÑA ARREGLADA

Ahora que, ¡finalmente!, logró que sus uñas se vean arregladas y pulidas, ¿qué hacer cuando una se le quiebra? Para emparchar una uña quebrada, busque una bolsita de té y corte un pedazo lo suficientemente grande como para cubrir la punta de la uña y extenderse un poquito. Aplique esmalte transparente sobre el parche para mantenerlo en su sitio. Meta el resto por debajo de la uña y póngale esmalte.

## CERA PUESTA

Se puso la cera en las piernas, pero ahora no tiene el valor de jalársela. Remoje sus piernas en una bañera con agua tibia por unos minutos; el calor del agua tibia hará que la cera se afloje. Use una toallita y quítesela cuidadosamente.

## OLOR SENSACIONAL

Las mujeres francesas saben cómo aplicarse la cantidad justa de perfume para que usted tenga que acercarse para poder olerlo. Ellas también se lo ponen en los «puntos calientes»: las muñecas, la garganta, por detrás de las rodillas y en el cabello. Para que su cabello huela sensacionalmente y por largo tiempo, mezcle una gota de su perfume con el suero que usted usa para darse brillo, y póngaselo por todo el cabello.

## HASTA LUEGO COCODRILO

Si su cuerpo se siente reseco, escamoso y verdaderamente intocable antes de su cita tan esperada, métase en la ducha y use un exfoliante de cuerpo para así eliminar las células muertas y las escamas de la piel. Si no tiene un exfoliador, tome un puñado de harina de maíz molida, avena o incluso bicarbonato de soda de la cocina, póngalo en una toallita humedecida, y frótelo suavemente en su piel. Enjuague, séquese dándose golpecitos delicados con la toalla y aplique una crema humectante.

## MAQUILLAJE EN SU VESTIDO

Frotar una mancha de maquillaje sólo empeora la situación. En lugar de esto, vierta un poco de club soda en un trapo o pañuelo de papel y presiónelo sobre la mancha. Échele una pizca de sal para absorberla y sacúdala con un cepillito.

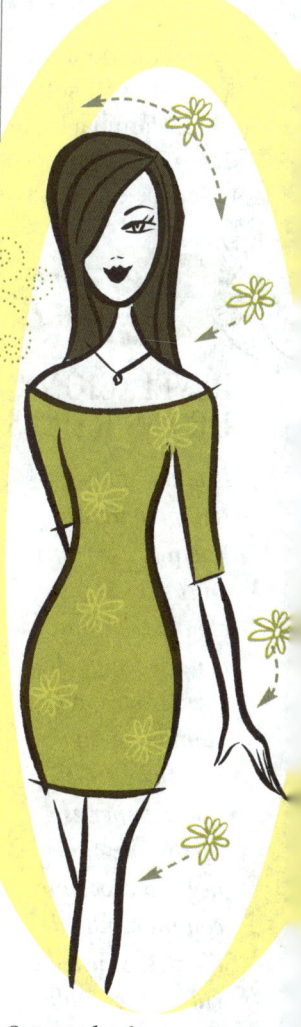

Conozca las áreas para aplicarse el perfume de modo que el calor de su cuerpo haga que se libere la fragancia.

# EL CABELLO

Cuando la vida parezca demasiado agobiante, ayuda mucho buscar solaz en las cosas que le hacen sentir mejor: la familia, los amigos y un cabello bonito. Hoy día, el producto o la técnica correcta, puede arreglar rápidamente casi todos los cabellos tristes.

## REVELACIÓN DE LAS RAÍCES

*Cuando no hay tiempo para un retoque, use rimel en sus raíces canosas. Difumínelo con un cepillo de dientes viejo o una peinilla de cejas. ¿No tiene rimel? Puede ponerles sombra de ojos negra o chocolate con un cepillo de dientes. Si usted es rubia, use sombras de color beige o marrón.*

### RAÍCES GRASOSAS

Cuando usted tenga, literalmente, solo un minuto antes de tener que salir por la puerta, rocíe sus raíces grasosas con un fijador en aerosol, luego échele una ráfaga de aire caliente con la secadora de pelo por unos diez minutos. O pásele papel secante a las raíces, ¡use todos los papeles que necesite!

### REFUERCE SU PEINADO

Para que el peinado le dure por más tiempo, rocíelo con un fijador fuerte en aerosol, sacúdase el cabello hacia abajo, alborótelo con sus dedos, y luego échele una ráfaga rápida de aire caliente con una secadora de pelo.

### SACACORCHOS DESCORCHADO

Si tiene el cabello rizado y quiere revivir su peinado, rocíelo con un poco de agua. Esto reactivará los productos para el pelo que se puso en la mañana.

### MANTENGA EL BRILLO

Si su cabello ha perdido el brillo, devuélvaselo. Aplique una pomada moteada de brillo.

-----
**PRODUCTOS:** Philip Pelusa Hard Stuff Crystal Gloss; Paul Mitchell Gloss Drops; Joico K-Pack Protect and Shine Serum.

## AUREOLA DE REFLEJOS

Cuando piense que su cabello rojo o rubio necesita un poco más de vida, póngase brillo de labios dorado o bronceado (dependiendo del color de su cabello) y jale al azar unas cuantas hebras alrededor de su cara. Péinelas con una peinilla de pestañas o un cepillo de dientes viejo.

## CABELLITOS QUEBRADOS

Para esos cabellitos que rehúsan mantenerse en su lugar y que insisten en agruparse desordenadamente alrededor del nacimiento del pelo, ponga un poco de gel en un cepillo de dientes viejo y cepíllelos suavemente hacia atrás. O rocíe su cabello con un fijador flexible en aerosol y alise los cabellos errantes y estáticos hacia atrás con una brocha de maquillaje limpia.

## EL TEXTURIZADOR

Cuando no hay productos para el cabello a su alcance y usted quiere añadirle un poco de textura a un cabello lacio y sin vida, tome su loción para el cuerpo –no en crema porque es muy grasosa- y aplique una cantidad como del tamaño de una moneda por todo el cabello, empezando desde el centro hacia abajo. No empiece desde las raíces porque su cabello se verá grasoso.

## ACUMULACIÓN DE PRODUCTOS

Rocíe sus raíces con un fijador en aerosol para absorber el exceso de productos.

## TAN LLAMATIVO COMO EL BRONCE

Si los rayitos que se hizo se ven muy dramáticos, lávese el pelo con líquido de fregar Dawn, hasta que pueda regresar al salón de belleza para que se los hagan otra vez.

---

**P.** *¿Qué hago si le he dicho a mi estilista lo que quiero, pero ella hace lo que le da la gana y no me gusta?*

**R.** Dígale inmediatamente. Sea gentil, pero explíquele qué es lo que no le gusta, tal vez ella lo puede arreglar. Si no, pida hablar con el gerente. A lo mejor otra estilista pueda ayudarla. Si no hay nadie disponible, dígale que le gustaría regresar al otro día para que otra persona la atienda.

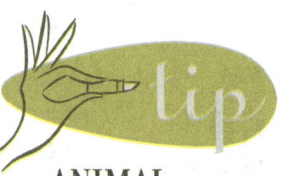

## ANIMAL, VEGETAL... ¡MINERAL!

*¿Se ve siempre su cabello más suave y más brillante cuando lo lava lejos de casa? El agua dura o pesada puede causar acumulamiento de minerales en el pelo y como consecuencia puede que se vea áspero, rígido y sin brillo. Láveselo con un champú clarificante para eliminar los depósitos minerales.*

### CABELLO CON FORMA DE CASCO

Si se le pasó la mano con el spray de pelo y ahora tiene demasiado, déjelo secar, rocíese el cabello con un poco de agua y alborótelo.

### DUERMA AMARRADA

Para que su estilo rizado no se encrespe o para que no se aplaste, amárrese la cabeza ligeramente con una pañoleta de seda o de satín para conservar el rizo. Péinelo con los dedos por la mañana.

### SUAVIZADOR DE PEINADOS

Cuando se trata de productos para estilizar el cabello, siempre empiece usando menos y añada más si lo necesita. Pero si se pone demasiada crema, y su cabello se ve grasoso, rocíelo con un poco de agua, séquelo con una toalla y péinelo con los dedos.

### ¿NO MÁS ENREDOS?

Aplique el acondicionador y peine el cabello mientras está en la ducha. Cuando salga, los enredos habrán desaparecido.

### RAYITOS BRILLANTES, COLOR HORRIBLE

Así como un par de jeans, los rayitos en su cabello se irán aclarando con unas cuantas lavadas. Pero si están muy fuertes y necesita suavizar el tono inmediatamente, lávese una o dos veces con un champú que realce el color en un tono que combine con la tonalidad natural de su cabello.

## DESASTRES DE BELLEZA

### HEBRAS REBELDES

Convierta la paja en seda con una de estas mascarillas hidratantes para el cabello. Luego enjuague con agua fría.

**PRODUCTOS:** Paul Mitchell Instant Moisture Daily Treatment; L'Oréal Vive Smooth-Intense Masque.

### CABELLO COLOR LODO

¿Se tiñó el cabello en casa y el resultado fue un tono más oscuro del que quería? El tono que aparece en la caja es usualmente uno o dos tonos más claros del que sale en su cabello. Es mejor ir al salón de belleza para que un profesional corrija el color. Pero trate esto primero: Lave el cabello dos veces seguidas con un champú clarificante; este deberá enjuagar algo de color.

### CABEZA DE NUTRIA

Si se lava el cabello de noche y regularmente se despierta con el cabello aplastado, trate de cambiar su rutina: lave y acondicione en la mañana.

### ENREDO EN EL CEPILLO

Si se le enreda el cepillo redondo en el cabello, dele una cuantas ráfagas de viento frío con su secadora de pelo, luego desenrede suavemente su cabello, hebra por hebra. Repita con ráfagas directas y hacia abajo mientras va desenredándolo. El frío hará que la cutícula se acueste y facilita que pueda desenredar su cabello del cepillo.

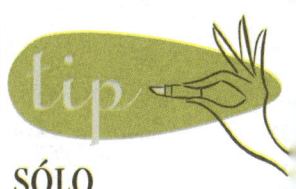

## SÓLO APARIENCIA

*Cuando no tenga tiempo para lavarse el cabello, pruebe usar este atajo. Rocíe las puntas y alrededor de su cara (para domar los pelos sueltos y el encrespamiento) con un acondicionador que se deja puesto. Séquelo con la secadora por uno o dos minutos. ¡Suavidad y brillo al instante!*

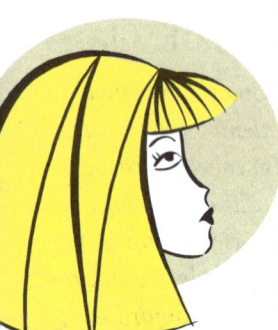

Cuando el clima es húmedo es muy difícil controlar los flequillos.

## HORQUETILLAS

Necesita cortarse las puntas divias (horquetillas), pero mientras tanto, aplique un suero suavizante en las puntas y use su secadora en temperatura fría para sellarlas.

## PROBLEMA DE FLEQUILLOS

Unte en su mano un poco (como del tamaño de una moneda) de bálsamo o pomada para el cabello para entibiarla, luego tome secciones de su flequillo y aplíquelo. O, pase el producto en el flequillo como si estuviera dando un masaje y amarre una pañoleta fuertemente alrededor de su cabeza por algunos minutos.

**PRODUCTOS:** Aveda Control Paste; Redken Water Wax.

## PUNTAS SECAS Y ENCRESPADAS

Aplique a sus puntas un poco del acondicionador que se deja puesto.

## SÚPER LIMPIO

Si su cabello está constantemente pesado y sin brillo, tal vez usted no se enjuaga el cabello lo suficiente. Pase un poquito más de tiempo bajo la ducha. Para un cabello verdaderamente sedoso y con brillo, antes de ponerle acondicionador, enjuáguelo con agua fría como por noventa segundos, hasta que el cabello rechine.

## NOCHE DE ESPANTO

Empieza a sudar mientras camina al trabajo en un día húmedo, y cuando llega, su cabello se parece al de Madeline Kahn en la película de Young Frankenstein. Rocíe la palma de sus manos unas cuantas veces con fijador sin aerosol y páselo por todo el cabello.

# Guía rápida para las novias

Para ocasiones especiales, como las bodas, se requiere planificar todo con anticipación. Sin embargo, no importa cuánto tiempo invierta en preparaciones, la vida real se inmiscuye inevitablemente y provoca que tengamos problemas técnicos de último momento que necesitan arreglos rápidos.

## LISTA PARA LA FOTO

Para un maquillaje duradero y que se vea bien en las fotos de la boda:

**1** Escoja una base que refleje la luz, o antes de aplicarla mezcle su base con un producto que realce.

**PRODUCTOS:** Clinique Zero Base; L'Oréal Translucide Lasting Luminous Makeup; Clarins True Radiance Foundation

**2** No se olvide del polvo compacto para que el rostro no le brille en las fotos.

**3** Asegúrese de que su rimel es a prueba de agua, por razones obvias. Como este tipo de rimel tiende a aglutinarse, peine sus pestañas con un cepillo de dientes viejo.

**4** Un lápiz labial con tonos marrón puede verse demasiado insípido en las fotos. No es una buena elección.

**5** Use colorete en crema para dar calidez a su rostro. Dura mucho más tiempo y usted tendrá muchas otras cosas en mente aparte de los retoques de maquillaje.

**6** Mantenga la barbilla elevada, es el ángulo que más favorece.

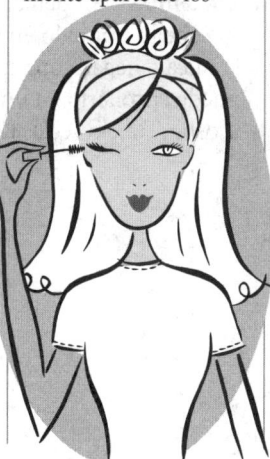

## CONSEJOS POR ADELANTADO:

**1** Si planifica usar flores en el cabello, aplique primero el spray del pelo o sino el fijador marchitará las flores.

**2** Cuando haga la prueba del maquillaje para la boda, use una camiseta blanca para asegurarse de que la paleta de colores que escoja la va a favorecer en su traje de novia.

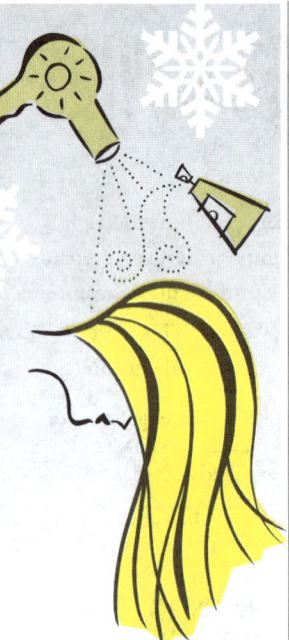

**La temperatura fría de su secador de pelo es la que menos daño le hace a su cabello.**

### LISO COMO UNA TABLA

Si su cabello se bajó como un soufflé, eche la cabeza hacia delante y rocíe en las raíces un spray que añada volumen, y tírele una ráfaga o dos de aire frío con la secadora de pelo para darle cuerpo instantáneamente. Eche la cabeza hacia atrás, sacúdase el cabello y lista.

**PRODUCTOS:** Aveda Confixer Volumizer Spray Gel; Phyto Phytovolume Actif Volumizer Spray.

### TOME UN ATAJO

Cuando no tenga tiempo para terminar de peinarse, deje la parte de atrás de su cabello y concéntrese en el frente: el nacimiento del pelo y encima de su cabeza. Todo lo demás caerá en su sitio por sí solo.

### HACIENDO ONDAS

Si quiere eliminar las ondas pero no tiene tiempo para peinarse, simplemente recoja su cabello húmedo en una cola de caballo en la nuca y hágase una trenza floja. También puede enrollarlo en un moño antes de irse a acostar. Déjelo secar al natural.

# PARTE II:

# traumas hormonales

PREADOLESCENTES Y ADOLESCENTES (PUBERTAD)...*Página 62*
EMBARAZO Y POSPARTO...*Página 88*
MENOPAUSIA Y VEJEZ...*Página 104*

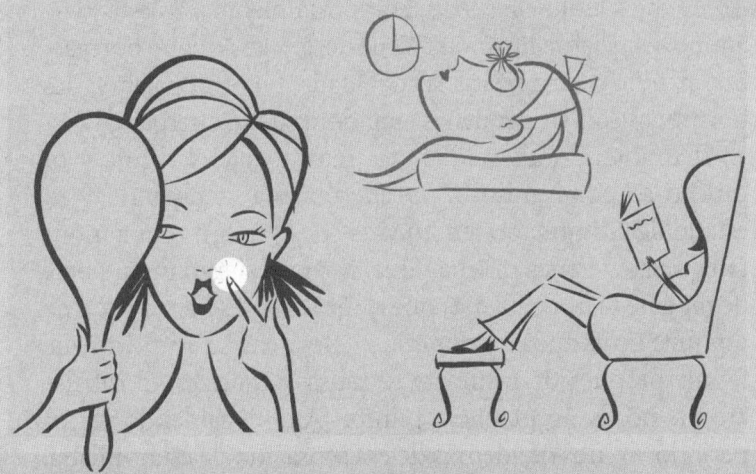

## TRAUMAS HORMONALES

### CAPÍTULO IV

# PREADOLESCENTES Y ADOLESCENTES (PUBERTAD)

La pubertad marca la transición de la niñez a la adultez. Puede ser un tiempo de estrés porque tus hormonas se vuelven locas y provocan grandes cambios en tu cuerpo, tu comportamiento y tu estado de ánimo. La palabra hormona viene del griego antiguo hormao, que significa «despertar a la actividad». En otras palabras, las hormonas son las pequeñas agitadoras de tu cuerpo.

Durante la pubertad, sudas más, tu piel se brota y tu cabello se pone grasoso. Tu cuerpo está cambiando y tu estado de ánimo también, tu vida social es como una montaña rusa, ¡y tienes mucha tarea! Y como si esto fuera poco, de repente te importa más que nunca si te ves bien o no. Una espinilla no es nada menos que un desastre. La erupción que te sale después de rasurarte te causa vergüenza. El cabello crespo no es aceptable y punto. ¡Ah! Y hablando de tu periodo, no nos olvidemos de esa sensación de estar inflada, la piel grasosa, el olor a sudor y la inseguridad que acompaña el no saber cómo lidiar con ninguna de estas cosas.

Pero antes de que empecemos a hablar de los arreglos rápidos externos, quiero hacer una importante observación. La belleza —para las chicas como para los chicos— empieza en el interior. La belleza empieza en el cerebro. Si te puedes concentrar en sentirte mejor acerca de ti mismo (en vez de estar encontrándote faltas), te verás mejor también.

# ACNÉ

¿Sabías que más del setenta por ciento de los adolescentes sufre de acné? Esto tal vez no te haga sentir mejor mientras vives en una lucha continua con tus brotes, pero es bueno saber que el acné es normal, y que pasará. El acné ataca más a los varones porque la mayoría del acné de los adolescentes es causado cuando las glándulas sebáceas hiperactivas, las cuales son estimuladas por la hormona masculina llamada andrógena, se mezcla con las células muertas del cuerpo y obstruye los poros. La producción de andrógena es más intensa durante la adolescencia, y obviamente, los varones producen más andrógena. Claro que muchas chicas sufren cada mes de brotes regulares, antes de su periodo. Pero ambos sexos se darán cuenta de que el acné no discrimina en cuanto a género cuando se trata de ser inoportuno. Esto tal vez explica por qué las

## RÉGIMEN DIARIO RÁPIDO PARA COMBATIR LAS ESPINILLAS

### A.M.

**1. Limpieza:** Alterna un jabón en líquido (para piel grasosa) con almohadillas limpiadoras.
**2. Hidratación:** Usa un humectante sin grasa para que no se reseque la piel.
**3. Medicina:** Chicas, usen un corrector medicado en las espinillas. Chicos, apliquen un medicamento transparente para el acné.

### P.M.

**1. Limpieza**
**2. Exfoliación:** Usa un exfoliante facial para remover los desechos que obstruyen los poros, y que te causan los barros y las espinillas. ¡No lo restriegues! Presiona ligeramente el exfoliante en la piel.
**3. Medicina:** Aplica el medicamento para el acné.

---

espinillas siempre aparecen el día antes de una cita muy esperada o de una fiesta. He aquí cómo combatir las espinillas.

### MEDICAMENTOS EN ESE MISMO MOMENTO

Hay muchos medicamentos antiacné para el acné severo, y algunos como los retinoides (derivados de la vitamina A) –Differin, Tazorac, Retin A- están disponibles sólo con prescripción médica. Si tu acné es severo, visita a un dermatólogo. Pero para los brotes normales, busca una loción secante que tenga un dos por ciento de ácido salicílico como el Bye-Bye Blemish Drying Lotion o Herbalogic. Para una opción más natural, busca productos que contengan aceite del árbol de té o perejil.

**PRODUCTOS:** Burt's Bee's Herbal Blemish Stick; Osea Essential Corrective Complex; Desert Essence Blemish Touch Stick; Ole Henriksen Roll-On Blemish Attack; Swabplus Advanced Acne Care Swabs.

### ELIMÍNALO EN SUS COMIENZOS

Cuando sientas que te está saliendo una espinilla, envuelve un cubo de hielo en una tela delgada o en papel toalla y ponlo sobre el área, quitándolo y poniéndolo por unos quince minutos. O aplica un poco de mascarilla de arcilla por treinta minutos o durante toda la noche.

### ESPINILLAS DE CABEZITA NEGRA

¡No las aprietes o puede dejarte una cicatriz! Un dermatólogo o un esteticista puede remover las espinillas de cabezita negra o tú puedes probar estos remedios. Aplica pega

PREADOLESCENTES Y ADOLESCENTES (PUBERTA

líquida Elmer's Glue sobre la espinilla, déjala secar, y despégatela. Las espinillas también se despellejan si no están demasiado profundas. (Ve a la página 256 para sugerencias sobre cómo exfoliar una espinilla con vapor y hacer que se afloje.)

**PRODUCTO:** Biore Deep Cleaning Pore Strips.

### POROS ENORMES

Ponte yogur plain y frío en la cara por unos diez minutos. Luego enjuaga con agua fría. Se siente súper refrescante, absorbe el exceso de grasa y bacterias, y ayuda para que los poros se vean más pequeños.

**PRODUCTOS:** Neutrogena Pore Refining Lotion; Shiseido Pureness Anti-Shine Refreshing Lotion.

### MANCHAS NEGRAS

Después que se va la espinilla, tal vez la mancha negra se queda allí. Prueba el Clinique Acne Solutions Post-Blemish Formula o Miracle II Neutralizing Gel, y se te irá.

### ENCUBIERTO

Para cubrir las espinillas que salen aquí y allá, busca un corrector medicado (con ácido salicílico) que te cubra la espinilla y que al mismo tiempo te ayude a erradicarla.

**PRODUCTOS:** Clinique Acne Solutions Concealing Cream; Neutrogena SkinClearing Oil-Free Concealer; Benefit Cosmetics Galactic Shield.

### BROTES DEBIDO AL MAQUILLAJE

Si notas que te salen espinillas o barros después de usar cierto tipo de maquillaje,

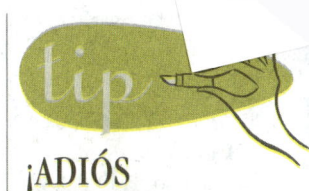

## tip

## ¡ADIÓS MANCHA HORRIBLE!

*Aplica un poco de loción de calamina o leche de magnesia a la mancha al irte a dormir, y habrá desaparecido por la mañana. O ponle un poco de miel a la espinilla, tápala con una curita Band-Aid y acuéstate a dormir. La miel mata las bacterias y acelera el proceso curativo.*

## TRATAMIENTOS EN LA COCINA

■ Corta un diente de ajo por la mitad, y no es broma, póntelo sobre la espinilla una o dos veces al día. El ajo mata bacterias y también mata espinillas. No lo uses sobre espinillas que estén abiertas.

■ Mezcla una cucharadita de vinagre de vino tinto con una taza de agua y aplica sobre las manchas, pero no sobre las espinillas abiertas.

■ Ponte una rodaja delgada de papa sobre la espinilla al ir a acostarte y sostenla con una curita. Remuévela en la mañana.

---

especialmente la base, algunos de los ingredientes deben estar tupiendo tus poros. Busca maquillajes que digan en la etiqueta oil-free (libre de aceite) o noncomedogenic.

### ESTÁ DURO Y ES BLANCO

Antes de acostarte, aplica Neosporin (o cualquier ungüento antibiótico que no necesite prescripción médica) sobre una espinilla o barro de cabeza blanca persistente.

### DE NOCHE SÍ Y DE MAÑANA NO

Antes de irte a dormir, ponte un parche, de esos que se pelan, y el ácido salicílico que contiene reducirá el tamaño de la espinilla al despertarte.

-----

**PRODUCTOS:** Biore Blemish Bomb; Phisoderm Blemish Patch.

### LA ZONA T

Para eliminar el brillo —especialmente alrededor de la zona T— usa un producto que te dé apariencia mate (mattifier) o que absorba la grasa para así mantener tu piel sin brillo durante todo el día. (Ve a la página 128.)

### ESPINILLAS EN EL NACIMIENTO DEL PELO

El acné en la frente puede ser causado por los acondicionadores o productos para el cabello que pueden tupir los poros. No dejes que estos productos toquen tu piel. Si es necesario, cuando te estás arreglando el cabello, cubre tu frente con una cinta de pelo (headband). Las gorras de béisbol también pueden atrapar el sucio y el polvo, y puede provocar brotes. Asegúrate de mantener tu gorra limpia.

## UN PEDAZO DE MAGIA

El bloque de alumbre es un pedacito de magia que tiene muchos usos. Humedécelo y frótalo suavemente sobre ese barro con cabecita blanca, y los depósitos de sal del alumbre harán que desaparezca de la noche a la mañana. Frota las espinillas con el bloque de alumbre dos veces al día. El alumbre también se puede usar como desodorante y ayuda a las cortadas para que pare la sangre. ¿Dónde lo consigues? www.eshave.com, tiendas de alimentos naturales y en farmacias, donde tal vez le llamen «styptic» o «styptic pencil».

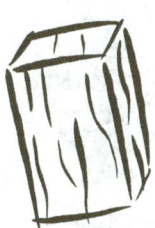

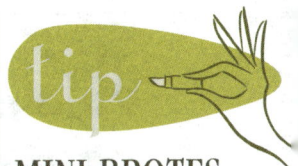

### MINI BROTES

*Para un mini brote, aplica en el área una crema para el salpullido de pañal (con óxido de zinc) antes de irte a dormir, y enjuágatela al levantarte por la mañana.*

# SÉ REALISTA

Sé realista: La vida se siente un poco al azar en este momento, y lo mismo ocurre con tu piel. Sudas más, tus glándulas sebáceas están trabajando a tiempo completo, tu cara tiene demasiado brillo, y estás muerta del susto. Aun cuando no tengas barros o espinillas, tu piel no se ve tan bien como se veía antes. Sin embargo, con unos cuantos trucos y cambios en tu rutina, las cosas van a volver a la normalidad.

## SEÑORITA SENSITIVA

Si tu piel se sonroja fácilmente o reacciona mal (te sale salpullido, te pones roja o te brotas) cuando pruebas diferentes productos para el cuidado de la piel, tal vez tengas la piel sensitiva (Ve a la página 234). Evita lociones que tienen fragancias fuertes o que contienen aceites esenciales (aunque son

# mascarillas rápidas y modernas para la cara

A continuación algunas mascarillas para combatir las imperfecciones de tu piel usando alimentos. Si prefieres no hacerlas tú misma, busca productos comerciales que tengan caolín (arcilla), aceite del árbol de té, azufre, alcanfor, licopeno (de los tomates), o la corteza de sauce (una fuente de ácido salicílico) en la lista de ingredientes.

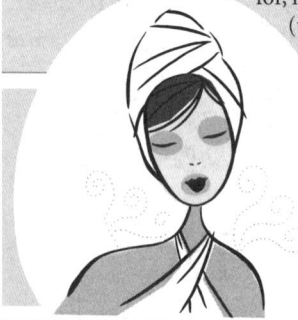

■ Haz un puré de **melón de agua**. Aplícalo por toda la cara y déjatelo puesto hasta que se endurezca y el jugo se seque (como unos diez minutos). Lávate la cara con agua tibia y luego enjuágala con agua fría.

■ Corta un **tomate** por la mitad. Pásalo por tu rostro. Déjalo secar y luego enjuágalo. No lo apliques en las espinillas que están abiertas porque te puede arder.

■ Raya una **manzana** y mézclala con 2 cucharaditas de **miel**. Aplícala y déjala por 15 minutos. Enjuaga con agua tibia y luego fría.

■ Remoja un trozo de **pan** en **leche**. Acuéstate, ponlo sobre la espinilla y déjalo puesto por unos veinte minutos.

■ En la palma de tu mano, mezcla un poco de **pasta dental** de menta (que no sea gel) con unas cuantas gotas de agua caliente. Aplica la mezcla sobre las espinillas y déjala puesta por cinco minutos. Enjuaga con agua fría.

naturales, algunos pueden irritar la piel sensitiva). Otro irritantes incluyen la lanolina, la menta, el alcanfor, las enzimas, y el ácido alfa hidróxido.

### ¡TENGO BIGOTE!

El crecimiento de vello facial puede ser una de las cosas más vergonzosas en el desarrollo de los adolescentes ya que puede oscurecerse e insinuar ser un bigote. No hay problema si eres un chico, pero si eres una chica, no está muy chévere la cosa. Cuando eres mayor de edad, te puedes depilar con cera, si quieres, o puedes considerar la electrólisis o los tratamientos de láser. Pero por ahora, una manera rápida de esconderlo es aclarándolo. Busca una caja de Jolene Cream Bleach en la farmacia y sigue las instrucciones. ¡No te la dejes puesta por mucho tiempo porque te puede quemar la piel!

### MUY JOVEN PARA USAR LAS PINZAS

Si tienes cejas abundantes pero eres muy joven para empezar a sacártelas, prueba usar un gel transparente para cejas (o vaselina) para domarlas. Los geles de cejas se ven igual que el rimel –hasta vienen con una varita- pero el producto es transparente. Limpia la varita en el borde del tubo y póntelo sobre las cejas hacia arriba. Si se ven muy tiesas después que se secan, cepíllalas con un cepillo de dientes viejo.

### BOCA DE METAL

Si te sientes muy acomplejada por los braces (frenillos), en vez de concentrarte en tu boca, enfócate en tus ojos. Experimenta con sombras de ojos, rízate las pestañas, y

---

**P:** *Después de ir a la playa, me salen bastantes pecas. Mi mamá tiene muchas. ¿Cómo puedo prevenirlas?*

**R:** La mejor forma de minimizar las pecas es usar protección solar con un factor 15, que tenga dióxido de titanio u óxido de zinc en la lista de ingredientes activos. O, aprende a quererlas... ¡son realmente lindas! (Ve a la página 93.)

**P.** *Cuando me desvelo estudiando, amanezco con ojeras debajo de los ojos al otro día. ¿Cómo las puedo esconder?*

**R.** Para cubrir las ojeras, usa corrector en crema debajo de los ojos. (El corrector tiene que ser uno o dos tonos más claros que tu piel porque las ojeras son más oscuras que tu color de tez.) Aplica el corrector con el dedo índice y difumínalo bien. Séllalo con un poco de polvo por encima.

ponte un poco de rimel.

### LAVADO DE CABEZA PARA LA PIEL SENSITIVA

Trata de echar la cabeza hacia atrás cuando te estás enjuagando el champú. El champú contiene ingredientes que son generalmente más fuertes que los ingredientes del cuidado de la piel, y pueden irritar tu cara, especialmente si tu piel es sensitiva.

### CALMANTE PARA LOS LABIOS RESECOS

Aplica una bolsa de té humedecida (asegúrate de usar té verde o negro, que no sea de hierbas), sobre tus labios resecos por un par de minutos. El ácido tánico del té calma la piel y ayuda a que sane rápido.

### MAL ALIENTO

La mayoría de las bacterias que causan mal aliento viven en la lengua. Si quieres endulzar tu aliento, cepíllate la lengua. O si no tienes un cepillo de dientes a la mano, come una manzana. Morder una manzana fibrosa y crujiente limpia los dientes, en tanto que la pectina que esta contiene neutraliza el mal olor.

### PARA LOS LABIOS

Pinta tus labios con un delineador labial y séllalos con bálsamo de labios para que el color te dure.

### PÁRPADOS HINCHADOS

Si tus párpados se hinchan después de usar un rizador de pestañas nuevo, tal vez eres alérgica al revestimiento de níquel que se usa comúnmente en el borde. Deja de usarlo por un par de días y ve si se te baja la hinchazón. O visita a un dermatólogo.

### TE ESTÁS SONROJANDO

Te sonrojas cuando los vasos sanguíneos de tu cara se dilatan. Para detener el sonrojo vergonzoso, moja una toallita con agua fría y colócala sobre tu cara. O si tienes estrés o ansiedad, prueba la técnica de yoga –respira por la nariz y exhala por la boca- para calmar la ansiedad. La comida picante y el alcohol también pueden provocar que tu piel se sonroje.

### BRILLO DE LABIOS RESBALADIZO

Cuando tu brillo de labios no se queda en su sitio (esto pasa con algunas marcas de farmacia), desliza un cubo de hielo sobre tus labios y por encima del brillo de labios.

### CARA PÁLIDA

No tienes color en las mejillas y no tienes colorete en casa? Haz lo que hacía tu abuela: Ponte un poco de lápiz labial sobre las mejillas.

### ARREGLA TUS CEJAS SIN DOLOR

Las primeras veces que te sacas las cejas con las pinzas, puede doler y el área estar sensitiva. Si los ojos te lloran por el dolor causado por las pinzas (especialmente si eres primeriza), aplícate compresas de agua tibia por unos cuantos segundos, y luego usa las pinzas. Repite hasta que termines. O, pasa un poco de Anbesol en el área para entumecerla antes de usar las pinzas. Cuando termines, ponte hielo hasta que la piel se te calme.

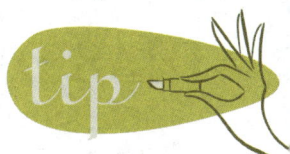

## SACA TUS CEJAS CON DELICADEZA

*Escoge pinzas que sean de plástico flexible en vez de metal. Las puntas plásticas son lo suficientemente filosas para agarrar el vello, pero no tan filosas como las de metal, y es menos probable que te lastimen la piel.*

# DÍAS DE PESADILLA CON EL PELO

De repente, tu cabello lustroso ahora se ve grasoso. Y si te lo teñiste, tal vez se siente tan seco como la paja. No importa cuánto gel, mousse, cremas o acondicionadores compres, no importa cuánto tiempo pases en el baño con la secadora de pelo, tu cabello todavía no se ve como quisieras que se viera. Esto es porque tu cuerpo está cambiando y tu cabello también.

### UNA VINCHA PARA EL CABELLO, HECHA EN CASA

*Para mantener el cabello alejado de la cara cuando te estés maquillando, corta una tira de ese pantimedias negro que ya tiene un huequito, por la parte de la pierna, y úsala como una banda elástica. Se ve tan linda que hasta puedes usarla fuera de casa.*

### CABELLO MUY FINO

Para darle más cuerpo a su cabello muy fino, cambia el orden natural: Aplica primero el acondicionador y luego el champú.

**PRODUCTOS:** Phyto Phytovolume Maximizing Volume Shampoo; Pantene Pro-V Sheer Volume Conditioner; Neutrogena Clean Volume Shampoo.

### RAÍCES CON EXCESO DE ACEITE

Mezcla la misma cantidad de agua y de loción tonificante sin alcohol en una botella con atomizador, agítala para que se mezcle bien y rocía tus raíces. Luego sécate el pelo con la secadora.

### CABELLO GRASOSO

El champú de aceite del árbol de té (o aceite de romero) te ayudará a absorber el exceso de grasa. O mezcla una gotita de aceite del árbol de té, un astringente natural fantástico, con un poco de tu champú regular, y luego lávate el cabello.

**PRODUCTOS:** Paul Mitchell Tea Tree Hair and Body Moisturizer; Avalon Organics Botanicals Volumizing Rosemary Shampoo.

### RAÍCES GRASOSAS

Date un masaje en el cuero cabelludo con media cucharadita de polvo para bebé o de maizena, pon la cabeza hacia abajo y sacúdete el cabello desde la raíz. (Si eres rubia, este polvo se va difuminar mejor. Si tu cabello es marrón, usa mejor un poco de polvo bronceador.)

### UN CABELLO A PRUEBA DE GRASA

Usa un champú suave diseñado para cabellos grasosos. En vez de masajear tu cuero cabelludo, presiónalo con la parte llana de tus dedos. Lo mismo para peinarte, no te restriegues el cuero cabelludo muy vigorosamente, o estimularás las glándulas sebáceas para que produzcan más grasa.

**PRODUCTOS:** Citrus Shampoos with orange or lemon; Kerastase Bain Antigras; Nivea Anti-Oily Shampoo; John Masters Organics Lemongrass Oily Hair Shampoo.

### ¿GRASOSO DE REPENTE?

Si recientemente empezaste a usar un champú medicado para la caspa o la grasa, detente. Estos pueden resecar el cuero cabelludo por suficiente tiempo como para que empiece a secretar demasiada grasa, haciendo que tu cabello esté aún más grasoso. Después del champú, enjuágate con una taza de té de menta, fuerte y frío. Déjatelo puesto y no lo enjuagues. Péinate como de costumbre.

### CABELLO CON MAL OLOR

Para deshacerte de los olores desagradables que se te han pegado al cabello (como comida o el humo de cigarrillo), pasa por tu pelo una hoja de suavizador de tela Bounce. Esta absorberá el olor y dejará tu cabello libre de peste.

---

**P.** *Escuché que es malo compartir el maquillaje con mis amigas. ¿Es esto cierto?*

**R.** Nunca compartas tu maquillaje porque te arriesgas a contraer una infección en los ojos. Compartir el lápiz labial puede provocar contagio de herpes labial u otras infecciones. Aunque los cosméticos contienen preservativos que deberían matar las bacterias, esta no es una buena idea.

**P.** *Se me está aclarando el pelo en el nacimiento alrededor de la cara y no sé porqué.*

**R.** Si estás usando en la cara un producto antiacné que contiene peróxido benzoico (benzoyl peroxide), ¡no dejes que toque tu cabello! Este ingrediente puede desteñir tu pelo, tu ropa y tus toallas también. No uses peróxido benzoico y tretinoin (un derivado de la vitamina A), a la misma vez. Puede dejarte la piel irritada y súper sensitiva al sol.

### TODO ENREDADO

Si tu cabello tiende a enredarse, acondiciónalo en la ducha. Deja que el acondicionador se remoje por un minuto mientras te bañas. Luego, péinate todo el cabello, mientras estás en el baño, con una peinilla de dientes anchos. Enjuágalo.

### CABELLO DE ESPANTO

Si tienes el pelo todo parado, ponte un poco de loción hidratante o de bálsamo para labios en la palma de tus manos y pásala por todo el cabello hasta las puntas. O pasa una hoja de suavizador de tela por el cabello que tiene estática. O rocíale Static Guard a tu cepillo o a la parte interior de tu sombrero.

### ELECTROESTÁTICA

Sécate un poco el pelo con una toalla después del champú y antes de ponerte el acondicionador. Tu cabello absorberá mejor el acondicionador y esto lo protegerá de la electroestática.

### CABELLOS SUELTOS

Rocíate el cabello con un fijador flexible o que no sea aerosol, y usa una brocha de afeitar o una brocha de maquillaje de cerdas naturales para alisar el cabello. También puedes probar un fijador con cera. Estos trabajan como si fueran una pomada, pero como se rocían, quedan mejor distribuidos en el cabello y sientes el cabello tan pesado.

---

**PRODUCTOS:** Paul Mitchell Spray Wax; TIGI Headbanger.

## CEPILLO TIESO

Si te cepillas demasiado puede causar electroestática en tu pelo. Por otro lado, un cepillo nuevo y barato con cerdas bien tiesas puede maltratar el cabello y realmente crear estática. Calienta las cerdas con tu secadora de pelo para suavizarlas y luego cepíllate el cabello.

## ¿DEMASIASDO GEL?

Si te pusiste demasiado gel y no tienes tiempo para lavártelo, pásate una toalla por el cabello un par de veces.

## PELO RIZO FUERA DE CONTROL

Si tu pelo rizo tiende a encresparse, usa un champú hidratante y un acondicionador para cabello seco. Para controlar mejor esos rizos rebeldes cuando te estás peinando, ponte una crema estilizadora sobre el cabello humedecido.

**PRODUCTOS:** Pantene Pro-V-Frizz Control crème; Bumble and Bumble Curl Conscious; Kiehls Creme with Silk Groom; Lavett & Chin Shea Butter Hair Crème; L'Oréal Anti-Frizz Cream; Garnier Fructis Sleek & Shine Weightless Anti-Frizz Serum.

## LO CONTRARIO AL PERMANENTE

Si tu cabello es fino y tan lacio como un palo, y quieres que tenga más cuerpo, puedes: (1) cortarlo en capas, pues esto le añade textura y dimensión a un cabello sin vida, y (2) aplicar voluminizador a las raíces y a las puntas, y concentrarte en esas áreas cuando te estés secando con la secadora de pelo.

## RAYITOS DURADEROS

Para proteger los rayitos en tu pelo cuando te vayas a exponer al sol, usa un acondicionador de los que no tienes que enjuagar. Busca en la etiqueta ingredientes de silicona (silicone) que terminen en «-one».

---

## HORQUETILLAS

Las horquetillas son causadas por el maltrato del cabello con el cepillo, la peinilla u otras herramientas para el arreglar tu pelo. Si las tienes:

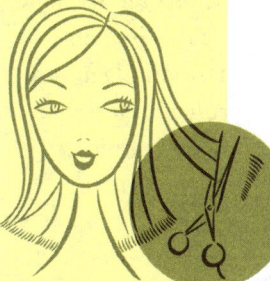

**1.** Córtalas.

**2.** «Pégate» las puntas temporalmente con cera de cabello o con pomada.

**3.** Aplica un producto para estilizar que contenga silicona y sea liviano. Luego, seca las puntas con la secadora de pelo por un segundo.

**4.** Calienta un poco de aceite de oliva, póntelo en las puntas y échales una ráfaga rápida de viento con tu secadora de pelo.

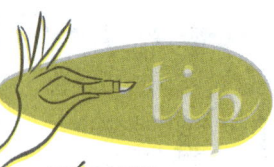

## DÉJATE LLÉVAR POR EL AIRE

*Mantén la secadora en movimiento. Demasiado aire caliente en un solo lugar realmente puede freír tu cabello.*

### CUANDO LOS RIZOS ESTÁN DESAPARECIENDO

Rocía un producto activador de rizos en el cabello para rejuvenecerlos.

**PRODUCTOS:** L'Oréal Pumping Curls; Pantene Pro-V-Curl Revive Frizz Control Treatment; Ouidad Botanical Boost.

### CABEZA CALIENTE

Si usas la secadora de pelo o te lo estiras con la plancha de hierro regularmente, ¡detente! Al menos permite que tu pelo descanse los fines de semana de cualquier manera de estilizarlo que sea caliente. Usa la temperatura más baja de la secadora de pelo en vez de la más alta, y rocía tu cabello con un producto de protección contra el calor antes de secarlo.

**PRODUCTOS:** Paul Mitchell Heat Sela; Neutrogena HeatSafe.

### CABELLO FRITO

No uses la secadora de pelo cuando tu cabello está empapado. Elimina el exceso de agua con una toalla primero, así reducirás el tiempo de secado y tendrás un cabello más saludable.

### CABELLO ÁSPERO

Da un masaje a tu pelo con aceite de oliva. Envuélvelo con Saran Wrap (papel transparente para envolver alimentos) o cúbrelo con una gorra de baño. Luego, échale una ráfaga de viento con tu secadora de pelo para sellar la humedad en las cutículas y déjatelo por unos veinte minutos. Para terminar, lávalo con champú y aplica el acondicionador.

### PELO PEGAJOSO

Siempre aplica los productos para el pelo primero en tus manos, nunca directamente

# cabello teñido

Tu cabello está compuesto aproximadamente por 98% de proteínas. Cuando se procesa demasiado con tratamientos químicos, las proteínas se descomponen, el cabello pierde agua, se reseca y se debilita. Para un teñido más saludable:

**1** Busca tintes semipermanentes en vez de los permanentes. Estos usan menos productos químicos fuertes, los cuales pueden maltratar tu cabello.

**2** Busca tintes que no tengan amoniaco (o que sean bajos en amoniaco) y que tengan poca concentración de para-phenylenediamine (PPD). El amoniaco y el PPD ayudan a que el color se pegue a las hebras, pero pueden irritarte la piel y resecarte el cabello, así que úsalo lo menos posible.

**3** Prueba los colores vegetales o la henna. Estos colores no duran tanto como los convencionales, y no es fácil conseguir una imagen sutil con la henna, pero no te maltratan el cabello. He aquí algunos productos con color vegetal: Herbatint, Naturtint, Aveda Color Current Energizad Gel Color, Light Mountain Natural Henna Hair Color.

**4** Si tu cabello está maltratado, lávalo con un champú para cabellos teñidos, usa un acondicionador hidratante y aplica un tratamiento de acondicionador intensivo una vez a la semana para que te ayude a restaurar la humedad en tu cabello.

### PRODUCTOS PARA EL CABELLO TEÑIDO:

- John Masters Organics Evening Primrose Shampoo for Dry Hair
- Pureology Purify Shampoo and Conditioner
- L'Oréal Vive Hi-Light Boosting Shampoo
- Aveda Color Conserve Shampoo
- Aveda Color Conserve Conditioner
- Aura Cacia Color Extending Shampoo
- Paul Mitchell Color Protect Reconstructive Treatment
- Angela Cosmai Daily Shampoo and Conditioner
- Clairol Herbal Essence Replenishing Shampoo

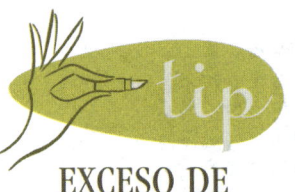

## EXCESO DE PRODUCTOS

*Usar demasiados productos para darle estilo al peinado algunas veces puede causar que tu pelo se vea opaco. Usa un champú clarificante una vez a la semana —o enjuágate el cabello con una cucharita de vinagre diluida en una taza de agua— y oye, ¡no uses tanto gel, mousse y fijadores en aerosol!*

en el cabello. Luego de pasarlo por el pelo, péinalo con una peinilla para distribuirlo uniformemente desde las raíces hasta las puntas.

### FLEQUILLOS

El secreto para que los flequillos se vean bien es que te los corten cada seis semanas. (La mayoría de las estilistas te lo hacen gratis si son ellas las que te cortan el cabello.) Separa dos minutos en las mañanas, humedece tus flequillos, enróllalos en un cepillo grueso y sécalos.

### BROTES EN EL CUERO CABELLUDO

No te pongas el champú ni el acondicionador directamente en la cabeza. Primero échalo en la palma de tus manos, masajéatelo en el cabello, y luego en el cuero cabelludo con las puntas de tus dedos. Mantén el acondicionador lejos del cuero cabelludo. Aplícalo solamente desde la mitad del pelo hasta las puntas.

### DE GRUESO A FINO

La causa más común de la pérdida de pelo en las adolescentes es procesarse el cabello demasiado. Si te tiñes, alisas o haces permanentes en el cabello, detente. Dale un descanso a tu pelo. Mientras estés en tu «sabática de estilo», usa Pantene Full and Thick Shampoo and Conditioner para añadir volumen. Toma multivitaminas, y si el pelo no te vuelve a crecer, visita a un dermatólogo.

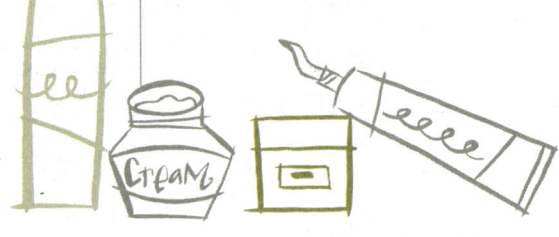

# DESASTRES CORPORALES

En cada cultura, y aun en muchas especies diferentes, la pubertad se celebra como una etapa que marca un cambio importante en la vida. Sin embargo, se siente como un agrio y burbujeante guisado biológico. Tal vez te resulte difícil celebrar algunos cambios indeseados en el cuerpo como el olor a sudor, piernas velludas, calambres menstruales, granos en tus nalgas y acné en el cuerpo. Con estos sencillos consejos, no sólo te vas a acostumbrar a estos cambios sino que vas a tener todo bajo control otra vez.

## COMEDERA DE UÑAS

Es mucho más fácil, y más tentador, comerte las uñas cuando la piel alrededor de ellas está reseca. Usa una loción para las manos, aceite para las cutículas o aceite vegetal para hidratar tus cutículas. Si tus manos están hidratadas te sentirás menos tentada a dañar tus dedos.

## SENOS CON PIEL TIRANTE

Estás creciendo y tu piel se está estirando. Aplica loción hidratante a tus senos para que se sientan mejor. No te preocupes si un seno se ve más grande que el otro, ya se nivelarán. Pero mientras tanto, si esto te molesta, compra un sostén que tenga rellenos removibles para que puedas balancear las cosas un poco.

## VELLOS EN LAS AXILAS

El vello de las axilas crece en diferentes direcciones. Para afeitártelo todo, rasúrate hacia arriba, hacia abajo y luego hacia los lados para quitarte hasta el último rastro de pelo.

**P.** *Mi jabón deja una desagradable capa en mi piel. ¿Qué puedo hacer?*

**R.** Esto suena a que el agua en tu casa es pesada o dura, y los residuos minerales hacen que el jabón deje una espumilla sucia en tu piel. También puede provocar que tu piel se sienta reseca y te pique. Cambia a una loción limpiadora «sin jabón» o un gel de baño. O pídeles a tus padres que cambien de agua dura a suave.

## ¡ADIÓS A LOS VELLOS!

**(ESPECIAL PARA LAS ADOLESCENTES)**

Estas son las rutas más fáciles para remover los vellos sin problemas.

**Crema depiladora:** Busca un producto que tenga manzanilla o áloe vera para contrarrestar la irritación.

**Cera:** Los salones de belleza regularmente usan la cera caliente, pero hay que armarse de mucho valor para usarla por ti misma. Las tiras de cera fría son lo mejor (menos desastres y menos dolor) para las que prefieren hacerlo en casa.

**Navaja de afeitar:** Para la más suave afeitada, aplica la crema o el gel para afeitar y espera uno o dos minutos antes de afeitarte.

**Guantes depilatorios:** Los guantes abrasivos (depilatorio manual) masajean las piernas y las dejan libres de vellos superfluos.

## RONCHITAS EN LAS NALGAS

La piel de tus nalgas es dos veces más gruesa que la piel de tu cara. Si tienes ronchas endurecidas allí atrás, tal vez sea keratosis pilaris (K.P.), que parece acné, pero sin los puntos blancos. Salen a causa del roce de la ropa apretada, la pobre higiene, o sin tú tener ninguna culpa. Exfóliate con un cepillo de cerdas naturales o con un exfoliador de cuerpo en la ducha, y usa en esa área una loción que tenga ácido glucólico.

## BROTES EN LAS NALGAS

Estos pueden ser causados por razones genéticas o por el sudor, que atrapa bacterias y provoca que se tupan los poros. Usa medicamento de acné en las espinillas y ponte una mascarilla de arcilla para eliminarlas (¡así es, una mascarilla para la cara!) que tenga caolín o bentonita en la lista de ingredientes.

**PRODUCTOS:** Origins Get Down; Alba Botanica Deep Sea Facial Mask; Beauty Without Cruelty Facial Mask, Purifying.

## IRRITACIÓN AL AFEITARTE

Aféitate con una capa delgada de vaselina en vez de crema de afeitar para prevenir la irritación. En una emergencia, usa acondicionador de cabello. Si tus axilas se irritan cuando te pones el desodorante después de afeitarte, espera por lo menos quince minutos para aplicártelo. Si te salen granitos luego de afeitarte, prueba Rash Decision by Oloff Beauty.

## ÉCHALE LA CULPA A LA NAVAJA

Las navajas viejas o demasiado desgastadas pueden ser un criadero de bacterias. Asegúrate de enjuagar la navaja cada vez que la uses y deséchala luego de un par de afeitadas.

## TATUAJES

Los artistas del tatuaje inyectan color en tu piel con una aguja adjunta a un motor que puede tener hasta catorce agujas con pigmentos. Algunos tatuajes se aplican a mano. Dependiendo del tatuaje, el proceso toma entre quince minutos a varios meses para completarse.

Según la FDA (Administración Federal de Drogas y Alimentos), estos son los problemas potenciales que pueden presentarse al hacerse un tatuaje:

**1. Infección.** Las agujas que no están esterilizadas pueden transmitir enfermedades infecciosas como la hepatitis o hasta el VIH.

**2. Reacciones alérgicas.** Las reacciones a la tinta usada en los tatuajes son poco comunes, pero sí suceden.

**3. Granulomas.** Son nódulos inflamados que pueden formarse alrededor de una sustancia extraña en el cuerpo, como los pigmentos del tatuaje.

**4. Queloides.** Estas son cicatrices que se pueden formar al hacer el tatuaje o al removerlo.

**5. Complicaciones al remover los tatuajes.** La remoción de un tatuaje requiere varios tratamientos y existe el riesgo de que queden cicatrices.

**Antes de hacerte un tatuaje,** piensa en lo difícil que será removerlo si cambias de opinión. Los rayos láser son el método más popular —y pueden ser bien caros y dolorosos—, la cirugía o la «dermabrasión».

### SIN VELLOS

Los vellos de tus piernas se están poniendo gruesos y oscuros y quieres afeitarte con menos frecuencia. Prueba usar una crema inhibidora del crecimiento del vello. Estas cremas contienen proteína de soya (o una enzima llamada papain) para hidratar la piel. Después de usarla por tres o cuatro semanas, el vello crece más suave y más claro.

---

**PRODUCTO:** Jergens Naturally Smooth Shave Minimizing Moisturizer.

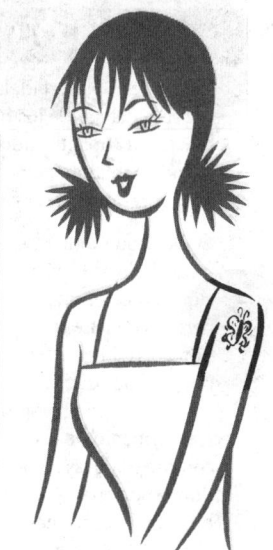

BELLEZA AL MINUTO

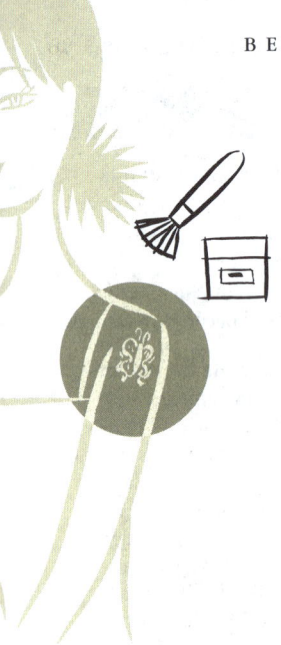

### TATUAJE ENCUBIERTO

Para cubrir tu tatuaje, usa una base en crema bien pesada o corrector. Vas a necesitar dos tonos: uno que sea por lo menos dos tonos más claros que tu piel, lo suficientemente claro como para aplicarse directamente sobre el tatuaje como corrector, y uno más oscuro que combine con el color de tu piel. Póntelo con una brocha directamente sobre el tatuaje. Cúbrelo con polvo y elimina el exceso con una brocha grande.

**PRODUCTOS:** Dermablend Coverage Cosmetics Leg and Body Cover Creme; M.A.C. Face and Body Foundation.

### LÍNEA DEL BIQUINI

Si quieres usar biquini pero te da vergüenza por la línea de vellos que te sale desde el ombligo hasta abajo, puedes depilarte con cera o teñirlos, y eventualmente removerlos por completo con tratamientos de electrólisis o rayos láser.

## EL OLOR A SUDOR ES MALA ONDA

Durante la pubertad, las hormonas activan las glándulas sudoríparas que están debajo de los brazos y causan que sudes más, huelas peor y manches tu ropa. El sudor se mezcla con las bacterias y resulta en el mal olor a sudor. Es totalmente normal, pero la mayoría de los adolescentes no se sienten muy cómodos que digamos con esto. He aquí algunos datos importantes:

■ El desodorante disfraza el olor a transpiración con otros olores, pero no detiene la humedad. El antitranspirante hace que las células que sirven como revestimiento de los conductos de las glándulas sudoríparas se hinchen y se cierren, lo cual evita que el sudor salga y reduce la humedad. La mayoría de estos productos es una combinación de ambos.

■ El desodorante natural contiene extractos de plantas que eliminan olores en su lista de ingredientes activos. Entre ellos: culantro, lavanda, salvia y hamamelis (witch hazel).

**PRODUCTOS:** Dr. Hauschka Skin Care Deodorant Fresh; Weleda Deodorant; Tom's of Maine Natural Deodorant.

*Tip: También puedes usar un bloque de alumbre para absorber el olor. (Mira la página 67.)*

## GANANCIA SIN DOLOR

Si te duele cuando te depilas con cera, tómate un Advil o un Motrin media hora antes de empezar.

## PROBLEMA CON LA PERFORACIÓN DE LAS OREJAS

Si te acabas de perforar las orejas (o cualquier otra parte de tu cuerpo) y el área se ve hinchada, te pica y quizá te está saliendo líquido, tal vez tengas una dermatitis alérgica de contacto. Esto es una reacción inflamatoria causada por el contacto con una sustancia que no es compatible con tu piel. No son raras las alergias al níquel u otros materiales que contienen los postes de los aretes usados para hacer el agujero. Llama a tu doctor para que te aconseje.

## CRECIMIENTO ACELERADO

Quizá te aparezcan estrías cuando tengas un crecimiento acelerado de repente. Las chicas tal vez vean unas líneas gruesas y rojas sobre sus senos. Una subida de peso repentina es otra causa común para que las estrías aparezcan. Aplica una crema hidratante o gel en el área dos veces al día.

---

**PRODUCTOS:** Sothys Freshening Gel; StriVectin SD.

## MALA POSTURA EN LA ADOLESCENCIA

La mala postura es tan generalizada entre los adolescentes que la mayoría ni siquiera se da cuenta de ella. Sólo carga una mochila llena de libros que pesa cincuenta libras y verás cómo se te caen los hombros. Para verte más erguida y más alta, trata esto: imagínate que tienes que sujetar una pelota de tenis entre tus omoplatos. Ahora, no la dejes caer.

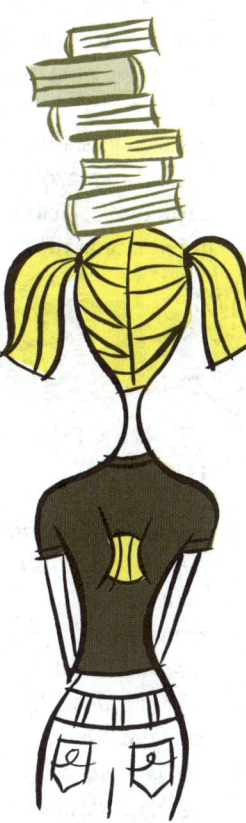

Respirar profundo usando el diafragma ha automáticam pares más e

# TU PERIODO

En los primeros años de la adolescencia, cuando tu flujo puede ser inconsistente, parecerá como que tu piel siempre se te brota en los momentos más inoportunos –baile del colegio, graduación, una cita muy esperada- ¡tú sabes a lo que me refiero! Cuando tu periodo comience a regularse, es muy posible que sufras calambres menstruales, y brotes en la espalda y en el pecho, si no los tienes ya. Y desde luego, está el síndrome premenstrual y todos sus secuaces: dolores de espalda, dolores de cabeza, dolor en los senos, hinchazón abdominal, mal humor y fatiga. Es un sube y baja hasta que el ciclo de la menstruación se te estabilice, y ya sabrás qué esperar cada mes, y cómo hacer para verte y sentirte mejor.

## TE SIENTES INFLADA

*Comer jengibre, ajo o papaya es fantástico para reducir la sensación de que estás inflada. Para hacer una taza de té de jengibre, llena una olla pequeña con agua, échale unas rebanadas de jengibre, y deja que hierva a fuego lento por lo menos diez minutos.*

### UN MOMENTO PELUDO

No te depiles ni justo antes ni justo después de tu periodo. Tu piel estará más sensitiva y pueden salirte erupciones.

### DEPÍLATE Y QUÉJATE

El peor momento para depilarte con cera es cuando estás con el periodo. Espera hasta la semana después, cuando el nivel de las hormonas se haya calmado. Será mucho menos doloroso, y tu piel estará menos sensitiva y menos propensa a las manchas, el sarpullido o a los granos elevados que parecen piel de gallina. Lo mismo es cierto para sacarte las cejas con pinzas.

### POROS ENORMES

Los poros abiertos en tu rostro se ven más grandes durante el periodo. Usa una mascarilla de arcilla la semana de tu periodo.

PREADOLESCENTES Y ADOLESCENTES (PUBERTAD) 85

## SPM (PMS): EL PLAN ALIMENTICIO

Se cree que el síndrome premenstrual es causado por el aumento en los niveles de progesterona, lo cual hace que tengas calambres menstruales, mal humor, hinchazón abdominal, dolor en los senos, depresión, dolores de cabeza y estreñimiento. Todos estos son los síntomas que todas hemos leído en la parte de atrás de la caja de Midol.

Debido a que la progesterona causa que retengas agua –lo que no sólo te hace sentir hinchada, sino también hace que estés de mal humor- puedes aliviar los síntomas al comer más comidas diuréticas (que hacen eliminar la sal y el agua), como el pepino, el espárrago, el perejil, el apio y los vegetales de hojas verdes. Toma bastante agua. Evita comer aguacate, chocolate, salsa de soya y queso añejo, porque son altos en tiramina, una sustancia que hace que la presión sanguínea suba. Para aliviar el estreñimiento, aumenta el consumo de fibras y come más granos enteros, frutas crudas y vegetales crudos. La vitamina B6 (que es un diurético y una enzima en la producción de endorfina) puede ayudarte con los cambios de estado de ánimo y el mal humor; la vitamina E y los suplementos de calcio también te harán sentir mejor, aunque nadie sabe por qué. Demasiada cafeína (más de dos tazas de café al día) te pondrá demasiado intranquila.

Esto hará que la piel se cierre y que los poros se vean más chicos.

---

**PRODUCTOS:** Neutrogena Pore Refining Mask; Avon Pore-Minimizing Mask; Kiss My Face Pore Shrink Deep Cleansing Mask; Clinique Pore Minimizer Refining Lotion.

### CALAMBRES MENSTRUALES

El té de hojas de frambuesa roja, el té de bálsamo de limón y el té de manzanilla alivian los calambres menstruales. El ejercicio y el yoga ayudan, junto con el calcio y la vitamina B6. Acuéstate con una toalla tibia (casi caliente) cubriéndote el área abdominal como por unos diez minutos. Rocía unas cuantas gotas de aceite esencial de lavanda en la toalla, lo cual le ayudará a tu cuerpo a relajarse.

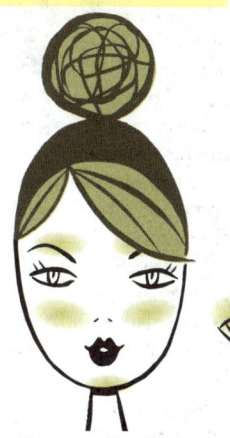

Para hacer que una cara hinchada se vea menos llena, aplica polvo bronceador con una brocha sobre las sienes, las mejillas y debajo de la barbilla.

# mitos de belleza

Algunos mitos de belleza, pasados de generación en generación de mujeres, parecen haber cobrado vida propia. He aquí algunos de los más comunes, con las razones del por qué son mitos. (Pregúntale a tu mamá si ha oído de algunos de estos.)

**Alguien me dijo que si uso una cola de caballo, mi pelo puede partirse y caerse.**

Amarrarte el cabello hacia atrás muy fuerte puede hacer que se parta. Lo mismo es cierto para las trenzas y los enrolladitos muy apretados. Sin embargo, no deberías tener problemas si usas esos peinados sólo ocasionalmente. No te eches el cabello hacia atrás tan fuertemente todo el tiempo y no uses ligas que no estén forradas o ligas con broches de metal, ya que pueden causar que tu cabello se parta.

**Las papitas fritas, el chocolate, la pizza, los chips y otras comidas hacen que la piel se brote.**

Aunque no debes comer demasiado de nada de esto por su alto contenido de azúcar, sal o grasa, no se ha comprobado científicamente que alguna comida cause brotes. Si tu cara siempre se brota cuando comes pizza o papas fritas, pues no las comas. Tal vez tengas alergia alimenticia.

**La falta de higiene causa espinillas.**

De hecho, muchas personas que tienen espinillas tienden a lavarse la piel muy duro y muy frecuentemente, lo que puede quitarle la grasa necesaria a la piel y causar que el cuerpo secrete aún más grasa para compensar la pérdida... ¡lo que resulta en una piel seca y llena de espinillas! Lávate la cara con una loción limpiadora dos veces al día –en la mañana y en la noche- y enjuágatela con agua más a menudo si así lo deseas.

**El champú está trabajando mucho mejor cuando hace mucha espuma.**

Tal vez te guste la espuma en tu café con leche, pero el exceso de espuma de tu champú no significa que está haciendo un mejor trabajo. Lo que probablemente significa es que el producto contiene agentes espumosos adicionales para que haga más espuma, pero no está limpiando más tu pelo, y tal vez no sea tan suave como los otros que no hacen tanta espuma.

**No es bueno mezclar diferentes marcas de cosméticos o de productos para el cuidado de la piel.**

Esta es una estratagema de mercadeo que la debió haber empezado un ejecutivo de cosméticos para fomentar lealtad hacia una marca. Tú no sientes que debes usar una marca de vestir desde la cabeza hasta los pies, ¿verdad? De hecho, es bueno mezclar productos. Algunas compañías hacen algunos productos muy buenos y otros no.

**Cortarte el cabello hace que te crezca más rápido.**

Tu cabello crece desde las raíces y no en las puntas. Si tu cabello está corto, vas a notar más cuando crece, pero eso es todo.

**Exponerse al sol quita el acné.**

Cuando te bronceas, puede ser que tu acné sea menos obvio, pero la piel bronceada es más seca y hace que la piel secrete más grasa, lo que puede causar más espinillas. Además, muchos de los medicamentos para el acné hacen que la piel sea más sensitiva al sol, y la interacción puede hacer que te brotes más o te provoque una erupción cutánea.

## Afeitarse las piernas hace que el vello crezca más grueso

Cuando el vello crece luego de afeitarte puede parecer que es más grueso porque la navaja desafila las puntas y tu vello está más visible. Sin embargo, estás genéticamente programada a tener cada uno de los vellos en tu cuerpo, y eso es todo lo que vas a conseguir, ni más, ni menos, a no ser que ocurran cambios hormonales o que algún medicamento provoque el cambio.

**Puedes hacer que tus poros se achiquen.**

Puedes hacer que tus poros se vean más pequeños untándote en el área muchísimo humectante, o usando cierto tipo de lociones que «refinan los poros» o con maquillaje. Por otro lado, cuando un poro está tupido con un granito negro, bacteria o células muertas, puede estirarse y verse más grande hasta que se destape. Pero tus poros no son como una puerta o una ventana que puedes abrir o cerrar.

**Lávate el cabello dos veces con champú.**

A menos que tu pelo esté absolutamente asqueroso, no hay ninguna razón para que te laves el cabello dos veces. Si lo haces, tal vez le estés quitando demasiados aceites naturales.

**Si es un día nublado en la playa, no necesitas usar protector solar.**

Los rayos ultravioletas dañinos, los UVA y UVB, penetran las nubes y todavía pueden dañar tu piel.

**El protector solar protege mi cabello del sol.**

La superficie de tu cabello no es plana, así que es casi imposible conseguir la protección que necesita cada una de tus hebras. Lo que puedes hacer para mantener tu cabello suave y brillante después de un día de playa es aplicarle un acondicionador de los que dejas puesto. Esto previene la resequedad y desacelera el daño que puede provocar el sol en el color de tu pelo.

## TRAUMAS HORMONALES

CAPÍTULO V

# EMBARAZO Y POSPARTO

CIERTO, UN BEBÉ SALUDABLE ES LO MÁS IMPORTANTE, pero cómo se ve usted en el proceso (y después de haber dado a luz), también es una preocupación legítima y saludable. Después de todo, sus hormonas están por la luna y las señales de caos se verán en su piel más que en ningún otro órgano de su cuerpo.

El embarazo puede ser un tiempo glorioso. Algunas mujeres se ven (y se sienten) absolutamente preciosas (ese resplandor sonrosado puede atribuirse al estrógeno, que eleva el volumen de la sangre hasta el cincuenta por ciento), mientras que otras apenas pueden reunir la energía necesaria para pasarse una peinilla por su pelo desarreglado. Por cada mujer que pasa por el embarazo viéndose radiante, hay una que sufre de hiperpigmentación, piel reseca y acné. Es imposible saber si su piel va a irradiar y su cabello va a tener un brillo increíble, o si va a brotarse como nunca antes y perder pequeños mechones de su abundante cabellera. De cualquier forma, tenga por seguro, que todo va a volver a la normalidad.

Este es el tiempo perfecto para acentuar lo positivo. Si ahora de repente tiene el busto más grande, hágalo resaltar con un escote lindo y muy profundo. Si ahora su cabello luce hermoso y abundante —lo más probable durante el segundo trimestre— consiéntase con un nuevo corte o cómprese algunos accesorios elegantes para el cabello. Y si se siente enorme, pero sus piernas están hermosas, lúzcalas con una falda corta. Verse bien y sentirse sexy es muy importante, no sólo durante el embarazo, sino también cuando tome este nuevo rol que altera la vida, como es el de ser la mamá de alguien. He aquí algunos consejos para hacer más fácil su jornada durante el embarazo y el posparto.

# LA CARA

Cuando sus hormonas andan como locas, su cara es el primer lugar donde se nota. Algunas mujeres se ven naturalmente resplandecientes. Otras tendrán que hacer un poco de esfuerzo. En el lado positivo, el volumen de su sangre aumenta y su piel tal vez tome un color sonrosado saludable; su cuerpo retiene agua, lo que «rellena» las líneas finas y las arrugas; y el aumento en la producción de grasa le dará una imagen linda y húmeda. Pero esas hormonas también pueden trabajar en reversa y le pueden causar acumulación de grasa, hinchazón o una piel deshidratada.

## CAMBIO DE RUTINA

Cuando esté embarazada, haga estos ajustes a su rutina:

- Lávese la cara con una loción limpiadora suave por la mañana, por la noche y después de hacer ejercicios (cuando esté sudorosa).

- Si se brota, cambie su humectante a uno suave y sin aceite, el cual le hidratará su piel sin obstruir sus poros.

- Tome mucha agua.

- Cambie a menudo la funda de su almohada para prevenir las espinillas y barros.

### CAPILARES ROTOS

El embarazo y el esfuerzo del parto pueden provocar que se rompan pequeños vasos sanguíneos y esto resulte en capilares rotos en el rostro. Dé un masaje dos veces al día con unas cuantas gotas de aceite de rosas sobre los capilares rotos. El aceite de rosas restringe los vasos sanguíneos y reduce lo rojo. Lo mismo hace el Visine.

### LABIOS PÁLIDOS

Algunas mujeres embarazadas encuentran que el color natural de sus labios se intensifica; para otras mujeres, desaparece. Si tiene los labios pálidos y la idea —o el olor— de ponerse pintalabios le revuelve el estómago, meta un palillo de algodón en gelatina (Jell-O) de cereza en polvo y póngaselo en sus labios para así tener un tinte rosadito sobre estos.

### PÁLIDA

Póngase colorete en crema, bronceador o polvo que tenga un trasfondo rosado o dorado.

---

**PRODUCTOS:** Benefit Cosmetics Dandelion Powder; Lancôme Blush Papier Nacre; Agnes B. makeup.

### SOÑOLIENTA

Está cansada y se le ve. La mejor forma de reavivarse instantáneamente es usar un rizador de pestañas o rimel. Las pestañas rizadas llaman la atención hacia arriba.

### PESTAÑAS SIN MANCHA

El rimel a prueba de agua puede ser difícil de remover. Para disminuir ese problema, primero aplique una capa de rimel regular y luego añada una capa del rimel a prueba de agua por encima.

## ILUSIÓN DE ESTAR DESPIERTA

Un poco de colorete en gel sobre los pómulos es la mejor forma de fingir que está despierta. El colorete o la base en polvo puede hacer que la piel cansada y pálida se vea aún más pálida.

**PRODUCTOS:** Bliss Ink Pink Blushing Balm; Napoleon Barely Blushing Gel; Clinique Gel Blush.

## OJOS CANSADOS

Para verse alerta, aplique sombra de ojos clara y neutral sobre su párpado superior. Realce el hueso de sus cejas con una sombra de ojos pálida (o brillante para la noche), lo que también alejará la atención de sus ojos caídos.

## TIRANTEZ EN LOS OJOS

Mantenga el área debajo de los ojos suave e hidratada con crema para ojos.

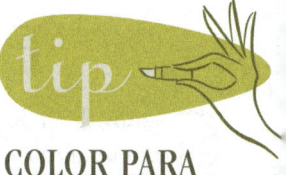

### COLOR PARA LA MEJILLA

*El colorete en gel a menudo parece ser de color rojo brillante en el tubo, pero se ve suave y sonrosado sobre su piel. Use sólo un poquito y difumínelo de inmediato antes de que se seque.*

## LA MÁSCARA DEL EMBARAZO

El melasma, conocido como la máscara del embarazo, es más común en las mujeres de descendencia asiática e hispana, aunque puede afectar a cualquiera. El estrógeno y la progesterona estimulan la melanina (pigmento) en la piel y causa manchas oscuras que parecen una máscara, principalmente en las mejillas pero algunas veces en la barbilla, la frente y en los labios. Esta desaparece después de dar a luz, pero mientras tanto, no se exponga al sol. Use un protector solar con un factor 15 y que tenga dióxido de titanio, óxido de zinc o avobenzene entre sus ingredientes activos.

Es difícil tratar el melasma durante el embarazo pues algunos tratamientos efectivos como la crema hidrocortisona, el Retin-A, los blanqueadores de la piel o los rayos láser, no son necesariamente seguros para las mujeres embarazadas. Hable con su doctor, haga lo que pueda para prevenirlo, y si lo desarrolla, cúbraselo con un corrector hasta que el bebé nazca y usted haya terminado de darle de pecho.

# EL CUERPO

Es muy difícil ignorar su cuerpo en este momento puesto que le está llevando por cambios que nunca se hubiera imaginado. Aumento de peso, hinchazón, fatiga, piel escamosa con picazón y estrías, por mencionar algunos. No obstante, algunas estrategias sencillas pueden ayudarle a que se vea —y se sienta— mucho mejor mientras se prepara para dar a luz, y aún después.

## LA LECHE MATERNA

*Es importante tomar muchísima agua para evitar la deshidratación. Siga el ejemplo de mi amiga Peggy, a quien encontraba muy a menudo con su bebé Charlotte en una mano y una botella enorme de agua en la otra.*

### ESCAMAS DE LAGARTIJA

Hidrátese, hidrátese, hidrátese. Póngase un humectante después de lavarse la cara, después de darse un baño y cada vez que su piel se sienta seca o tirante. Tome mucha agua, y rocíese la cara con agua usando una botella pequeña con atomizador. Evite el jabón y en su lugar, use una loción limpiadora suave.

### PIEL SENSITIVA

Su piel estará más sensitiva durante el embarazo y puede que reaccione negativamente a ciertos productos que por años usó sin problemas. Cambie de productos a unos que tengan ingredientes calmantes y antiinflamatorios, como la manzanilla y la caléndula.

**PRODUCTOS:** Jurlique Calendula Cream; California Baby Calendula Cream.

### COMEZÓN EN LA PIEL

Durante el último trimestre algunas mujeres sufren de pruritus gravidarum, una comezón invisible por todo el cuerpo (más comúnmente en el abdomen). Se cree que es causado por la obstrucción de los conductos hepáticos. Esto se irá, pero mientras tanto, sumérjase en un baño fresco coloidal (con avena o Aveeno), y rocíe o dé un masaje con aceites para el cuerpo, y no con cremas o lociones.

**PRODUCTOS:** Aveeno Anti-Itch Gel Spray; Clarins Body Treatment Oil Tonic; Soothing Care Itch Relief Spray.

## PIERNAS DULCES

Si sus piernas están resecas y escamosas —un síndrome muy común durante el embarazo— tome un puñado de azúcar, mézclelo con aceite de canola o de sésamo (el sésamo es uno de los aceites más absorbentes), y frótelo en su piel antes de meterse a la ducha o a la bañera.

## CALIENTE Y SUDOROSA EN LA CIUDAD

Mantenga consigo una botella pequeña de agua o agua de rosa, con atomizador, en su cartera, y rocíese donde vaya. Séquese con un pañuelo de tela, papel o algodón.

**PRODUCTOS:** Eau Thermale Avène Thermal Water; Shu Uemura Depsea Water.

## CORRE QUE TE PILLO

En el segundo o tercer trimestre a algunas mujeres le crecen unos bultos pequeños de piel, especialmente en áreas donde la fricción es común, como por ejemplo, debajo del brazo. Puede que se vaya después del parto. Si no, un dermatólogo lo podrá remover fácilmente. Pero para asegurarse de que sólo es un bulto de piel y no algo que requiere atención inmediata, enséñeselo a su doctor.

## ¡PECAS NO!

A algunas mujeres les salen pecas cuando están embarazadas, especialmente si pasan tiempo en el sol. Use siempre protector solar factor 15. En mi opinión, las pecas son adorables, pero si usted no opina lo mismo:

■ Frote las pecas con rodajas frescas y crudas de berenjena todos los días por una semana, ¡y vea cómo desaparecen!

■ Mezcle dos cucharaditas de rábano picante fresco y rallado con dos cucharadas del suero de la leche, y refrigérelo por unas cuantas horas. Cuele el rábano picante, remoje almohadillas de algodón en el líquido, y apliqueselo a las áreas que tiene pecas por cinco minutos. Luego enjuáguese bien. Úselo dos veces a la semana por unas cuantas semanas.

BELLEZA AL MINUTO

**¿Qué puedo hacer para evitar que me salgan estrías?**

Existe una manera de evitar las estrías, pero requiere diligencia. Mantenga su piel bien hidratada durante su embarazo (especialmente los senos, la barriga y las caderas), poniéndose mucho aceite absorbente o una crema bien espesa dos veces al día.

PRODUCTOS: Kiehl's Crème de Corps; Clarins Body Treatment Oil Tonic; Jurlique Calendula Cream; Bliss Vanilla + Bergamot Body Butter.

### LUNARES

Esos puntitos rojos misteriosos se llaman cherry hemangioma y son causados por las hormonas y el aumento del riego sanguíneo. Usualmente no se van por sí solos, pero puede eliminarlos por medio de rayos láser después del embarazo.

### MANOS ROJAS

A algunas mujeres se les enrojecen las palmas de las manos y les pican. Esto suele volver a la normalidad después del embarazo. Mientras tanto, use una crema de caléndula (de la tienda de alimentos naturales), para aliviar la condición. Vea «Piel sensitiva» en la página 234.

### ESPECTÁCULO DE SARPULLIDO

No es nada raro que salgan en el abdomen y en las piernas ronchas elevadas que pican mucho, llamadas pápulas y placas urticarias pruriginosas del embarazo (PUPPP, por sus siglas en inglés). Consulte con su doctor para que le prescriba una crema tópica y así aliviar la comezón.

### MANCHAS OSCURAS

A algunas mujeres embarazadas se les oscurece la piel (hiperpigmentación) en áreas del cuerpo que son oscuras por naturaleza –los pezones, las areolas, el área genital– y les ocurre a mujeres de todas las razas. Esto se irá cuando nazca el bebé, pero si ve que su piel continúa oscureciéndose en otras áreas más extendidas, consulte con su doctor. Esto puede indicar que existen problemas hormonales que quizá necesiten atención médica.

## LÍNEA DELGADA Y NEGRA

La línea oscura que biseca el cuerpo enfrente, desde el centro de su abdomen hasta su área púbica, desaparecerá cuando nazca el bebé. Si se expone al sol, la intensificará. Si le molesta, póngase corrector o cúbrala con maquillaje para el cuerpo.

PRODUCTOS: M.A.C. Face and Body Makeup; Dermablend Corrective Cosmetics Leg and Body Cover.

## ESTRÍAS

No hay forma de erradicar las estrías completamente una vez que le han salido, pero si las atiende en los primeros meses después del parto, cuando están rojas o rosadas (en las mujeres blancas) o de color beige o habano (en las trigueñas), un tratamiento de rayos láser en la oficina del dermatólogo o de Retin-A, pueden ser muy efectivos. Espere hasta que haya parado de amamantar a su bebé. O

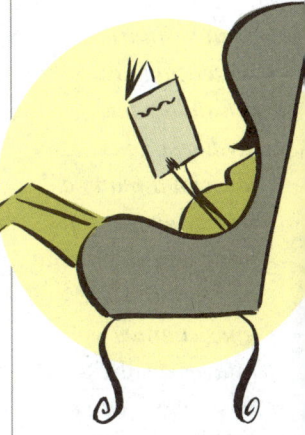

**Pausa a causa del embarazo**

## VENAS MUY PEGADAS

Aunque nunca antes haya tenido venas varicosas, puede que le salgan ahora. Para reducir las posibilidades:

■ Duerma sobre el lado izquierdo de su cuerpo, si puede, porque así aliviará la presión sobre la vena cava inferior, una vena que está en el lado derecho, por la que circula la sangre desde las extremidades inferiores de su cuerpo hacia el corazón. Eleve sus pies ligeramente con una almohada.

■ No se mantenga de pie por mucho tiempo sin descansar.

■ No cruce las piernas, una encima de la otra, por periodos muy largos.

■ Use pantimedias con soporte.

■ Eleve las piernas cuando pueda.

■ Haga ejercicios todos los días para mejorar la circulación. Hasta una corta caminata le ayudará.

frote una crema espesa o gel sobre sus estrías nuevas dos veces al día por un mes.

**PRODUCTOS:** StriVectin SD; Sothys Freshening Gel.

### LA HINCHAZÓN DEL SEGUNDO TRIMESTRE

No es inusual sentirse hinchada entre su segundo y tercer trimestre de embarazo. ¡Puede que toda su cara —o el área debajo de sus ojos— se le hinche como un pez globo! Mantenga una botella de loción tonificante sin alcohol en el refrigerador. Moje dos algodones, eche su cabeza hacia atrás, cierre los ojos y ponga los algodones sobre sus ojos. Relájese por diez minutos y cuando se levante estará mucho menos hinchada.

### PIES BAJO CONTROL

Inserte unas plantillas de gel removibles a sus sandalias para así amortiguar el golpe y ayudarle a que pueda caminar bien otra vez. Además, remoje o exfolie sus pies con un producto mentolado. La menta refresca, vigoriza y le hace sentir un agradable cosquilleo en sus piecitos.

**PRODUCTOS:** Airplus for Her Invisigel; Bliss Super Minty Soap'n Scrub; Essencia Rosemary Mint Body Polish.

### LA CARGA DEL AUMENTO DE PESO

Sólo porque no puede ver sus piernas, no significa que no quiera sentirlas. Las piernas que soportan la carga pesada del embarazo pueden recalentarse y sentirse casi entumecidas por el agotamiento. Pruebe uno de estos productos.

**PRODUCTOS:** Kneipp Árnica Active Spray; Clarins Energizing Emulsion.

## UN ATAJO ESTILIZADO

*Si su vestuario de maternidad es limitado y ha lavado su blusa favorita a mano o un par de jeans que no se han terminado de secar, écheles unas cuantas ráfagas de aire con su secadora de pelo, y se secarán en un santiamén.*

## PEZONES ADOLORIDOS

Es normal que le duelan los pezones cuando empiece a darle de pecho a su bebé, pero el dolor no debe durar más de unos cuantos días. Alterne la posición de su bebé cuando lo amamante. Cuando termine, primero interrumpa la succión removiendo la boca de su bebé suavemente del pezón con su dedo, antes de separarlo de su seno. Para aliviar el dolor, frote un poco de su leche materna sobre sus pezones cada vez que amamante a su bebé; esto los calma y les ayuda a sanar. O, aplique Lansinoh o PureLan. Estas cremas de lanolina son consideradas seguras para bebés. Tenga cuidado con los productos que no requieren prescripción, que contienen antibióticos, esteroides, anestésicos, fragancias o colorantes, pues no son seguros para su bebé. Use almohadillas para los pezones, las cuales están disponibles en la farmacia, para aminorar la fricción contra el sostén, y use sostenes de algodón. Si sus pezones permanecen resquebrajados por más de unos cuantos días, consulte con su doctor. Puede estar al riesgo de una infección.

### UÑAS QUEBRADIZAS

Probablemente sus uñas le van a crecer más rápido, especialmente por el cuarto mes, pero también pueden volverse débiles y quebradizas. Para evitar que se le quiebren, aplique una capa de endurecedor transparente por debajo de las uñas cuando se las pinte, y pase la brocha totalmente hasta el borde.

### UÑAS FRÁGILES

Endurezca sus uñas remojándolas en aceite de oliva caliente por diez minutos, cada dos días. Déle a sus uñas un borde biselado limándolas de arriba hacia abajo con una lima de uñas.

### UÑAS SIN BRILLO

Aplique aceite para cutículas a las uñas (y a las cutículas) y frótelas con una tela de gamuza.

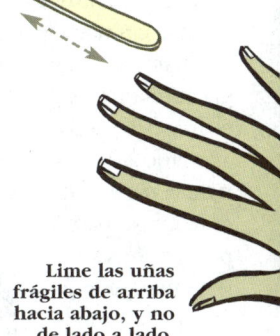

**Lime las uñas frágiles de arriba hacia abajo, y no de lado a lado.**

# yoga prenatal

Si usted practica yoga, aunque sea ocasionalmente, tendrá un embarazo más confortable. Busque clases que tengan instructores entrenados en yoga prenatal. Si no están disponibles en su área, cerciórese de que su instructor tenga experiencia con mujeres embarazadas, y asegúrese de decirle que usted está embarazada.

El yoga fortalece los músculos del abdomen, lo cual puede aliviar el dolor de espalda; alivia la ciática y los calambres en las piernas por medio de los estiramientos; estimula la circulación, lo que hace que su energía aumente; y estira el área pélvica para ayudarle a prepararse para el parto. Además, es fabuloso para su postura. Sus senos se ponen pesados durante el embarazo y la tendencia normal es dejar caer los hombros. El yoga hace que el pecho se abra y que la espina dorsal se alargue.

El estiramiento incrementa la flexibilidad y esto viene muy bien mientras progresa el embarazo. Cuando usted es flexible, puede ir de un lado a otro más fácilmente y no se siente tan cansada como estaría si sus músculos estuvieran tensos.

Es importante tomar precauciones con cualquier programa de ejercicios, especialmente cuando está embarazada. A continuación algunas pautas importantes a seguir:

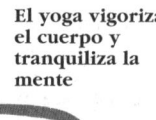

**El yoga vigoriza el cuerpo y tranquiliza la mente**

■ **Evite los giros laterales y evite arquear la espalda,** ya que pueden causarle un esguince y posiblemente romper los músculos abdominales, y crear más presión en la parte inferior de su espalda.

■ **Evite las posturas que requieren que se acueste sobre su espalda** después del primer trimestre, a menos que esté apoyándose sobre un cabezal o unas cobijas en un ángulo de cuarenta y cinco grados o más. Mantener una posición supina tal vez añada demasiada tensión sobre su vena cava inferior, cortando así el riego sanguíneo desde sus piernas hacia su corazón, y causándole mareos.

■ **Acostarse sobre su vientre no es una buena idea,** especialmente en el tercer trimestre, por razones obvias.

■ A menos que usted tenga experiencia en el yoga, **evite hacer la postura de la tabla,** ya que puede crear demasiada oscilación en la espalda.

■ Si no es una estudiante avanzada del yoga, **es importante alejarse de las posiciones invertidas** como la postura sobre la cabeza y la postura sobre los hombros. El peso adicional del embarazo pone demasiada presión sobre el cuello y esto puede ponerla en mayor riesgo de hacerse daño.

■ **Evite las posturas que requieran que se balancee sobre sus brazos** (como la postura del cuervo). Las mujeres embarazadas son más propensas al síndrome del túnel carpiano (tendonitis) y los balanceos sobre los brazos lo empeoraría.

■ **No mantenga las posturas por un largo periodo de tiempo,** especialmente en el segundo trimestre, cuando sus coyunturas se le están soltando.

■ **Entre en las posturas lentamente** para evitar lastimarse.

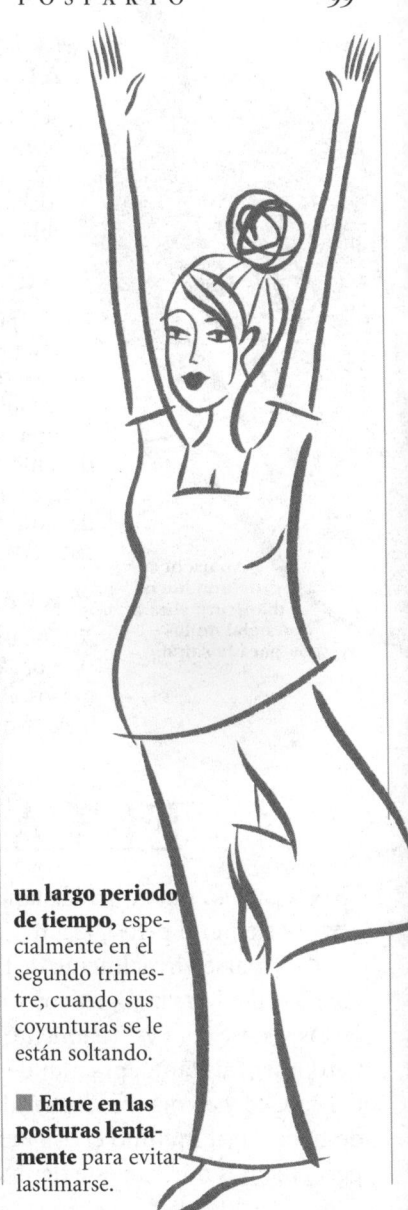

### MANICURA FRANCESA FALSIFICADA

Si prefiere no oler los gases tóxicos del esmalte de uñas, entonces imite: Frote sus uñas con aceite de cutículas y luego pinte debajo de las puntas usando un lápiz blanco de uñas (o lápiz de ojos).

### VELLOS HOY Y NO MAÑANA

Un aumento repentino de andrógenas —hormonas sexuales— puede hacer que le crezcan vellos sobre el labio superior, la barbilla, los senos, el vientre, y tal vez en las mejillas y en la espalda, especialmente durante el primer trimestre. El vello desaparecerá en unos tres a seis meses después que dé a luz a su bebé, pero si se lo quiere quitar antes, depílese con cera.

### ÁREAS ESCAMOSAS

Use un cepillo de dientes viejo para exfoliar las rodillas y los codos secos y escamosos. Póngales humectante primero y luego frote con el cepillo de dientes.

**Apariencia de una buena manicura sin el potencial de los riesgos para la salud.**

# EL CABELLO

Su cabello puede actuar tan esquizofrénicamente como usted se siente: el pelo que antes era lacio y brillante parece transformarse virtualmente de la noche a la mañana en una nube encrespada. Los rizos gruesos y abundantes de repente se ponen lacios y sin vida. Eventualmente todo volverá a la normalidad, pero mientras tanto, practique buenas técnicas para el cuidado del cabello y escoja buenos productos. Trate su cabello con delicadeza, limite al mínimo el uso del calor y evite teñirse o hacerse permanentes durante este tiempo.

## CABELLO ESPANTADO

La estática puede ser una señal de cabello reseco. Frote un poco de aceite de almendra dulce en la palma de su mano, junte sus manos y póngaselo por todo el cabello.

## ENCRESPAMIENTO DE POSPARTO

Algunas veces, hasta las mujeres con cabello lacio y con brillo encuentran que su cabello cambia drásticamente cuando dejan de lactar a su bebé. Puede tornarse seco y encrespado. Hasta que vuelva a la normalidad, use un champú hidratante y un acondicionador junto con un buen corte.

---

**PRODUCTOS:** L'Oréal Nature's Therapy Unfrizz Treatment; Kerastase Lait Vital Protein Conditioner; Infusium 23 Power Pac Revitalizing Conditioner.

## PELO RESISTENTE AL CEPILLO

Si su cabello se encrespa cuando trata de peinarlo, use un buen producto que le ayude a controlar esos rizos rebeldes.

---

**PRODUCTOS:** Kerastase Oleo Relax; KMS Back to Lift Hair Cream.

## PARA CREAR ONDAS

Hágase unas trenzas gruesas en toda su cabeza antes de irse a dormir. Suéltelas y aplique espuma para el cabello en la mañana.

## TINTES

La mayoría de los doctores considera que es seguro teñirse el cabello después del primer trimestre. Pero si esto le preocupa, use el henna o hágase sólo rayitos. (Con los rayitos, el papel de aluminio reduce el contacto de los químicos con su cuero cabelludo.)

---

**P.** *Ahora que di a luz, siento que se me está cayendo el cabello. ¿Es eso normal?*

**R.** Todas perdemos como unos setenta cabellos cada día, pero las hormonas hacen que a la mayoría de las mujeres embarazadas no se les caiga el cabello. Eventualmente tiene que caerse, y muy a menudo, la caída de cabello ocurre entre tres a seis meses después de que haya dado a luz o después que termine de amamantar a su bebé. Tome un suplemento de multi vitaminas. No se preocupe. El cabello le volverá a crecer.

# ¿es seguro?

No importa cuánto le guste probar nuevos productos para el cuidado de la piel, el embarazo y la lactancia no son los momentos adecuados para esto. La piel es extremadamente absorbente, y usted quiere asegurarse que cualquier producto que use en el cabello, la piel y las uñas no va a arriesgar la vida de su bebé. Siempre es sabio consultar con su ginecólogo antes de ir a un salón de belleza o hacerse un tratamiento en un spa, y también pregúntele si sus productos de belleza son seguros. Además, consulte con su dermatólogo o ginecólogo si su piel o la condición de su cabello cambia radicalmente cuando está embarazada. A continuación una guía con algunas señales de alerta.

**Medicamento para el acné**

Evite medicamentos recetados para el acné como el Accutane (extremadamente peligroso para el feto en desarrollo), el Retin-A, el Differin y el Tazorac, los que pueden producir defectos de nacimiento.

**Tratamientos de antienvejecimiento**

Evítelos. Si usted es una mamá mayor, este es el tiempo de tomar un descanso del Botox, el Retin-A, y otros tratamientos tópicos que tengan vitamina A.

**Tratamientos de aromaterapia**

Algunos aceites esenciales pueden ser dañinos durante el embarazo, así que tenga cautela antes de inscribirse en un tratamiento de aromaterapia en un spa. Evite los siguientes aceites ya que pueden estimular las contracciones del útero: romero, salvia, tomillo, salvia sclarea, mejorana, mirra, albahaca, hinojo, cedro y enebrina.

**Depilatorios**

Evítelos. La piel puede absorberlos y no se sabe cómo pueden afectar el desarrollo del bebé.

**Glicólicos**

Evite los ácidos glicólicos, salicílicos y los hidróxidos alfa y beta, ya que pueden irritar la piel sensitiva y quizá provoquen hiperpigmentación durante el embarazo, o empeorar la condición si ya la padece.

**Tratamientos de reflejoterapia**

Evítelos, a menos que su terapista sea extremadamente hábil y tenga mucha experiencia trabajando con mujeres embarazadas. La reflejoterapia es un tratamiento en el que se aplica presión a ciertos puntos del pie (las orejas y las manos), con la intención de estimular el flujo de energía a través de todo el cuerpo. Sin embargo, presionar el lugar incorrecto puede estimular las contracciones.

### Humectantes de soya que reducen el crecimiento del vello

Evítelos. Tal vez tengan hormonas de plantas.

### Baños calientes

Tome baños o duchas tibias, no calientes. El agua excesivamente caliente puede resecar la piel y puede elevar la temperatura de su cuerpo, resultando perjudicial para el bebé.

### El jacuzzi

Evítelo. Remojarse en agua que aumenta significativamente la temperatura del cuerpo por más de diez minutos no es una buena idea en los primeros meses de embarazo ya que puede aumentar el riesgo de que el bebé desarrolle algún defecto en el tubo neural. No se preocupe si ya se dio una remojadita, pero sea cautelosa antes de hacerlo otra vez.

### Baños de lodo y envolturas corporales

No es una buena idea porque la temperatura de su cuerpo se eleva significativamente.

### Autobronceador

Probablemente esté bien, ya que los químicos que provocan el bronceado se limitan a las capas superiores de la piel, pero no hay evidencia ni a favor ni en contra.

### Esmalte de uñas

Adelante, pero asegúrese de hacerse su manicura y pedicura en un lugar bien ventilado para que no se exponga al olor de químicos fuertes.

### Permanentes

Evítelos porque su cabello responde impredeciblemente cuando está embarazada. Tal vez su permanente se encrespe o quizá no agarre en lo absoluto. Además, el torrente sanguíneo puede absorber los químicos del tratamiento. Aunque no existe evidencia definitiva entre los permanentes y los defectos de nacimiento, es mejor errar hacia el lado de la cautela.

### El alisado

El jurado está deliberando. No hay evidencia de que el alisado sea peligroso, ni hay prueba de que sea seguro. Y, al igual que las permanentes, de todas maneras no hay garantía de que su cabello agarre el procesado.

### Tatuajes

Evítelos. Este no es el momento. No vale la pena el riesgo de infección por agujas que no han sido esterilizadas.

### Masaje

Adelante, pero preferiblemente evítelos durante el primer trimestre, cuando puede marearse y hacer que empeoren sus náuseas matinales. Verifique que la terapeuta tiene licencia y experiencia en el masaje a embarazadas. No dé masaje en los pies, los tobillos o la piel que está entre el dedo pulgar y el dedo índice, ciertos puntos en esos lugares pueden provocar contracciones.

## TRAUMAS HORMONALES

CAPÍTULO VI

# MENOPAUSIA Y VEJEZ

LA MENOPAUSIA PUEDE CONDUCIR A TODA CLASE DE cambios internos en su estado de ánimo, y a desastres externos en la belleza. Entre los 45 y los 55 años de edad, la mayoría de las mujeres segrega menos estrógeno, libera menos huevos y empieza a tener periodos irregulares, una etapa conocida como la perimenopausia. Cuando no haya tenido su periodo por un año, ha entrado oficialmente a la menopausia (la edad promedio para las mujeres estadounidenses es a los 51 años).

La disminución en los niveles de estrógeno reduce la función normal de la piel. Las olas de calor pueden causar sudores repentinos y hacen que le sea difícil dormir toda la noche, y por consecuencia le salen ojeras. Su piel se pone reseca y escamosa; la cara se puede ver demacrada y decaída. En algunas mujeres, el vello facial, especialmente alrededor del labio y de la barbilla, le puede salir de repente a causa del aumento en las hormonas masculinas.

Se siente acalorada e irritada, fría y pegajosa, irritable y temperamental, ¡y no muy bonita que digamos!

¿Quién tiene tiempo para esto? Usted, porque a pesar de todos estos retos, los años de la edad madura en adelante pueden ser los más hermosos de su vida. Lo que ha perdido en estrógeno, lo ha ganado en sabiduría y conocimiento propio, y eso se refleja en su rostro. La industria de la belleza tal vez se enfoque todavía en mantener la juventud —aunque esto está cambiando— pero usted se está convirtiendo en una versión mucho más hermosa de quien verdaderamente es. No obstante, todavía ayuda saber cómo lidiar con las señales más comunes de la vejez (y las consecuencias de algunos de los procedimientos antienvejecimiento, si usted quiere ir por esa ruta).

# EL ROSTRO

Como la piel madura no muda las células con la prontitud de antes, y las nuevas no crecen tan rápidamente, la piel puede empezar a verse apagada al ir envejeciendo. El colágeno y la elastina pierden su brío, la capa gruesa se pone delgada y la piel puede perder un poco de su firmeza. Pero algunos cambios pequeños en el régimen del cuidado de su piel —y algunos arreglos simples y rápidos— pueden hacer la diferencia.

## COSAS BUENAS

Cuando Lauren Hutton lanzó su línea de cosméticos para mujeres maduras, llamada Good Stuff (cosas buenas), le preguntaron: «¿Qué tan malo es envejecer?» A lo que contestó: «Tienes menos energía y fortaleza». Cuando le preguntaron: «¿Qué es lo bueno?» Ella dijo: «¡Aprendes a usar tu fortaleza donde realmente vale la pena!»

# MEJOR AL IR MADURANDO

Después de los cincuenta, su piel no puede retener la humedad como lo hacía antes, produce menos grasa y se vuelve más reseca, escamosa y grisácea. Cambie a una loción limpiadora cremosa, exfolie su piel con más frecuencia, use una mascarilla hidratante una vez a la semana y cambie un poco su maquillaje. Pruebe si alguno de estos pequeños cambios hacen una gran diferencia para usted.

| Si | No |
|---|---|
| Tonos más claros y transparentes | Lápiz labial oscuro |
| Color Carbón, marrón o azul marino | Delineador negro |
| Rimel en las pestañas superiores solamente | Rimel en las pestañas inferiores |
| Crayón para los labios (hidratante) | Pintalabios en lápiz |
| Pintalabios o brillo para labios aplicados como tinte | Delineador de labios |
| Protector solar | Bronceador |
| Esmalte de uñas color rosa pálido o neutral | Esmalte color marrón, gris pardo o escarchado |
| Peinados suaves con movimiento | Peinados en forma de casco |
| Colorete en crema o gel | Colorete en polvo. |

### CONGELADO AL MINUTO

Para congelar temporalmente las líneas debajo de sus ojos, pruebe usar una crema de ojos con péptidos, ya que refinan las líneas por unas cuantas horas.

**PRODUCTOS:** L'Oréal Eye Wrinkle Decrease ; Freeze 24/7 Ice Cream.

### RELLENADOR DE LÍNEAS

Para suavizar las líneas finas que tiene en la cara, póngase un poco de humectante —la loción Lubriderm trabaja especialmente bien— en sus dedos para calentarla, y después que se aplique la base, póngasela entre la nariz y la barbilla, debajo de los ojos o en cualquier parte que tenga líneas y quiera suavizarlas.

### QUEMA CAMINO

Evite formulaciones en polvo que tienden a vetearse en la piel reseca. En vez, busque bases, sombra de ojos y lápiz labial en crema. Póngase humectante antes de ponerse la base, y dele un minuto para que la absorba. O mezcle una loción hidratante con la base en la palma de sus manos y después aplíquela en la cara.

### LABIOS DELGADOS

Para hacer que los labios delgados se vean más gruesos, dibuje una línea gruesa sobre sus labios con un crayón para labios, y difumínela hacia el centro de la boca con sus dedos. Aplique brillo de labios en el centro del labio superior y del labio inferior, y extiéndalo hacia las esquinas con sus dedos. Asegúrese de mantener parejo el color pues así le añade grosor a sus labios.

---

**P:** *Estoy notando líneas de expresión en mi frente, pero no quiero usar Botox. ¿Qué puedo hacer?*

**R:** Para suavizar las arrugas de una manera menos invasiva, pruebe usar una de las cremas tópicas conocidas como «Botox embotellado». Los ingredientes activos, los péptidos, son aminoácidos de alta tecnología, que suavizan las líneas causadas por movimientos faciales repetidos. Estos la harán verse mejor, por unas cuantas horas.

**PRODUCTOS:** Therapy Systems Line Tox; Dr. Brandt Crease Release; DDF Wrinkle Relax; Olay Regenerist Daily Regenerating Serum; StriVectin SD.

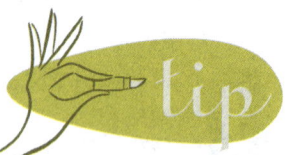

## LEVANTE SUS MEJILLAS

Cuando se ponga el colorete, no lo haga muy cerca de las líneas que van desde abajo de su nariz hasta las esquinas de sus labios. Esto enfatizará las líneas. Mantenga el colorete arriba, alrededor de los pómulos, para crear una imagen de «elevación» en su cara.

### LÍNEAS DE SONRISA

Si ha tenido un largo día y sus líneas se ven enormes, rellénelas: sumerja una esponja de maquillaje en una loción hidratante y póngasela sobre el área, difuminándola encima de su maquillaje.

### RELLENO PARA LABIOS

Para rellenar sus labios, pruebe los productos de labios para este propósito que contienen niacina, una forma de la vitamina B que bombea la circulación, lo que rellena los labios.

**PRODUCTOS:** Alex and Ani Serious Lip Plump; Freeze 24/7 Plump Lips; Joey New York Super Duper Lips; L'Oréal Two-Sided Volume Perfect Lipcolour.

### PINTALABIOS EN SU SITIO

Se hace más difícil mantener el lápiz labial en su lugar, especialmente si usa pigmentos intensos como el vino o el rojo. Para mantener su lápiz labial en su sitio, tome una brocha de labios puntiaguda y aplique un poquito de polvo translúcido justo afuera de las esquinas de sus labios antes de ponerse el lápiz labial.

### LÍNEAS SOBRE LOS LABIOS

Para retocar y cubrir las líneas que están encima de los labios, use un lápiz corrector alrededor de sus labios. (También puede probar su corrector regular, pero si se mezcla con su lápiz labial puede cambiarle el color).

**PRODUCTOS:** Agnes B. Crayon Anti-Cernes; Sephora Cooling Cover Stick; Darphin Concealer Pencil; Estée Lauder Perfectionist Correcting Concentrate for Lip Lines.

## MENOS LABIOS

Algunas veces parece que nuestros labios son los únicos que adelgazan. Para crear la imagen de tener más labios, pruebe usar un tono neutral más claro en crema con un poco de brillo.

## LABIOS ARRUGADOS

Evite usar lápiz labial mate. Aplique un color cremoso en la forma de crayón de labios. Para tener un poquito de color con brillo, mezcle un bálsamo de labios en la palma de su mano con un poco de color del crayón de labios y presiónelo sobre sus labios con sus dedos.

## SU PIEL

Para la piel que está envejeciendo y que no se está portando bien, busque los siguientes ingredientes para así retomar las riendas.

| PROBLEMA | INGREDIENTES QUE DEBE BUSCAR |
| --- | --- |
| **Piel opaca** | Algas marinas, enzimas de papaya, kinetina, soya, ácidos hidróxidos alfa y beta, ácidos glucólicos o lácticos, péptidos de cobre, retinoides, ácido L-ascórbico (vitamina C). |
| **Manchas oscuras** | Ácido kójico, extracto de regaliz (conocido también como glycyrrhizinate). |
| **Piel flácida** | Ácido hialurónico, soya, péptido de cobre, ácido L-ascórbico. |
| **Líneas y arrugas** | Aceite de plantas, péptidos, té verde, kinetina, retinol (derivados de la vitamina A), ácido L-ascórbico, DMAE, algas marinas, ácido hialurónico. |
| **Brotes (acné adulto)** | Aceite del árbol de té, perejil, licopeno (de los tomates), cítrico, menta, romero, retinol, ácido salicílico, azufre, resorcinol, ácido glucólico, que combate tanto el acné como el envejecimiento. |
| **Piel manchada, enrojecida e irritada** | Pepino, áloe, manzanilla, té verde, extracto de regaliz (conocido también como glycyrrhizinate). |

## OJOS SENSITIVOS

*Si sus ojos se han puesto muy sensitivos como para maquillarlos, pruebe usar maquillaje mineral. No tiene aditivos irritantes y es por eso que los cirujanos cosméticos lo recomiendan para después de la cirugía.*

**PRODUCTOS:** Bare Escentuals; Jane Ireland Mineral Make-up; Pur Minerals; Colorscience; Glo Minerals.

### RIMEL QUE SE CORRE

Si ha estado pensando en teñirse las pestañas porque su rimel se corre y ya no lo aguanta más —especialmente con esas olas de calor— primero considere cambiar su rimel. Pruebe Kiss Me Mascara by Blinc, un rimel formulado para cubrir cada pestaña individualmente y quedarse allí. Cuando vaya a lavarlas, presione sus pestañas suavemente y la cobertura se irá por el lavamanos.

### PÉRDIDA DE PESTAÑAS

Si empieza a perder pestañas, pruebe este producto importado de Francia: Talika Lipocils Lash Conditioner. Suena imposible, pero realmente pueden crecer otra vez más suaves y suntuosas que nunca. Y recuerde: no importa lo cansada esté, no se vaya a dormir con maquillaje en los ojos.

### MANCHAS ROJAS

Para cubrir las manchas rojas o la decoloración irregular —bastante común al ir envejeciendo— póngase una base en crema o aplique corrector en esas áreas con una brocha mediana, y difumine muy bien el color sobre su piel. Use movimientos delicados para así no jalar la piel reseca.

### PUNTOS DE DESTELLO

Para aliviar una mancha causada por las olas de calor o el sonrojo en su cara, cuello o pecho, pruebe una de estas cremas antiinflamatorias.

**PRODUCTOS:** Clinique CX Redness Relief Cream; Eucerin Redness Relief Daily Perfecting Lotion; Therapy Systems Emergency Treatment Cream; Origins Constant Comfort.

### PÁTINA ROJIZA

Aplique un polvo translúcido en un tono color banana sobre su base para disminuir lo rojo. Para polvorearse uniformemente, ponga el polvo sobre una mota, de las que se compra en la farmacia, y presiónela sobre su cara.

---

**PRODUCTOS:** T. LeClerc Pressed Powder Banane; Bobbi Brown Pressed Powder (pale yellow).

### OJOS QUE DESAPARECEN

Aplique un poco de sombra de ojos color mantequilla pálida, debajo de los arcos de sus cejas para hacer que sus ojos resalten.

### PIEL AMARILLENTA

Un poco de colorete en gel o crema le da un sonrojo natural y saludable a la piel, y si se pone un poquito sobre el hueso de las cejas, le dará una imagen cálida a toda su cara.

### MAQUILLAJE PASTOSO

Aplique y difumine la base con una esponja de maquillaje seca para tener una imagen natural. Si quiere una aplicación más ligera, humedezca la esponja.

### CALIDEZ

Para hacer que sus ojos resalten y para darle calidez a una piel pálida, pregúntele a su colorista sobre el método balliage; esto es, pintar hebras de cabello alrededor de su rostro en un tono más claro para complementar el color de su cabello, sin usar papel de aluminio. Le añade dimensión al cabello, y ayuda a enmarcar su rostro y añadirle calidez.

## CAJÓN DE OFERTAS

El departamento de belleza de una farmacia gigantesca puede marearla, y por eso tal vez se pierda unas ofertas fabulosas en productos para el cuidado de la piel. Más compañías de productos europeos para el cuidado de la piel están entrando al mercado masivo de los Estados Unidos, y esto es bueno para los consumidores. Busque productos importados de Francia: RoC, Yves Rocher y Eau Thermale Avene, junto al éxito escandinavo, Lumene.

## TRUCOS DE LOS MAQUILLADORES

*Para desviar la luz de sus ojeras, pruebe ponerse un poco de Chanel Blanc Universal de Chanel Sheer Illuminator o Laura Mercier Secret Brightener por encima de su corrector. Estos productos súper blancos tal vez se vean espantosos en el paquete, pero se ven suaves y sutiles en la cara.*

### CORRECTOR RESBALADIZO

Luego de un sofocón, su corrector puede deslizarse sobre las líneas debajo de sus ojos. Para evitar que eso suceda, pruebe un corrector que se aplique con brocha (un aplicador en forma de pluma). Este es un producto liviano con un poder muy resistente para cubrir, que no se resbala.

**PRODUCTOS:** Clinique Airbrush Concealer; Laura Mercier Secret Brightener; Yves Saint Laurent Touche Eclat; Neutrogena SkinClearing Oil Free Concealer.

### OJOS QUE SE DESVANECEN

Para enfatizar los ojos que están desapareciendo, tome un delineador marrón —no negro— y aplique el color tan cerca de la línea de las pestañas como le sea posible, para obtener una imagen intensa pero natural. (Al ir envejeciendo, el negro puede verse demasiado drástico.)

### SENSIBILIDAD A LA DEPILACIÓN

Los ácidos glucólicos y los peelings químicos pueden hacer que su rostro se vuelva demasiado sensitivo como para depilarse. Si usa con frecuencia algunos de estos tratamientos en su rostro, entonces saque sus cejas con pinzas en vez de usar cera.

### PELADA COMO UNA UVA

Para aliviar su piel después de un peeling químico o un tratamiento de rayos láser, pruebe uno de estos productos.

**PRODUCTOS:** Clinique CX Rapad Recovery Cream; Aquaphor Healing Ointment; Eau Thermale Avène Soothing Serum.

### MORETONES DE BOTOX

Un efecto secundario del Botox y otras inyecciones puede ser los moretones causados por capilares rotos debido a los pinchazos de la aguja. Para corregirlos, aplique compresas de agua fría para contraer los vasos capilares, y una crema tópica con vitamina K (conocida también como phytonadione).

**PRODUCTOS:** St. Ives Vitamin K Dark Circle Diminisher; Reviva Labs Vitamin K Cream; Jason Naturals Vitamin K Creme Plus.

### NOCHE APAGADA

Para añadir calidez en la noche, use en sus mejillas y en el hueso de sus cejas un colorete con un brillo tenue. La hará verse bien «prendida» desde adentro... aun cuando no se sienta así.

**PRODUCTOS:** Nars Gold Member Cream Blush; Delux Beauty Glistener Highlighter.

### NIÑA APAGADA

Elimine la acumulación de células muertas de la piel y otros desechos con un tratamiento súper exfoliante, que hará que cobre vida su piel envejecida y opaca.

**PRODUCTOS:** Estée Lauder Idealist Micro-D; Prescriptives Dermapolish Treatment Cream; Bliss Steep Clean; Good Skin All Bright Step Facial Peel Pads.

### EQUIPO DE LIMPIEZA

Cuando la piel alrededor de sus ojos está reseca, puede resultar más difícil remover el maquillaje de ojos sin jalar, y usted no quiere hacer eso. Pruebe estos desmaquilladores para ojos, suaves pero musculosos.

**PRODUCTOS:** Talika Oil-Free Lash Conditioning Cleanser; Clinique Rinse-off Eye Makeup Solvent; Clarins Gentle Eye Make-Up Remover Lotion.

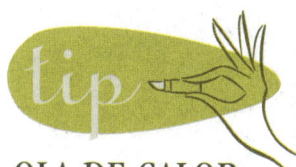

## OLA DE CALOR

*Mantenga una taza de té de menta bien fría en la nevera para aliviar el calor. Humedezca una toallita en el té, exprímala y presiónela alrededor de su cara por un par de minutos. Vierta el exceso en una mini botella con atomizador. Llévela consigo en su cartera y rocíe su cara (secándola con un pañuelo de papel), durante todo el día.*

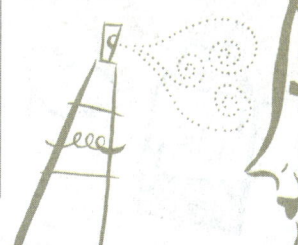

## VALOR DURADERO

*Las cremas reafirmantes pueden costar mucho. Para que le duren por más tiempo, mezcle un poco con su humectante regular.*

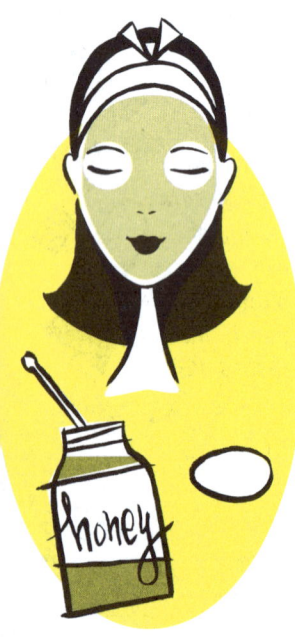

### PIEL FLÁCIDA

Pruebe una crema que añada firmeza a su piel. Los resultados, aunque breves, pueden hacer que su piel se vea más firme. El ingrediente que tiene que buscar es el ácido hialurónico, que fija la humedad en su piel, o las proteínas de soya o isoflavones de soya.

**PRODUCTOS:** RoC Protein Lift Daily Firming Moisturizer; Kerstin Florian Caviar Firming Complex; Lancome Renergie Microlift; Kinerase Cream.

### PROTECCIÓN PARA LOS OJOS

Para maquillarse los ojos después de una cirugía cosmética, sólo use maquillaje y aplicadores totalmente nuevos para así evitar infecciones. Durante los primeros meses, quizá quiera tratar algún maquillaje mineral, pues no tiene químicos irritantes potenciales, ni aditivos.

### CENICIENTA

Para añadir firmeza a su rostro temporalmente, cuando quiere jugar a ser Cenicienta por una noche, pruebe una de estas sugerencias:

- Aplique jugo de tomate, preferiblemente exprimido de un tomate fresco, para limpiarse el cutis por diez minutos. Enjuague con agua fría.

- Mezcle una clara de huevo con dos cucharadas de miel. Aplique en el rostro y espere diez minutos. Enjuáguese con agua tibia y luego con agua fría.

**PRODUCTOS:** Clinique Anti-Gravity Firming Lift Mask; Dior Capture R Flash Instant Ultra Smoothing Fluid; Chantecaille Biodynamic Lifting Cream.

## DIENTES COMO PERLAS

Usar blanqueador es probablemente la mejor opción para blanquear sus dientes. Toma de una a dos horas con el blanqueador «súper» o «poderoso» en la oficina del dentista. Su dentista también puede hacerle moldes para un sistema blanqueador de encargo que puede llevarse a su casa y le tomará más o menos de dos a cuatro semanas. O pruebe usar un sistema blanqueador casero.

**PRODUCTO:** Go Smile Advanced BI (siete días).

## SONRISA CAÍDA

Nuestros dientes cambian mientras vamos envejeciendo. Se decoloran, las encías se vuelven más finas (lo que puede hacer que los dientes se vean desnivelados), y sus dientes se pueden mover, lo que puede alterar la forma de su cara y hacer que se vea mayor. Si nota algún cambio, consulte con su dentista. En muchos casos, la odontología cosmética —desde blanquear los dientes hasta moldearlos y realinearlos— es mucho menos invasiva que la cirugía cosmética.

## CUIDADO CON EL COLOR

Los colores más brillantes de lápiz labial enfatizan las líneas y arrugas, especialmente alrededor de los ojos; los tonos suaves y neutrales les restan importancia.

## MAQUILLAJE RESBALADIZO

En el furor de una ola de calor, el maquillaje puede regarse por toda su cara. Busque productos cremosos que tengan ingredientes para mantenerlos en su sitio por más tiempo.

**PRODUCTOS:** Clinique Workout All-Day Wear Makeup; L'Oréal Cashmere Perfect; Chantecaille Real Skin.

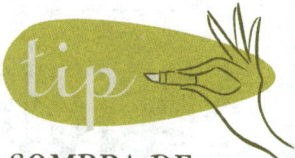

## tip

### SOMBRA DE OJOS CON LÍNEAS

*Si la sombra de ojos grasosa se acumula en los pliegues de sus párpados, aplique un poco de polvo sobre las sombras en crema. O pruebe una de estas sombras que no se corren.*

**PRODUCTOS:** Sue Devitt Starlights Clear Water Eye Shadow; Laure Mercier Cream Eye Color.

# secretos para los ojos

**sombras oscuras** Tal vez no pueda culpar al insomnio por esa mirada de criatura nocturna que tiene. Si se pasa navegando en eBay por muchísimo tiempo, o viendo la televisión por horas y horas, o si está genéticamente predispuesta a tener ojeras, esto es lo que puede hacer:

## *Para eliminarlas:*

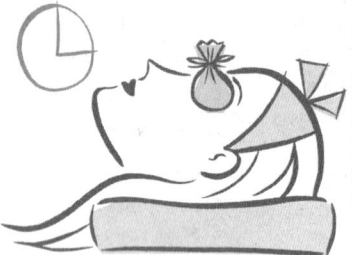

■ Envuelva un poco de papa rayada en una estopilla o corte un kiwi en rebanadas. Acuéstese y aplique sobre el área del ojo por quince minutos. Séquelo delicadamente con palmaditas.

■ Busque cremas para los ojos que tengan péptidos, kinetina o vitamina K (phytonadione). Los cirujanos plásticos las usan porque previenen que aparezcan moretones.

------

**PRODUCTOS:** St. Ives Vitamin K Dark Circle Diminisher; K-Derm gel; Kinerase Intensive Eye Cream; Hylexin; Clarins Bright Plus Target Zone Corrector.

## *Para cubrirlas:*

■ Evite las sombras color ciruela, morado y rojo. Le harán ver como si tuviera los dos ojos morados.

■ Pruebe un corrector con base de color melocotón, rosado o amarillo, para neutralizar los círculos azules y verdes que tiene debajo de los ojos.

■ Busque correctores que reflejan la luz ya que desvían la atención de sus ojeras.

------

**PRODUCTOS:** Prescriptives Vibrant Instant Eye Brightener; L'Oréal Visible Lift Eye Line Minimizing Concealer; Bourjois Light Reflective Liquid Concealer; Laura Mercier Undercover.

**TIP:** *Si las ojeras son muy oscuras, aplique un poquito de sombra para ojos en crema color blanco en las esquinas de sus párpados superiores e inferiores. (Si es trigueña, use un tono marrón claro.) Difumine bien, y luego aplique corrector encima y alrededor de los ojos.*

# OJOS HINCHADOS (no se vea cansada... ¡aunque lo esté!)

## La noche anterior:

■ No coma mucha sal y tome un vaso de agua antes de irse a la cama. Use una almohada extra para mantener su cabeza elevada cuando esté durmiendo.

■ Aplique, con golpecitos delicados, gel frío en el área de los ojos.

■ Use productos con ingredientes antiinflamatorios como la manzanilla, el té verde o antioxidantes. Tome Gatorade o bebidas deportivas con electrolitos, que ayudan a bajar la hinchazón.

---

**PRODUCTOS:** Origins No Puffery Gel; Chanel Precision Age Delay Eye; Jurlique Eye Gel; Kimberly Sayer of London Cellular Extract Eye Lift Gel.

## La mañana siguiente:

■ Guarde dos cucharas en el congelador. Acuéstese y póngase la parte cóncava sobre cada uno de sus ojos por cinco minutos.

■ Acuéstese con una almohadita llena de trigo, semillas de lino o lavanda sobre los ojos. O ponga un poco de arroz en una bolsa plástica con cierre, refrigérela hasta que esté bien fría, acuéstese y póngasela sobre los ojos.

■ Sumerja una toallita en una taza de café con cafeína frío. Póngaselo sobre el área y espere unos diez minutos. La cafeína es diurética, lo que significa que extrae agua.

■ Siéntese, inclínese hacia delante, y ponga la cara en sus manos por un par de minutos; la presión le ayudará a disminuir la hinchazón.

■ Pruebe una máscara portátil para los ojos especialmente diseñada para bajar la inflamación. Ponga una en el minibar del hotel para ayudarle a que se relaje después de un largo viaje, o manténgala refrigerada en su casa, para cuando necesite aliviar sus ojos cansados. Estas también bajan la hinchazón relacionada con una cirugía.

■ Pruebe un parche que se pega por debajo de los ojos, humectado con geles y extractos de plantas como la manzanilla, el pepino, la menta y el áloe. Póngalo en la nevera por la noche y aplíquelo en la mañana por unos diez minutos.

---

**PRODUCTOS:** Talika Eye Therapy Patch; Chanel Precision Eye Patch Total; Earth Therapeutics Hydrogel Under-Eye Recovery Patch; Pearl Ice Cooling Mask by Inka.

**TIP:** *El delineador y un corrector muy claro pueden atraer la atención hacia sus ojos hinchados; desvíe la atención usando colorete y lápiz labial.*

# EL CABELLO

No es inusual que su cabello se le caiga, cambie de textura y se le reseque más mientras va envejeciendo, especialmente si se ha procesado el cabello por años y sus hormonas le están dando guerra. Si la situación sigue empeorando, consulte a un dermatólogo cosmético. Si no, busque champús hidratantes, acondicionadores, mascarillas para el cabello, y tratamientos del salón de belleza que puedan devolverle la suavidad y sedosidad a su cabello.

## CABELLO ABURRIDO

*Cambiar de peinado puede resultar de gran ayuda. Pero, ¿por qué su cabello se ve diez veces mejor cuando sale del salón de belleza que cuando se lo arregla usted misma? La próxima vez, ponga la revista a un lado y observe a su estilista. Pídale que le enseñe exactamente cómo peinárselo por sí sola.*

### CABELLO QUEBRADO

Si tiene cabellos quebrados alrededor de la cara, póngase un poquito de gel por todo el cabello con sus dedos, lo que distribuirá el producto ligera y uniformemente, y así alisará esos pelitos desordenados.

### CANAS EXTRAVIADAS

Cuando empiece a ver algunas canas por aquí y por allá —o más que sólo unas cuantas— lo mejor es hacerse rayitos en el cabello, lo que es muy atractivo y requiere de poco cuidado. Aun cuando regresen las canas, no llamarán tanto la atención como cuando se tiñe el cabello de un solo color. Los kits para hacerse los rayitos en casa son una opción económica, pero no trate de hacérselos a menos que ya tenga experiencia o tenga una amiga que sí la tenga. (¡Piense en cómo se verá la parte de atrás de su cabello!)

### SE LE VEN LAS RAÍCES

Retóquese las raíces grises con rimel negro o marrón, y cepílleselo con una brocha para pestañas o con un cepillo de dientes viejo. Si es rubia, sumerja una varita de rimel limpia o un cepillo pequeño (spoolie) en su base, y páselo por las raíces. O moje una brocha de sombra para los ojos y pásela por un color de sombra que complemente el color de su cabello.

**PRODUCTO:** Clairol Nice 'n EasyRoot Touch-Up.

## CONTROL DE LA PERMANENTE

Si su cabello está maltratado a causa de las permanentes, no se las haga más. Considere hacerse un corte fabuloso. Le sorprenderá lo fácil que es incorporar una imagen más texturizada y con cuerpo, al cortarse el cabello en capas con diferentes largos.

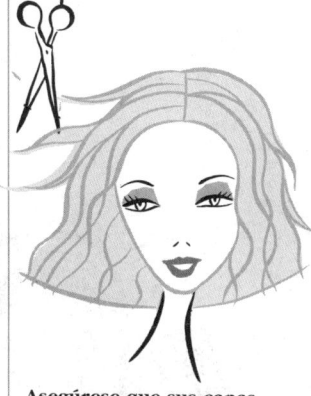

Asegúrese que sus capas se entremezclen unas con otras y no se vean mal recortadas.

# PÉRDIDA DE CABELLO

Una de cuatro mujeres sufre de pérdida de cabello después de cumplir los cincuenta, aproximadamente unos treinta y cinco millones de mujeres. No importa la causa —abuso de químicos, peinados manuales agresivos, mala nutrición, hábitos poco saludables, la genética o los cambios hormonales— la pérdida de cabello conduce inevitablemente a la ansiedad, sentimientos de inseguridad y hasta la depresión. Además de sacar la artillería pesada —medicamentos recetados o Rogaine, que generalmente dan buenos resultados— he aquí lo que puede hacer para prevenir que se le caiga el cabello y conservar lo poco que le queda.

■ Masajéese el cuero cabelludo suavemente con la cabeza hacia abajo, una o dos veces al día para que así aumente el flujo de sangre hacia las raíces.

■ Evite los productos para el pelo que sean muy «pesados» y los champús que dejan residuos en el cabello.

■ No acondicione su cuero cabelludo, ya que puede hacer que sus poros se obstruyan y eviten así que el cabello crezca.

■ Pruebe los champús que añaden cuerpo o volumen a su cabello y lo hacen ver mejor, y ayudan a que cada hebra se vea más gruesa.

■ Asegúrese de tomar multivitaminas en caso de que sea por una deficiencia nutricional.

■ Evite hacerse peinados que jalen mucho el cabello.

**PRODUCTOS:** Pantene Full and Thick Shampoo; Nioxin.

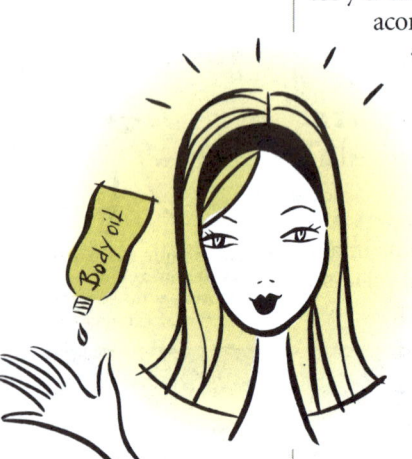

El aceite para el cuerpo acondiciona, suaviza y le añade brillo al cabello.

### RESECO Y REFRITO

Aplique un acondicionador hidratante profundo por todo el cabello cuando esté reseco. Déjeselo puesto por unos quince minutos y el cabello lo absorberá. Lave con champú, acondicione, enjuague y peine. Esta «mascarilla para el cabello» ayudará a suavizar e hidratar el cabello, de la misma manera que una mascarilla facial le da vida a su rostro.

### AÑADA BRILLO

Póngase un poco de aceite para el cuerpo en la palma de sus manos, frótelas y luego páselas por su cabello reseco.

### CEJAS CANOSAS

No saque, jale o mutile sus pobres canas rezagadas. Hará que sus cejas se vean desiguales. Pruebe un gel de cejas con tinte hasta que esté lista para dejárselas canosas por completo, o tiña sus cejas cuando se tiñe el cabello.

**PRODUCTOS:** Benefit Cosmetics Speed Brow; CG Smoothers Cover Girl Natural Lash and Brow Mascara; Paula Dorf Brow Tint Eyebrow Gel.

### BLANCOS MÁS BLANCOS

Si quiere sacar lo amarillo y añadir brillo a su pelo blanco, pruebe en su cabello la técnica de añadir añil usada al lavar la ropa blanca... ¡no estoy bromeando! Diluya una cucharadita en la mitad de un cuarto de galón de agua tibia. Use como enjuague final después del champú.

**PRODUCTOS:** Aveda Blue Malva Color Conditioner; Phyto Phytargent Whitening Shampoo.

# EL CUERPO

Aunque no se vea tan bien como Teri Hatcher o Jane Fonda (¿quién se ve así?), si hace ejercicios con regularidad (¡hasta una caminata diaria ayuda!) y come una dieta saludable rica en frutas, vegetales y proteína, su cuerpo todavía debe verse bien mientras envejece. A continuación algunas ideas para arreglar los detallitos que se presentan en el camino.

## VENAS VARICOSAS

Para cubrir las venas varicosas, mezcle una base pesada en crema con un poquito de loción para el cuerpo y dé palmaditas hacia delante y hacia atrás repetidamente, sobre las venas.

**PRODUCTOS:** M.A.C. Face and Body Foundation; Dermablend Coverage Cosmetics Cover Creme.

## RODILLAS CAÍDAS

La piel alrededor de las rodillas —frecuentemente expuestas en la cancha de tenis o el campo de golf— es especialmente vulnerable a caerse. Fortalezca los cuádriceps que están arriba de las rodillas para hacer que la piel se vea más firme. Doblar las rodillas, hacer cuclillas o la postura de la tabla en el yoga, dos o tres veces a la semana, le ayudará a fortalecer y a mantener el tono muscular de sus rodillas. ¡Y no se olvide del protector solar!

## MANCHAS OSCURAS

Los productos para aclarar la piel que contienen proteínas de soya, vitamina A, ácido kójico o extractos de regalis (glycyrrhizinates), harán que las manchas desaparezcan, pero toma de tres a cuatro semanas. (Si son extensas, consulte a un dermatólogo,

### ¡EJERCITE ESOS MÚSCULOS!

A la mitad de los cuarenta, lo más probable es que pierda un cuarto de libra en músculos cada año y aumente esa misma cantidad en grasa. Esa es una de las razones por la que es muy importante hacer cualquier tipo de ejercicio de resistencia, y caminar cuenta. Los aeróbicos y los ejercicios de fortalecimiento pueden invertir la ecuación del aumento en grasa/pérdida de músculo, y fortalecer la masa de los huesos, la que una de dos mujeres empieza a perder después de los cincuenta.

## ¿Existe algo que se pueda hacer con la celulitis?

No existe ninguna píldora mágica para la celulitis, pero la determinación y un buen cepillo para masajes podrán disiparla. Aplique un hidratante corporal en el área de las caderas y los muslos, y luego cepíllese rigurosamente por cinco minutos cada día. Es el masaje y no el producto lo que ayuda. O pásese un rodillo por las caderas y los muslos como por cinco minutos cada día.

---

quien quizá recomiende tratamientos de rayos láser, dermabrasión o prescripción de tratamientos tópicos.)

**PRODUCTOS:** MD Formulations Vit-a-Plus Illuminating Serum; Dr. Brandt Lightening Gel; Shiseido Whiteness Intensive Skin Brightener; RoC Age Diminishing Daily Moisturizer.

### PIEL ESCAMOSA

Mezcle cantidades iguales de miel y azúcar, y exfolie suavemente sus brazos, piernas y torso. O use un exfoliador corporal en la ducha. Enjuague con agua tibia.

### CODOS Y RODILLAS ÁSPERAS

Los lugares muy ásperos, como los codos, las rodillas y los talones, quizá necesiten exfoliadores más fuertes. Apliqueles loción para el cuerpo que tenga ácido glicólico antes de acostarse y se levantará con la piel más suave.

**PRODUCTOS:** Therapy Systems Glycolic Body Treatment; MD Formulations Glycare Lotion.

### PIEL SIN BRILLO

Para la piel sin brillo, consiga resultados instantáneos con una mascarilla exfoliadora.

**PRODUCTOS:** Naturopathica Environmental Defense Mask; Astara Activated Sea Mineral Mask.

### PECHO RESECO

En el área del pecho la piel es muy delgada y necesita más humedad, especialmente después de la menopausia. Para un tratamiento hidratante intensivo, aplique aceite corporal en el pecho y en el cuello primero, y luego séllelo con una loción o crema concentrada y sin fragancia. Advertencia al comprador: algunos productos que dicen «sin fragancia», a veces sí la tienen.

**PRODUCTO:** Osea Ocean Lotion (unscented)

### SAQUE EL CUELLO PARA AFUERA

¡No, usted no tiene que usar vestidos de cuello alto! Asegúrese de ponerse protector solar en el cuello (y en las manos) además de su cara, e hidrátese. Pruebe un humectante con kinetina –un agente exfoliador suave que proviene de una planta— o soya para la piel de la cara y el cuello que va envejeciendo.

**PRODUCTOS:** Almay Kinetin Age Decelerating Daily Cream; Osmotics Kinetin Cellular Renewal Serum, Kinerase; Lancôme Absolue.

### MANOS ABAJO

¿Por qué nos cubrimos la cara cuidadosamente con el factor de protección solar (FPS), pero nos olvidamos de nuestras manos? Las manos que entran en contacto con los rayos ultravioletas del sol son usualmente las primeras en revelar la edad. Busque una crema para las manos con FPS 15, y úsela. O cuando se esté aplicando el protector solar en la cara, quítese el exceso de las palmas de la mano y póngaselo en la parte de atrás de las manos.

**PRODUCTO:** Boscia Daily Hand Revival Therapy SPF15

### CAMBIOS EN EL ESTADO DE ÁNIMO

Cuando su estado de ánimo se balancee demasiado, siéntese y contrólese. Mezcle unas cuantas gotas de aceite esencial (la lavanda es calmante, la menta la levanta), con

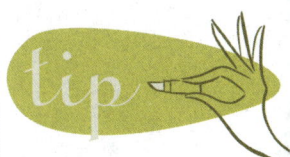

## TIEMPO DE DESCANSO

*Cuando necesite hacer una pausa en su vida tan ocupada, estresada y llena de compromisos, prenda una vela de aromaterapia. (Las versiones de soya duran más tiempo y son más limpias que las demás.)*

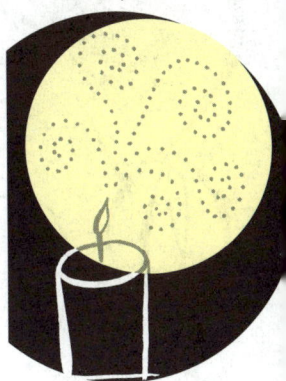

una loción corporal barata como la Nivea o el Lubriderm en la palma de su mano, inhale, póngasela sobre el cuerpo y disfrute el estímulo que obtendrá de las propiedades aromaterapéuticas del aceite.

## DESPUÉS DE LA CIRUGÍA PLÁSTICA

Si tuvo una cirugía, y quedó con moretones, venas varicosas o capilares rotos, una crema con vitamina K los harán desaparecer. Frótela en su piel dos veces al día.

**PRODUCTOS:** Jason Naturals Vitamin K Creme Plus; Reviva Labs Vitamin K cream; K-Derm Gel.

## DOLORES DE CABEZA HORMONALES

Siéntese en un cuarto de vapor por cinco minutos y en muchos casos, verá que su dolor de cabeza desaparecerá. Para crear un cuarto de vapor en su casa, prenda el agua caliente en la ducha y cierre la puerta del baño por un par de minutos. Regrese e inhale por cinco minutos.

# PARTE III:

# el mundo exterior

control del clima...*Página 126*
los medicamentos y el estrés...*Página 154*

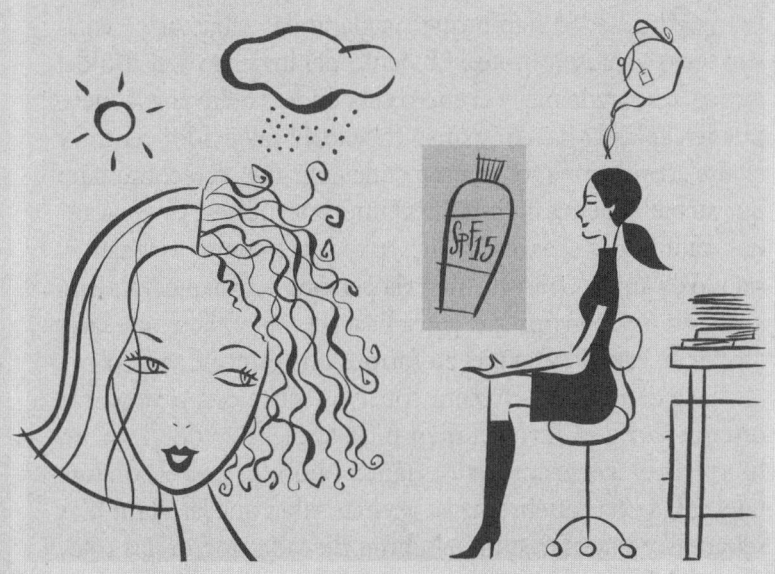

## EL MUNDO EXTERIOR

**CAPÍTULO VII**

# CONTROL DEL CLIMA

ÉCHELE LA CULPA AL CLIMA, PERO PUEDE ser difícil verse bien cuando tiene que luchar contra los elementos ambientales. El calor del verano en el Sahara y la humedad hacen que las glándulas sebáceas se vuelvan locas y causen brotes. El viento del invierno y el frío del Ártico, resecan la piel y el cuero cabelludo. La lluvia y la nieve pueden aplastar o encrespar su cabello. El calentador central y el aire acondicionado generan suficiente aire seco como para que su piel quiera tomar humectante, por supuesto, y en grandes cantidades. Las estaciones pueden levantar o bajar el estado de ánimo, transformar a la persona activa que usted era antes, en una persona que gatea hasta el sofá y allí se queda, ¡y afectar su cabello y su piel en formas que nunca imaginó!

Este capítulo le ofrecerá consejos sobre cómo vencer la resequedad y el enrojecimiento de la piel debido al viento fuerte, protegerse contra los daños causados por el sol, fortalecer las uñas quebradizas, ser más sabia que las glándulas sebáceas y triunfar sobre el clima de cada una de las estaciones del año.

# EL VERANO

El verano es la estación para calmarse, relajarse y adoptar un régimen de belleza tan reducido como su clóset. Cuando el clima está caliente, la mayoría de nosotras prefiere menos maquillaje, peinados fáciles, y un cuerpo sin vellos y más suave. Sin embargo, el calor y la humedad del verano, el cloro en la piscina, el aire con salitre de la playa, y el aire acondicionado central que reseca, puede llevarnos a una multitud de desastres de belleza.

Cuando el verano se aproxima, tiene sentido cambiar a un hidratante más ligero y a un maquillaje más transparente, ser más diligente en usar el protector solar, exfoliarse la cara y el cuerpo con regularidad, no usar el champú tan a menudo y dejar que el cabello se seque al aire libre, y mantener su pedicura al día. A continuación otras maneras de hacerle frente a los retos de belleza.

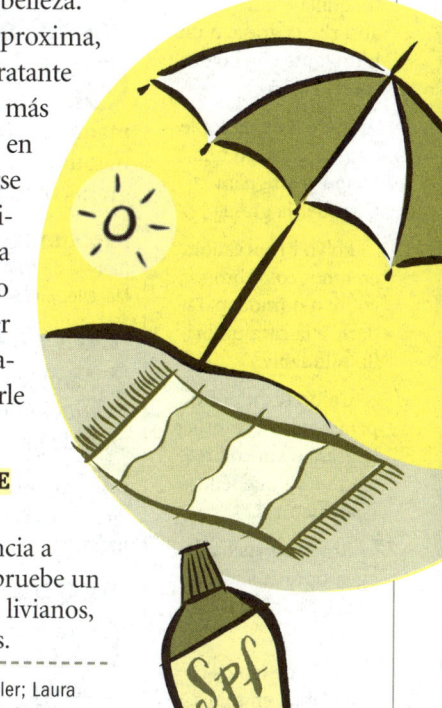

### CORRECTOR QUE SE CORRE

Si su corrector tiene la tendencia a correrse durante el verano, pruebe un corrector tipo pluma. Estos son livianos, se secan rápido y son duraderos.

**PRODUCTOS:** Clinique Airbrush Concealer; Laura Mercier Secret Brightener; Neutrogena SkinClearing Oil-Free Concealer; Yves Saint Laurent Touche Éclat.

## MAQUILLAJE PARA EL VERANO

Ciertos tipos de maquillajes funcionan mejor bajo el calor del verano. He aquí una lista para esta estación:

☐ Base libre de aceite, maquillaje que absorbe la grasa, o un hidratante con color (con FPS 15).

☐ Polvo libre de aceite, papel secante, o una loción matte para absorber la grasa.

☐ Polvo bronceador, en tonos color bronce, cobre o dorado, para darle a la cara un brillo saludable.

☐ Colorete en polvo para ayudar a absorber la grasa o sin colorete alguno, ya que tendrá color natural.

☐ Rimel a prueba de agua porque sudará más y estará más activa.

☐ Brillo de labios o tinte labial en tonos más transparentes.

### MAQUILLAJE DERRETIDO

En los meses húmedos y calurosos del verano, la base puede correrse por su rostro. Si todavía quiere un poco de cobertura, pero la base se siente muy pesada, cambie a un hidratante con color (con FPS 15), que ofrece una cobertura ligera y natural, y se mantiene en su lugar.

**PRODUCTOS:** L'Occitane Tinted Day Care SPF 15; Dermalogica Sheer Tint Moisture; M.D. Formulations Total Protector Color 30; Origins Nude and Improved; Stila Sheer Color.

### CARA BRILLOSA

Con las glándulas sebáceas trabajando sobretiempo en el calor, pruebe el maquillaje matte, que es una tecnología de maquillaje increíble que absorbe el brillo y la grasa como una esponja.

**PRODUCTOS:** Shiseido Pureness Mattifying Stick Oil-Free (debajo de su base o sin ella); Chanel Matte Reflecting Makeup; Smashbox Anti-Shine; Biotherm Sense Matte.

### CONTROLE EL ACEITE

Cambie su hidratante usual por una loción o crema que controle la producción de grasa.

**PRODUCTOS:** Lauren Hutton's Good Stuff No Shine Day Cream; M.A.C. Oil-Control Lotion; Aesop Oil-Free Face Hydrating Serum.

### SEQUE LA ZONA-T

Para una zona-T grasosa, séquese durante todo el día la cara con un papel secante especial para el rostro —lo consigue en cualquier farmacia— que absorberá el brillo de inmediato.

## DEMASIADO LÁPIZ LABIAL

Para un color labial más transparente, aplique con su dedo el pintalabios, el bálsamo de labios con color o el brillo de labios, en vez de aplicarlo directamente del tubo o con una brocha (la brocha le dejará marcas en los labios). Presiónelo sobre sus labios hasta que se vea como un tinte suave.

## BRONCEADOR MUY OSCURO

Escoja un bronceador en un tono más claro que el que usted piensa que necesita, porque el bronceador se oscurece después que se mezcla con los aceites de su piel. Para la piel grasosa, use un gel en barra o en tubo. Para la piel seca, use una loción o crema bronceadora. El polvo bronceador funciona bien en todo tipo de piel.

## BRONCEADOR CON RAYAS

Para combatir las rayas, aplique menos de lo que usted piensa que necesita. Siempre puede añadir más luego. Use el bronceador dondequiera que el sol le daría naturalmente en el rostro: por el nacimiento del pelo, difuminado hacia arriba por los pómulos, y por la quijada.

## PIES ESCAMOSOS

Cuando llega el clima caliente, el solo pensar que tiene que exponer sus pies de invierno escamosos puede ser atemorizante. De noche, aplíquese una mascarilla humectante para la cara (¡sí, una mascarilla para la cara!) por encima de sus pies y de sus dedos secos y escamosos, y cuando se despierte, sus pies estarán tan suaves como la piel de un bebé.

---

**PRODUCTS:** Eau Thermale Avène Instant Soothing Moisture Mask; Boscia Moisture Replenishing Mask.

## CUIDADO DEL CABELLO DURANTE EL VERANO

■ Como quizá se lavará el pelo con más frecuencia, use un champú suave e hidratante, y acondicionador.

■ Si se ha aclarado el cabello para el verano, cambie a un champú para cabellos teñidos.

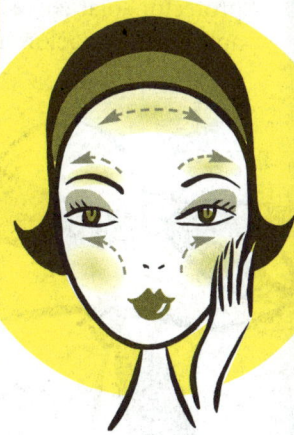

Aplique bronceador en el nacimiento del pelo, las sienes y las mejillas.

# protector solar SPF 15

## Su producto de belleza más importante

El peligro mayor debido a la exposición a los rayos ultravioleta es el cáncer de piel. Según la Sociedad Americana del Cáncer, más de un millón de casos nuevos de cáncer de piel se diagnosticarán este año. Pero el cáncer de piel se puede prevenir casi por completo si usted escoge el protector solar correcto y se lo aplica con devoción incondicional. El sol también causa arrugas, decoloración irregular y piel flácida, aun cuando sólo salga a dar una caminata corta o a hacer mandados en su carro (sí, usted está expuesta en su carro).

Asegúrese de que su protector solar ofrece una cobertura de amplio espectro, la que le protegerá contra los dos rayos, el UVA y el UVB. Los rayos UVA causan cáncer y vejez prematura. Los UVB son los rayos que broncean y queman. La única manera de conseguir protección contra ambos es aplicándose un protector solar que tenga dióxido de titanio, óxido de zinc, o Parsol 1789 (avobenzene), en la lista de ingredientes activos. (Si tiene

**Aplique una barra de protector solar en las partes de alcance difícil.**

piel sensitiva o rosácea, y el protector solar le irrita la piel, quédese con un protector solar que tenga dióxido de titanio u óxido de zinc como ingredientes activos, en vez del avonbenzene, el que puede irritar a la piel sensitiva). Busque que tenga un mínimo de FPS 15, que es suficientemente alto, a menos que usted sea muy blanca. Un factor de protección solar más alto no es siempre mejor, y he aquí el por qué.

El FPS 15 la protege en más o menos un noventa y cuatro por ciento de los rayos del sol; un FPS 30 sólo aumentará la protección a un noventa y siete por ciento, y puede aumentar el riesgo de irritar su piel, especialmente si usted tiene la piel sensitiva. Pero si usted es muy blanca y se quema fácilmente, ese tres por ciento extra puede hacer la diferencia. Siempre aplíquese el protector solar unos quince minutos antes de salir, para darle tiempo a que los ingredientes se adhieran a su piel. Y no se olvide de los lugares que son fáciles de pasar por alto: detrás de las orejas, sobre los lóbulos de las orejas, sobre los párpados y debajo de los ojos.

¿Cuánto protector solar debe usted aplicarse en la cara en un día lindo de verano? En general, aplíquese la misma cantidad de protector solar que usted se pondría si se estuviera poniendo una loción sobre su piel reseca. Y no se olvide de ponérselo más de una vez. El protector solar se va cuando usted suda, y por supuesto, después que se mete al agua.

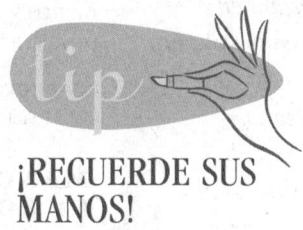

## ¡RECUERDE SUS MANOS!

*No se olvide de proteger contra los daños del sol la piel detrás de sus manos. Después de aplicarse el protector solar en la cara (¡y en su cuello!), limpie el exceso de cada una de las palmas de sus manos en la parte de atrás de la otra mano.*

## LÍNEAS DEL BRONCEADO

*No se dé por vencida con su vestido sin tirantes. Tome una esponja de maquillaje levemente humedecida, sumérjala en bronceador y cubra esas líneas de bronceado. Asegúrese de difuminarlo muy bien y añadir un toque ligero de polvo bronceador.*

### BROTES CAUSADOS POR EL PROTECTOR SOLAR

Si su piel es grasosa o tiende a brotarse, use una fórmula en líquido transparente o en gel sin aceite pues es menos probable que le obstruya los poros que las cremas o las lociones grasosas. O pruebe un protector solar en spray porque los aereosoles son ligeros y menos oclusivos.

**PRODUCTOS:** Clinique Body Spray SPF 15 Sun Block; Bobbi Brown Sunscreen Body Spray SPF 15; DDF Sun Gel.

### PROTECTOR SOLAR EN LOS OJOS

Aplique alrededor de sus ojos un bálsamo para labios con FPS 15 o use una barra protectora. Estos son más espesos, se corren menos y son más a prueba de agua que los protectores solares regulares.

**PRODUCTOS:** Dr. Hauschka Skin Care Sun-Block SPF 30; Clarins Sun Control Stick.

### MANCHAS CAUSADAS POR EL SOL

Haga que las manchas causadas por el sol desaparezcan con sake. El ácido kójico (un blanqueador de piel muy popular), fue descubierto en koji (sake), y en Japón la gente lo frota en la piel diariamente para aclarar las manchas oscuras. Toma por lo menos unas cuatro semanas para ver los resultados. O busque productos blanqueadores que tengan ácido kójico o extracto de regaliz (glycyrrhizinate).

**PRODUCTOS:** SCO Clarifying Complex; SkinCeuticals Phyto +; Shiseido Whiteners Intensive Skin Brightener; Nuskin Triphasic White; Neostrata Brightening Cream.

# RAYOS ARDIENTES

Las quemaduras del sol pueden ser dolorosas y causar ampollas. Por supuesto, la idea es que jamás debe hornearse en el sol como un pedazo de arcilla en el desierto de Arizona, pero si se quedó dormida en el sol o tuvo que quedarse demasiado tiempo en ese partido de voleibol, he aquí lo que puede hacer:

**LA INSOLACIÓN ES ASUNTO SERIO.** Si tiene cualquiera de estos síntomas: mareos, escalofríos, náuseas, dificultad para respirar, llame a su doctor.

- Si su quemadura no es muy grave, parta una hoja de áloe y apliquesela en la piel para mitigar el ardor y lo rojo. Pero si necesita aliviar áreas de quemaduras de sol más extensas, abra unas cuantas hojas de áloe y póngalas a flotar en una bañera con agua fría. Manténgase en el agua por unos diez minutos.

- Eche la mitad de un tarro de Nestea en la bañera y remójese.

- Prepare dos bolsas de té regular en agua hirviente. Déjelo enfriar. Ponga las bolsitas sobre sus ojos por cinco a diez minutos. El ácido tánico absorbe la quemadura. (Esto aliviará no sólo las quemaduras del sol, sino cualquier tipo de quemadura).

- Tome Advil o cualquier otra medicina antiinflamatoria que no requiera prescripción, cada cuatro horas para reducir lo rojo y para aliviar la hinchazón.

- Apliquese una crema antioxidante –que tenga té blanco o verde, vitamina E o mantequilla Shea– o aceite de lavanda, lo que puede reducir la irritación y neutralizar los daños de radicales libres.

- Tome bastante agua, es posible que esté deshidratada y le hará sentirse mejor.

- Para prevenir las ampollas: aplique una compresa empapada de vinagre de vino tinto y hielo en la piel tostada por el sol.

- Para aliviar la piel que se está despellejando, sumerja un trapo en una mezcla de mitad agua y mitad vinagre de sidra de manzana, y póngasela con palmaditas suaves sobre la piel que se le está despellejando en el pecho y en los hombros. Apliquese aceite hidratante para el cuerpo. Algunos aceites (palo de bañón, almendra dulce, sésamo), no sólo funcionan como hidratantes intensos, sino también que se absorben más rápidamente en la piel y verá resultados más rápidos.

---

**PRODUCTOS:** Weleda Sea Buckthorn Body Oil; Sweet Almond oil (lo consigue en tiendas de alimentos naturales); Neutrogena Sesame Body Oil; Dr Hauschka Skin Care After-Sun Lotion; Kneipp Spa Massage oil.

## ADVERTENCIA: LOS CÍTRICOS Y ÉL SOL

El jugo de limón (o de lima) alejará a los insectos y le hará rayitos en el cabello. Pero en la piel, el ácido cítrico reacciona al sol y causa manchas color marrón llamadas berloque dermatitis. (Los perfumes que contienen ácido cítrico pueden causar la misma reacción y por eso no es una buena idea usarlo en el sol). Las manchas desaparecerán eventualmente, pero mientras tanto, cúbralas con maquillaje y protector solar, porque exponerse al sol repetidamente puede hacerlas permanentes.

### NARIZ ROJA

Es fácil que el protector solar se le resbale de la nariz, es la parte más grasosa de su cara. Si tiene la nariz tan roja como el venadito Rodolfo después de haber estado en el sol por algún tiempo, cubra su nariz con un corrector color crema hasta que lo rojo empiece a desaparecer. Aléjese del corrector rosado o el de tono verdoso. La próxima vez, aplique un poco de polvo traslúcido encima del protector para que se mantenga mejor. Y aplique el protector solar en la nariz nuevamente.

### PALIDEZ DEL PROTECTOR SOLAR

El protector solar deja en su piel un tono blancuzco. Unte un poco de su base o su crema hidratante con color en la palma de sus manos y mézclela con su protector solar antes de aplicárselo a la piel.

### AUTOBRONCÉESE

Primero, exfóliese, luego mezcle un poco de autobronceador con algo de humectante y aplique en las partes del cuerpo que están pálidas. El humectante nivelará todos los parches secos para que su bronceador no tenga rayas.

**PRODUCTOS:** Clarins Self Tanning Milk o Self Tanning Instant Gel; Sothys Self-Tanner Illuminating Express.

### EL AUTOBRONCEADOR ESTÁ DESAPARECIENDO

Cuando el autobronceador que se puso se ve como si estuviera en las últimas, use un exfoliador de cara o de cuerpo para nivelar el tono de su piel.

**PRODUCTOS:** Laura Mercier Face Polish; Avalon Organic Botanicals Exfoliating Enzyme Scrub; Astara Daily Refining Scrub.

## IRREGULARIDADES DEL AUTOBRONCEADOR

Antes de aplicar el autobronceador, frote un poco de loción para el cuerpo en las partes donde tiende a acumularse y a verse más oscura, como en los tobillos, las rodillas y en los dedos del pie. Para borrar las rayas que salieron por error, pruebe St. Tropez Self-Tan Remover.

## IMITE ESE COLOR DORADO

Aplique una loción corporal con brillo para darle a su piel —especialmente los hombros y las piernas— un precioso resplandor dorado.

**PRODUCTOS:** Nivea Silky Shimmer Lotion; Prescriptives Sunsheen Body Tint; Jergens Natural Glow Daily Moisturizer.

## PIES SUDOROSOS

Los pies sudorosos pueden ser un problema, especialmente si están atrapados en zapatos sintéticos o sandalias plásticas. Use medias de fibra natural, ande descalza o use sandalias de puntera abierta para que sus pies puedan respirar. Remoje sus pies en agua fría con un poco de vinagre de sidra de manzana o té frío, lo que reducirá la transpiración.

## DIGNA DE UNA SANDALIA

En el spa Sweet Lily Natural Nail en la ciudad de Nueva York, la dueña Donna Perillo endulza los pies con toda clase de ingredientes. Esta es la receta que usa para poner los pies en forma y listos para usar sandalias: mezcle en un procesador de alimentos media taza de nuez de castilla, media taza de azúcar morena y dos cucharaditas de miel, aceite de almendras y aceite de jojoba.

### tip

## MANCHAS DEL AUTOBRONCEADOR.

*Luego de ponerse el autobronceador, siempre lávese las manos inmediatamente. Pero si se le quedan manchadas, frótelas con la mitad de un limón y luego hidrátelas. O masajéese un exfoliador corporal en sus manos, repetidamente, durante unas cuantas horas.*

## PIEL ADOLORIDA Y TENSA DESPUÉS DE TOMAR SOL

*Aplique yogur simple en la piel y manténgalo puesto por diez minutos. Luego, enjuague con agua fría. Use cualquier yogur que tenga: leche entera, baja en grasa o sin grasa.*

Frótelo sobre los pies humedecidos. Enjuáguelos y luego póngase humectante.

### TALONES DUROS

Use un exfoliante para el cuerpo en sus talones mientras está en la ducha, luego pase una piedra pómez por sus talones. Antes de irse a la cama, aplique una crema rica en ácido glicólico y póngase medias. Déjelas puestas por toda la noche.

**PRODUCTOS:** Eucerin Plus Intensive Repair Lotion; Glytone Ultra Heel and Elbow Cream; Clinique Water Therapy Foot Smoothing Cream; Origins Reinventing the Heel; MD Formulations Pedicreme.

### ACTO DE DESAPARICIÓN

Para que su perfume no se evapore rápidamente durante los meses calientes del verano, ponga un poco de humectante sin olor en la palma de su mano, mezcle una cuantas gotas de su perfume y aplique sobre su piel.

**PRODUCTOS:** Osea Ocean Lotion; Origins Constant Comforter.

### GRANOS INFECTADOS EN EL ÁREA DEL BIKINI

Por la noche, póngase medicina para el acné o un ungüento antibiótico como el Neosporin. Para cubrirlos cuando vaya a la playa, aplíquese maquillaje o corrector con ácido salicílico.

**PRODUCTOS:** Clinique Acne Solutions Concealing Cream; Neutrogena SkinClearing Oil-Free Concealer.

### ARDOR EN LA LÍNEA DEL BIKINI

Como la depilación con cera puede hacer que la piel se torne sensitiva al sol, depílese un par de días antes de que se vaya a sus vacaciones en la playa. Si la línea del bikini le empieza a arder, alívielo con un gel de áloe vera. Dúchese después de haber estado en agua salada y no se exponga al sol.

---

**PRODUCTOS:** Brave Soldier Code Blue; Clinique CX Rapid Recovery Cream; Aquaphor Healing Ointment.

### HERPES ORAL

El herpes oral generalmente empeora al exponerse a la luz ultravioleta, y es por eso que es más común durante el verano. Puede ser provocado por la depilación del labio con cera, tratamientos de rayos láser, exfoliación química, Retin-A, y el estrés. Póngase un poco de Pepto-Bismol apenas que se sienta uno. Si le salen a menudo, pídale a su doctor que le recete Famvir, Valtrex, o Zovirax, y úselo apenas que sienta que uno le esté saliendo.

### PIEL SÚPER SENSITIVA

Los ácidos glicólicos hacen que la piel se ponga súper sensitiva a la depilación con cera, especialmente durante el verano. Si usa glicólicos en su cara con regularidad, use las pinzas para sacar sus cejas en vez de depilárselas con cera.

### EL ESMALTE SE PONE AMARILLO

Muchas marcas de esmaltes para uñas contienen el adhesivo nitrato de celulosa, que puede volverse amarillo cuando se expone al sol. Aplique una capa final que contenga acetato-butirato de celulosa (CAB) por encima del esmalte, y esto evitará que sus uñas se decoloren.

---

**P. ¿Qué puedo hacer acerca de los granos en el área del bikini y los pelos encarnados?**

**R.** Si tiene cabello ondulado o rizado, usted es especialmente propensa a esto. Para mantener la línea del bikini suave, use un exfoliante corporal cada vez que se bañe. Después que se depile con cera o se rasure, póngase un producto que contenga ácido salicílico, ácido beta hidróxido, aceite del árbol de té, o antioxidantes que calman la piel y mantienen a los granos a raya.

**PRODUCTOS:** Oloff Beauty Rash Decision ▪ Bliss Ingrown Hair Eliminating Peeling Pads ▪ Terax Original Body Pr' Ax ▪ Bikini Blaster Pads ▪ Tendskin ▪ Astara AHA Nutrient Toning Essence.

## BRILLO DE VERANO

*Use un esmalte de color sólido y una capa de esmalte brillante por encima. El brillo ayuda a mantener el color y se ve fabuloso en el sol.*

### UÑAS DE JARDÍN

Si trabajar en el jardín u otras actividades en el patio causa que sus uñas se decoloren, aplique las tiras blanqueadoras Crest en sus uñas... ¡trabajan de la misma manera que lo hacen con sus dientes!

### UÑAS MANCHADAS

Para remover las manchas en las uñas, remójelas en jugo de limón diluido en una taza de agua. O sumerja una esponja, un estropajo, o cualquier otro abrasivo, en vinagre de vino blanco y restriéguese. O use un exfoliador corporal sobre sus uñas.

### LAS UÑAS NO SE SECAN

Si las sumerge en un tazón de agua con hielo, el esmalte que toma para siempre en secarse en un clima húmedo y caluroso, se secará rápidamente.

### HUMECTANTE DERRETIDO

En el clima caliente, guarde en la nevera su gel, loción o crema, especialmente la crema para los ojos. El frío se siente bien en la piel, evita que el producto se derrita en el calor, y también ayuda a tonificar su piel.

### COLOR DESTEÑIDO

Si el color de su cabello se ha desteñido, revívalo usando un champú realzador o un champú que deposite color intercaladamente, hasta que el color se intensifique nuevamente. (No lo use todos los días porque haría que su cabello se pusiera pesado y sin vida.)

---

**PRODUCTOS:** Aura Clove Shampoo (morenas); Madder Root Shampoo (pelirrojas); o Blue Malva Shampoo (rubias); Mine Shampoo; Te Tao Colour Enhancing Shampoo.

CONTROL DEL CLIMA 139

## PROTEJA EL COLOR DE SU CABELLO

El sol, el surfing, el cloro y el aire lleno salitre pueden hacer que el color de su cabello se destiña... ¡rápidamente! El sol reacciona con cabellos que han sido tratados químicamente y oxida el color, y la única manera de retardarlo es cubriéndose con una pañoleta o con un sombrero. Los protectores solares para el cabello realmente no funcionan. A continuación algunos consejos para «mantener» el color de su cabello y para que no se destiña:

- Espere al menos de 24 a 48 horas para lavarse el cabello luego de habérselo teñido.

- Aplique con una peinilla un acondicionador protector por todo el cabello, seco o mojado, antes de irse a nadar.

- Después de nadar, lave o enjuague el cabello lo más pronto posible.

- Use un champú suave específicamente diseñado para cabellos teñidos.

- No se lave el cabello con champú todos los días. El agua oxida el color hasta más que el sol y hace que se destiña más rápidamente.

- No se seque el cabello demasiado. Si usa una secadora de pelo, mantenga la temperatura baja.

### SE ESTÁ PONIENDO VERDE

Si el cloro tiende a cambiar su cabello rubio de botella a verde, (1) enjuague el cabello con seltzer o club soda apenas salga de la piscina; (2) enjuague con jugo de tomate o frote ketchup por todo el cabello para quitarse lo verde. (vea el Capítulo 10, página 202.)

### ESTÁTICA DE VERANO

La humedad puede hacer que el cabello lacio tenga pelos parados. Después que se ponga humectante, pase sus manos por su cabello. Lo que sobra del humectante alisará los pelos que están fuera de lugar. O rocíe su cepillo con un fijador sin aerosol, y cepíllese todo el cabello (el fijador en aerosol es muy ligero para que funcione).

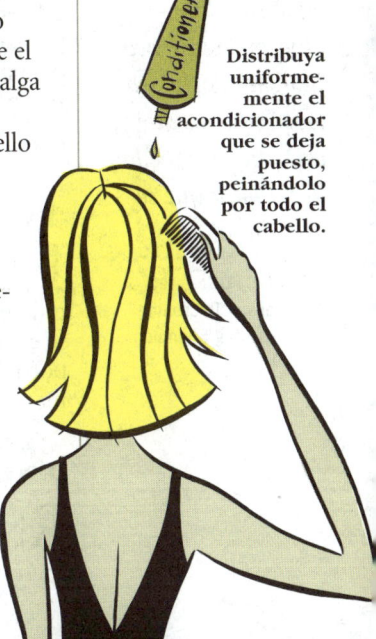

Distribuya uniformemente el acondicionador que se deja puesto, peinándolo por todo el cabello.

## SEXY CON AGUA SALADA

*¿Recuerda cuán abundante y sexy se ve su cabello después de un día en la playa? ¡Es la sal! Así que si su cabello queda sin vida como a las cuatro de la tarde, rocíelo con agua salada y alborótelo un poco. El agua reactivará los productos que ya están en su cabello y la sal hará que se vea abundante.*

**PRODUCTOS:** Lavett & Chin Seasalt Thickening Mist; Lush Big Shampoo.

### ENREDO TOTAL

La exposición al sol puede maltratar las hebras de su cabello y hacer que se enreden. Antes de nadar, póngase en el cabello seco o húmedo un poco de acondicionador del tipo que se deja puesto.

### CABELLO RESECO

Busque tratamientos y mascarillas hidratantes que terminen en –amine, porque los aminoácidos fortalecen el cabello.

**PRODUCTOS:** Pantene Deep Hydrating Treatment (para todo tipo de cabello); John Frieda FrizzEase Miraculous Recovery Deep Conditioning Treatment (cabello rizado); Lancôme Force Densite Extra Density Replenishing Mask (cabello fino).

### PELO LACIO ENCRESPADO

Hasta el cabello lacio se puede encrespar. Para combatir el encrespado, mezcle un poco de gel como del tamaño de una monedita en la palma de su mano, con un poco de pomada, y póngaselo por todo el cabello con palmaditas. Apliquese un acondicionador que se deja puesto y gel, al cabello mojado.

**PRODUCTOS:** Tressa Texturizing Paste (para cabellos cortos con peinados de punta); Hairgum Pomada (pomada vegetal).

### PELO RIZO ENCRESPADO

Frote un poco de suero de brillo entre las palmas de sus manos y póngaselo por todo el cabello con palmaditas. Hará que no se encrespe y le dará brillo. O póngase un poco de crema estilizadora en la palma de sus manos y frótelo por todo el cabello.

### CABELLO COMPLETAMENTE ENCRESPADO

Rocíe el cabello con un fijador sin aerosol, lo que le dará adherencia, evitará que se encrespe y también quedará suave al tacto.

## RIZOS MÁS SUAVES

Si su cabello tiene muchos rizos y usted quiere definirlos, frote un poco de crema para el cabello entre las palmas de sus manos, envuelva una parte del cabello (un cuarto de pulgada para rizos pequeños, media pulgada para rizos más grandes) alrededor de su dedo índice, y suéltelo. Déjelo secar al aire libre o use una secadora de pelo con difusor a temperatura baja.

## REAVIVE SU CABELLO

Para reavivar su cabello rápidamente, póngale gel a unos cuantos ganchos para pelo, póngalos al frente de su cabello, levantándolo ligeramente, y déjelos puestos por diez minutos. O incline su cabeza hacia abajo, rocíe un voluminizador en las raíces, y estrújelo empezando desde las raíces.

**PRODUCTOS:** Aveda Voluminizing Tonic; Nexxus Vita Tress Conditioning Volumizer; Frédéric Fekkai Instant Volume Spray.

## CABELLO QUEMADO POR EL SOL

Aplique un acondicionador de los que no se enjuaga o una mascarilla acondicionadora.

**PRODUCTOS:** Pantene Pro-V Overnight Repair Intensive Treatment; Kerastase Nutri-Liss; L'Oréal Vive Smooth-Intense Masque (para cabello encrespado); Warren-Tricomi Cabana Collection Leave-In Conditioner.

## CABEZA CALIENTE

Si tiene que secarse el cabello con secadora en el verano, séquelo bien con una toalla primero para disminuir el tiempo del secado. Entonces, séquese sólo cerca del nacimiento del pelo. Mantenga la secadora en la temperatura fría o mediana por todo el verano, para reducir la resequedad. Piense en invertir en una secadora iónica, que reduce a la mitad el tiempo del secado y neutraliza la descarga electrostática, lo que significa que el cabello se le va a encrespar menos.

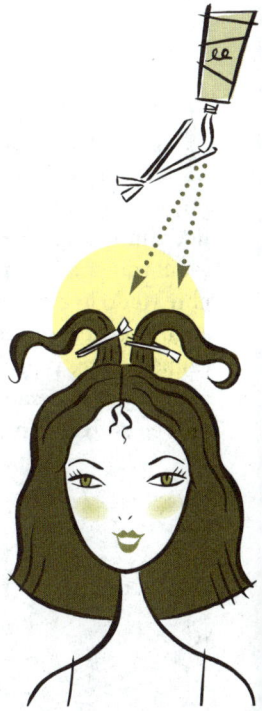

**Necesitará como unos cuatro a seis ganchos para «levantar» la parte de arriba de su peinado.**

# EL INVIERNO

El clima frío parece drenar cada gota de humedad de nuestra piel y nuestro cabello. Hasta las uñas se ponen frágiles cuando la temperatura baja y sopla viento más seco. Ya sea que haya sido causado por un sombrero de lana (el cabello queda con la forma del sombrero), una chimenea acogedora (la cara le queda roja), un día en las pistas de esquí (quemadura a causa del viento), o una simple caminata al aire libre (todo lo dicho anteriormente), el resultado es un llamado de belleza angustioso: cabello seco, caspa, uñas quebradas, piel escamosa, «garras de caimán» y cosas peores. Cuando el clima está en su peor momento, su régimen de belleza tiene que ser lo más gentil posible. He aquí los cambios en su régimen para el invierno.

Cambie a un limpiador en crema, junto con un humectante más espeso o un aceite emoliente. Para contrarrestar la piel reseca y escamosa, exfolie suavemente para que la piel pueda absorber mejor el humectante. A menos que su piel sea extremadamente grasosa, disminuya su régimen de limpieza al enjuagarse sólo con agua en las mañanas, y guarde el limpiador hasta la noche. Demasiado limpiador le quita a la piel los aceites protectores «naturales». No se olvide de usar una loción en crema para las manos, y mime su cabello con un tratamiento acondicionador profundo cada varias semanas.

# EL INVIERNO: TEMPORADA DE CAMBIOS

Algunos tipos de maquillaje y de técnicas para el cuidado del cabello son mejores para el clima frío. A continuación su lista de control para el invierno:

## MAQUILLAJE DE INVIERNO

☐ Base en crema o luminosa (reflejadora de luz) para contrarrestar la resequedad y darle a la piel un resplandor con trasfondos de color melocotón, albaricoque y rosado, y así añadir calidez a una piel pálida y lánguida.

☐ Polvo compacto o traslúcido
☐ Colorete en crema
☐ Lápiz labial cremoso
☐ Rimel que no sea a prueba de agua (los que son a prueba de agua pueden resecar)

## CABELLO DE INVIERNO

☐ Lave con champú con menos frecuencia, dos veces a la semana, a menos que su cabello sea grasoso.

☐ Evite usar la temperatura alta en su secadora de pelo, y cada vez que le sea posible, deje que su cabello se seque al aire libre.

## CARA PÁLIDA

Añada calidez a su piel con un toque de bronceador en gel mezclado con un hidratante. O aclárese el cabello alrededor de su cara, lo que hace que la piel se ilumine.

## LABIOS AGRIETADOS

Exfolie los labios suavemente con un cepillo de dientes y con vaselina, su exfoliador facial o con un producto para exfoliar los labios. Luego aplique un bálsamo labial.

**PRODUCTOS:** Clinique All About Lips; Benefit Cosmetics Lipscription.

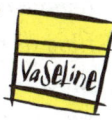

Use un cepillo de dientes con cerdas suaves para exfoliar sus labios.

## TRISTEZA INVERNAL

Piense en coloretes en crema o en gel color melocotón o rosado, que dan calidez a cualquier tipo de piel, aun en medio del invierno. Si su piel es mediana a oscura, pruebe el color albaricoque más intenso.

## PIEL DE SERPIENTE CON PICAZÓN

*Envuelva un puñado de avena en una toallita o en una estopilla y póngala debajo del agua caliente hasta que quede empapada. Siéntese en el borde de la bañera y ponga la toallita sobre las partes secas que le estén picando, exprimiendo levemente por unos cuantos minutos. O remójese en un baño tibio de avena, no caliente. Luego, rocíese la piel con Aveeno Anti-Itch Gel Spray o Soothing Care Itch Relief Spray.*

### LABIOS RESECOS

Los productos con alcanfor, como el Blistex o el Carnex, pueden resecar los labios. Busque un bálsamo labial que tenga mantequilla shea o cera de abeja.

**PRODUCTOS:** Burt's Bees Beeswax Lip Balm; L'Occitane Shea Butter Lip Balm; Jurlique Lip Care Balm; Eau Thermale Avène Lip Balm with Cold Cream.

### PIEL RESECA, CARA TENSA

Rocíe su cara con agua fría y seque con palmaditas antes de aplicarse el humectante. Hará que su piel se rellene muy rápido.

### PIEL SÚPER SECA

Después de bañarse o darse una ducha, séquese con una toalla dándose palmaditas, pero deje la piel humedecida. Luego masajéese una crema hidratante en la piel por un par de minutos —no se lo ponga rapidito y ya— para que así tenga tiempo para absorberlo. (Mantenga la puerta del baño cerrada para atrapar el vapor mientras que se aplica la crema.)

### BAÑO MUY FRÍO

Un baño frío puede enfriar su cara y su hidratante. Ponga un poco de crema (o loción) en la palma de su mano, ponga la otra mano por encima por un minuto o dos para calentarla, y luego aplíquela. Esta se sentirá mejor y también se absorberá mejor en la piel.

### NARIZ ROJA

Ante de salir en un día ventoso (o cuando su nariz esté irritada por un resfriado) meta un palillo de algodón Q-tip en vaselina

# CONTROL DEL CLIMA

y aplique un poquito en el borde inferior del orificio nasal, para evitar tener una nariz roja, adolorida y agrietada.

## HOMBROS FRÍOS

Para darle calidez a la piel descubierta en ese traje de noche con tirantes, aplique un poco de aceite corporal a sus hombros, su espalda, su pecho y escote, y luego póngales polvo brillante con una brocha grande. ¡Su piel brillará!

## PIES NO TAN DULCES

Sus pies tienen más de 250.000 glándulas sebáceas y cuando están atrapadas dentro de sus botas todo el día, el sudor aparece. Rote sus zapatos y sus botas para darles un día de descanso entre uno y otro, y puedan secarse. De día, frote sus pies con bicarbonato de soda, arrurruz (maranta), o harina de maíz. Estos productos funcionan tan bien en sus pies como lo hacen con los olores de la nevera. Además, pruebe un desodorante para los pies o ponga en sus botas las plantillas que absorben el olor.

---

**PRODUCTOS:** Gold Bond Foot Spray; Gold Bond Foot Powder; Dr. Scholl's Odor Destroyers Shoe Freshener Women's Insoles.

## LABIOS AGRIETADOS

En un clima frío y ventoso es posible que le salgan algunas grietas cerca de las esquinas de su boca, que a menudo son causadas por infecciones de levadura. Aplique en las grietas un poco de Lamisil o Lotrimin, que son dos cremas fungicidas, siendo cuidadosa de que no le llegue a la boca. Mientras están sanando, lo que toma como una semana, trate de no usar lápiz labial y sustitúyalo por vaselina.

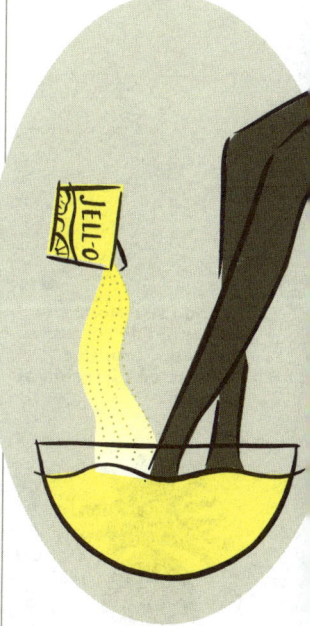

**De noche, remójese los pies en un tazón de gelatina Jell-O. ¡Sí funciona!**

## PIEL ROJIZA

Si usted es rubia natural, su cara puede irritarse y tornarse roja a causa del viento y el frío. Aplíquese un trapo frío en las mejillas cuando se meta adentro. Esto evita que sus vasos capilares se dilaten por el cambio radical de temperatura. Y pruebe estos productos antiinflamatorios, que pueden ayudarle a aliviar la irritación.

**PRODUCTOS:** Prescriptives Redness Relief Gel; Clinique CX Redness Relief Cream; NuSkin Epoch Calming Touch Soothing Skin Cream; Eucerin Redness Relief Daily Perfecting Lotion.

**Cuando se exfolie con un cepillo de cerdas naturales, cepíllese siempre en dirección al corazón.**

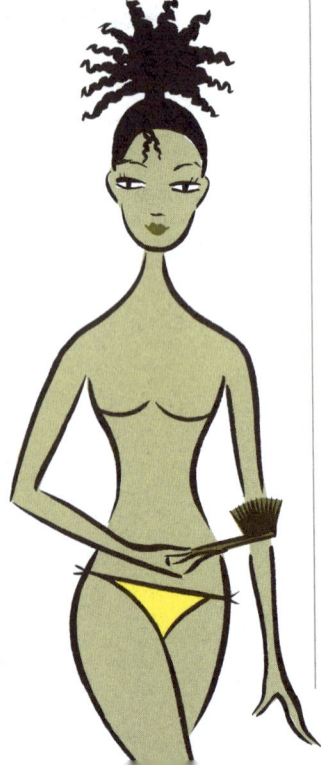

## PIEL CENIZA

Durante el invierno, las mujeres afroamericanas tienden a tener la piel ceniza, como resultado de la acumulación de piel seca, pálida y grisácea por todo el cuerpo. Para restaurar el resplandor de su piel, cepíllese con un cepillo de cerdas naturales antes de meterse a la ducha, e hidrátese con una loción que contenga glicerina, que atrae humedad a la piel.

**PRODUCTOS:** Jergens Ash Relief Moisturizer; Olay Quench Body lotion; L'Occitane Body Balm Honey Harvest.

## GRANOS PEQUEÑOS

Esos granos pequeños en la parte de atrás de sus brazos y piernas salen cuando las células muertas se acumulan alrededor de un folículo. Son especialmente comunes cuando su cuerpo está envuelto en varias capas durante el invierno. Exfolie cada vez que se meta a la ducha o tome un baño, con una esponja, un estropajo, un exfoliador corporal o una esponja pulidora. Después de bañarse, aplique una crema hidratante, y los granos deberán desaparecer en unas dos semanas.

**PRODUCTOS:** Neutrogena Skin Smoothing Body Lotion; MD Formulations Glycolic Hand and Body Cream; Eucerin Plus Intensive Repair Lotion.

### UÑAS QUE CRECEN LENTO

El invierno hace que todo vaya más lento, hasta el crecimiento de las uñas. Para hacer que sus uñas crezcan más rápido durante la temporada de crecimiento lento, tome suplementos de Omega-3 (aceite de pescado). Puede conseguirlos en tiendas que venden alimentos naturales.

### EVITE QUE SE PARTAN

Para extender la vida de su manicura, use una capa final junto con este truco: Después de cada capa de esmalte, lleve la brocha hasta el borde de la uña. Después que se aplique la capa final de brillo, lleve la brocha por debajo de la punta de cada uña para protección adicional que evitará que se le partan.

### UÑAS QUE SE PELAN

Para fortalecer las uñas secas que se pelan, remoje sus manos en leche tibia. Séquelas con palmaditas. Luego hidrate sus uñas con un buen fortalecedor de uñas.

**PRODUCTOS:** Essie Millionails Nail Strengthener; DDF Anti-Fungal Cuticle and Nail Treatment; Dr. Hauschka Neem Nail Oil.

### MANOS ESCAMOSAS

Mantenga su exfoliador corporal cerca del lavamanos. Después de lavarse las manos, frótelas con el exfoliador.

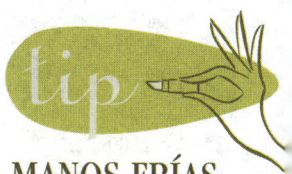

## MANOS FRÍAS

*Pruebe una crema de manos que tenga menta, romero o jengibre, ya que estimulan la circulación y traen calor al área, o guarde un calentador de manos al estilo japonés, en los guantes o en la cartera.*

## TRABAJO NECESARIO

En los 1800s, las mujeres europeas dormían con guantes humectantes con agua de rosas, aceite de almendras y una yema de huevo por dentro. Algunas hasta envolvían sus manos en carne cruda para «ablandar» sus manos durante la noche. Hoy día, una buena crema para las manos hará el trabajo. Busque una loción o crema que tenga glicerina y aceites de plantas, ya que la piel los absorbe bien y no dejan residuos pegajosos. Aplique crema de manos por lo menos dos veces al día, especialmente después de lavarse las manos.

**PRODUCTOS:** Jurlique Lavender or Rose Hand Cream; Ole Henriksen Hands Forward Cream; Eau Thermale Avène Hand Cream with Cold Cream; Kiehl's Ultimate Strength Hand Salve; Neutrogena Norwegian Formula Hand Cream.

### GARRAS DE CAIMÁN

Las manos secas y agrietadas son más propensas a infectarse porque las bacterias pueden meterse en las grietas de la piel más fácilmente. Aplique una cantidad generosa de crema en las manos y en las uñas, métalas en una bolsa plástica, y envuélvalas en una almohadilla térmica por quince minutos.

**PRODUCTOS:** Elizabeth Arden Eight-Hour Cream Intensive Moisturizer Hand Treatment; Nivea Restorative Night Hand Creme; Sally Hansen 18-Hour Protective Hand Creme.

### ESCAMAS MUY RESISTENTES

Corte la parte de los dedos a unas medias elásticas deportivas de algodón, aplique un humectante pesado en sus codos y rodillas, y cúbralas con la media antes de dormir.

**PRODUCTOS:** Palmer's Shea Butter Formula Lotion; Kiehls Intensive Treatment and Moisturizer; St. Ives 24-Hour Moisture.

### CODOS Y RODILLAS ESCAMOSAS

Exfolie la piel seca con un cepillo de cerdas naturales o con un cepillo de dientes viejo. Caliente un poco de aceite de oliva o aceite de almendra dulce, viértalo en dos tazones pequeños, y remoje sus codos en ellos por diez minutos. Límpielos bien y luego hidrátelos con una crema suntuosa.

### ELIMINADOR DE ESCAMAS RÁPIDO

Para suavizar los codos y las rodillas en un santiamén, póngase un poco de «emoliente rápido».

**PRODUCTOS:** Fresh Sugar Shea Butter To Go; Nature's Gate Organics Body Stick.

## PARCHE ESCAMOSO

Para deshacerse del parche de piel escamosa que tiene en la cara, busque cremas que contengan ácido láctico, un tipo de ácido alfa hidróxido.

**PRODUCTOS:** AmLactin XL Moisturizing Lotion; Neutrogena Healthy Skin Face Lotion.

## POCO BRILLO

Si sus piernas están muy pálidas aún para el invierno, pruebe Jergens Daily Glow, una loción corporal que viene mezclada con un bronceador.

## AZOTADA POR EL VIENTO

Antes de irse a las montañas, aplique una crema espesa con ingredientes oclusivos como dimethicone o mantequilla shea, para proteger a su piel contra el viento fuerte y aliviar el enrojecimiento de su piel causado por este.

## CABEZA CALIENTE

Proteja su cabello de las ráfagas calientes de las secadoras de pelo con productos de protección contra el calor.

**PRODUCTOS:** Paul Mitchell Heat Seal; Redken Spray Starch; Pantene Heat Protector Spray.

## CUERO CABELLUDO QUE PICA

El aire frío que contrae las venas, puede hacer que su cuero cabelludo se sienta tenso y con picor. Antes del champú, cepille el cuero cabelludo suavemente con un cepillo de cerdas naturales para estimular la circulación y aliviar el picor. Además, ¡se siente muy bien!

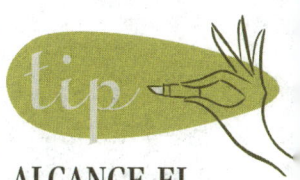

## ALCANCE EL BRILLO

*Moje una toallita con agua caliente y exprima en ella jugo de lima. Presiónela contra su cara y déjela puesta por unos minutos. Repita dos o tres veces. Usted va a brillar como si se hubiera parado de cabeza en una clase de yoga.*

## UN MOMENTO DE RIMEL

*Cuando el viento esté soplando, sus ojos estén llorando y su rimel se esté corriendo, usted deseará haber probado esto: Después de aplicarse una capa de rimel, meta un palillo de algodón Q-tip en polvo suelto y póngalo sobre sus pestañas mojadas. Luego aplique otra capa de rimel.*

### CUERO CABELLUDO RESECO

Antes del champú, enjuáguese el cabello y el cuero cabelludo con sidra de manzana. Esto alivia el cuero cabelludo tenso y seco, y remueve cualquier acumulación de productos estilizadores.

### BENEFICIO EN LAS PESTAÑAS

Las mujeres francesas usan extensiones de pestañas que se ponen con una varita de rimel. Cuando las pestañas aún están mojadas luego de una capa de rimel, aplique Longcil Extender, producto con fibras pequeñas que se pegan al rimel. Aplique una segunda capa de rimel y ¡voilá!

### CABELLO SIN VIDA

Rocíe un poco de aceite de camelia o un aceite de cocina ligero en sus manos, frótelas y dése palmaditas por todo el cabello.

**PRODUCTOS:** Darphin Protective Shining Oil with Camellia; Leonor Greyl Magnolia Oil.

### CABELLO DEMASIADO RESECO

No se lave el cabello con champú. Sólo aplique acondicionador a su cabello seco o mojado. Cúbralo con una gorra plástica y póngase a trabajar alrededor de la casa por unos diez a quince minutos. El calor de su cuerpo atrapado debajo de la gorra de plástico calienta el acondicionador para que así penetre mejor. Enjuáguelo, ¡y notará lo suave y brillante que se ve su cabello!

### CABELLO FRÁGIL

Aplique su acondicionador usual en el cabello seco o mojado. Humedezca una toalla y póngala en el microondas por veinte segundos. Envuelva su cabello con ella y déjala puesta por quince minutos.

### VIENTO SOPLANDO

Si vive en una ciudad muy ventosa, pero no le gusta el look de que el viento la despeine todo el tiempo, aplique un acondicionador de los que no enjuaga antes de salir de la casa, y échese el cabello hacia atrás en una cola de caballo. Cuando llegue al trabajo, sacuda su cabello suavemente.

### CABELLO DE SOMBRERO

Si necesita levantarse el cabello después de quitarse el sombrero, incline su cabeza hacia abajo y sacúdala, luego rocíe unas cuantas gotas de agua en los dedos, y páselos por todo el cabello, levantando sus dedos con movimientos irregulares. El agua reactivará los productos estilizadores y levantará su cabello.

### TODA EXALTADA

Si se levanta con todos los pelos parados, trate de dormir sobre una funda de satín. El satín no causa fricción, lo que puede provocar que su cabello quede todo parado. Cuando se peine, no empiece desde las raíces, sino desde las puntas y luego vaya subiendo poco a poco.

### DESTEÑIDA

El color natural del cabello también se destiñe, especialmente por tomar mucho sol y por los muchos baños calientes que se da en el invierno para calentarse. Lávese el cabello con agua fría, pruebe un champú que realce el color (busque los que tienen depósito «sin color») y aplique un gel con partículas de brillo para avivarlo mientras tanto.

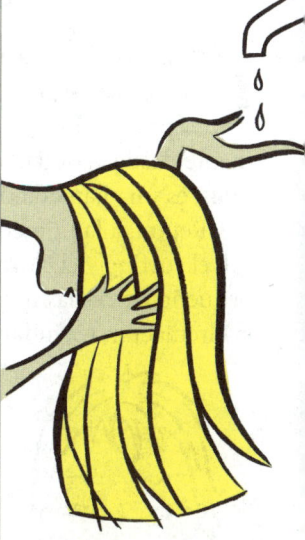

**Eche la cabeza hacia abajo y «sacuda» un poco de aire en su cabello.**

# estaciones de transición

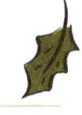

## PRIMAVERA Y OTOÑO

Cuando las estaciones cambian, su piel necesitará algunas terapias especiales para que la transición sea más fácil. Para probar si su piel está deshidratada, empuje su mejilla suavemente desde la quijada hasta el pómulo. Si ve muchas líneas pequeñitas, es una llamada de auxilio.

Reponga la humedad que su piel ha perdido por los efectos del sol, el surfing y el cloro. Aplique crema humectante y use un cepillo pequeño de cerdas naturales para frotarla en la piel. Esto estimulará la circulación y ayudará a que el humectante se absorba más eficazmente. Su piel se verá mejor inmediatamente.

Siempre trate de hacerse un facial entre estaciones. Después del verano, un facial le ayuda a limpiar los poros tupidos, eliminar la piel escamosa y a aclarar la piel para que el humectante pueda penetrar más profundamente en el invierno. Después del invierno, un facial ayuda a quitar las células muertas. Si no puede ir a un profesional, tome unos veinte minutos en la mañana de un fin de semana para darse un minifacial exfoliante e hidratante en casa: limpie, exfolie y aplique una mascarilla hidratante sobre la piel por quince minutos mientras está trabajando alrededor de la casa.

Como diría Ricitos de oro, el otoño es «sencillamente perfecto», y es por eso que tiende a balancear o a normalizar el cabello que está excesivamente seco o grasoso, y la piel también. Al pasar del otoño al invierno, proteja su piel cambiando a un humectante

# LLUVIAS PRIMAVERALES

La caspa se vuelve un problema más serio durante la primavera y el otoño. El vinagre puede matar la bacteria que se piensa que es la causa de la caspa. Frote un puñado de vinagre en su cuero cabelludo limpio. Déjeselo puesto por dos minutos, luego enjuague. Repítalo todos los días por una semana o hasta que vea mejoría. O pruebe Nizoral, un champú suave para la caspa que puede comprar en la farmacia, o un champú de aceite del árbol de té. La caspa afecta a las mujeres afroamericanas de quince a veinte por ciento más que la población general, según la doctora Jeanine Downie, autora del libro «Beautiful Skin of Color» [Piel de color hermosa]. «El cabello afroamericano es más seco, así que no se lava con tanta frecuencia», dice ella. «Y usamos bastante pomadas pesadas y geles que se acumulan en el cuero cabelludo. Una manera de combatir la caspa es restregándose el cuero cabelludo muy bien con la yema de los dedos —no con las uñas— y dejándose el champú puesto por cinco minutos.

más pesado y oclusivo, que tenga la consistencia como la de una crema de noche. Al pasar de la primavera al verano, una loción más ligera funcionaría. Y a través de cada una de las estaciones, siempre use un protector solar.

Cuando el color de su piel está en transición entre las estaciones, mezcle sus bases de verano y de invierno hasta que consiga el tono perfecto. O para que ese bronceado resplandeciente del verano le dure, use un hidratante con color que sea medio tono más oscuro que su piel.

### *tip*

## ALERTA PARA SUS PESTAÑAS

*Para evitar que sus pestañas se debiliten, aplique delicadamente un poco de crema para los ojos antes de irse a dormir, para mantenerlas suaves y flexibles.*

# EL MUNDO EXTERIOR

### CAPÍTULO VIII

# MEDICAMENTOS Y ESTRÉS

La mayoría de las mujeres vive haciendo malabarismos con vidas tan ajetreadas, que no les sobra tiempo para la belleza, y ni hablar de otras cosas. Vivir un estilo de vida tan a prisa —siempre tarde, haciendo demasiadas cosas al mismo tiempo— lleva al estrés, ¡y muy serio! No importa cual sea la causa —las preocupaciones financieras, las presiones del trabajo, hacer diversas tareas al mismo tiempo— todo estrés eventualmente se vuelve físico.

La respuesta del cuerpo al estrés es liberar adrenalina, lo que inicialmente da una subida repentina de energía, pero cuando el estrés se vuelve una costumbre diaria, las hormonas del estrés se acumulan en el cuerpo. Le harán sentir con los nervios de punta y muy agotada... y así también se verá. Los medicamentos comunes que tomamos para aliviar el estrés, algunas veces también pueden agravar el problema con inesperados efectos secundarios relacionados a la belleza. Cuando la vida está tan llena de estrés, hasta el hecho de pensar que tiene que tomar un tiempo de descanso, puede hacerla sentir, bueno... estresada.

En el Golden Door Spa en Escondido, California, una terapeuta de conducta llamada Cindi Peterson, le enseña a sus clientes estresados una filosofía japonesa que se llama «kaizen». Una traducción liberal sería algo como: «cambios a pasitos de bebé», lo que Peterson sugiere como una forma de combatir y controlar el estrés. Tal vez tomar un tiempo de descanso para ir a un relajante spa o centro vacacional está fuera de su alcance, pero la idea de kaizen —un cambio pequeño—, «de cierta manera parece razonable, y hasta divertido, y realmente ayuda», comenta Peterson. Si toma en pedacitos esos tiempos de descanso que combaten el estrés —meditar por cinco minutos, hacer una postura de yoga, o hasta ponerse una mascarilla facial restauradora— podrá controlarlo más fácilmente. Será más eficaz y más productiva. Se sentirá mejor y se verá mejor también.

Este capítulo ofrece sugerencias a pasitos de bebé para controlar y prevenir el estrés, así como también formas para arreglar las consecuencias que tiene este sobre su cuerpo en el trabajo y en la casa. También tiene algunas noticias sorprendentes sobre los efectos secundarios de algunos medicamentos en la belleza, y qué se puede hacer.

**Asegúrese de poner ideas para aliviar el estrés y «tiempos de descanso» en su lista de «quehaceres».**

# EL ESTRÉS DIARIO

¡Demasiado estrés puede causarle un sinnúmero de desastres de belleza! Puede que su cara se le brote y su piel se le manche. Su cuello y sus hombros se pongan tan tensos que camine encorvada, y que se coma las uñas hasta la base. La falta de sueño parece haberle dejado círculos negros permanentes debajo de los ojos, y su cuero cabelludo está tan seco que se está rascando como un mono. A continuación, cómo encontrar alivio.

## ALIVIO AROMÁTICO

En 460 A.C., Hipócrates recetó una fragancia para tratar los «trastornos nerviosos», el término antiguo para el estrés. No es ningún secreto que los aromas le pueden mejorar el ánimo, e investigaciones por la Smell and Taste Treatment and Research Foundation lo han comprobado. En vez de correr a preparar galletitas de chocolate y terminar comiendo la masa cruda, abra el frasco de esencia de vainilla y huélalo.

### SIN ENERGÍA

Para recargar las baterías cuando su energía esté baja, haga lo que las grandes culturas balnearias alrededor del mundo han hecho por siglos: sumérjase en un baño caliente y frío. Empiece tomándose una ducha caliente. Suba la temperatura a bien caliente, después cámbiela de repente a bien fría, y luego a caliente otra vez. Pero no lo haga por demasiado tiempo; un ciclo de una a cuatro rotaciones es suficiente. No haga esto si está embarazada o si tiene la presión alta.

### TENSIÓN EN LA CABEZA Y EN EL CUELLO

Para aliviar la tensión, masajéese el cuero cabelludo con las yemas de sus dedos con pequeños movimientos circulares y su piel va a resplandecer.

### PIEL IRRITADA

Las mujeres francesas usan aguas termales sobre la piel —con selenio, un antiinflamatorio— y nosotras también deberíamos hacerlo.

**PRODUCTOS:** Vichy Laboratories Thermal Lotion; La Roche Posay Rosaliac Skin Perfecting Anti-Redness Thermal Spray.

## BAJO FLUJO DE ENERGÍA

Cepíllese el cuerpo en seco antes de meterse a la ducha por la mañana. Con un cepillo de mango largo con cerdas naturales o con un estropajo (de la tienda de alimentos naturales o de una tienda de Bath & Body), cepíllese las piernas, luego los brazos, desde las yemas de los dedos de las manos y de los pies hacia el corazón. También cepíllese el torso hacia el corazón, pero sea muy cuidadosa con el área de sus senos, y evite cepillarse la cara. Sentirá un leve hormigueo en el cuerpo por el incremento de la circulación, ¡y le regresarán las ganas de levantarse y seguir adelante!

## ¿SE SIENTE NERVIOSA?

Ponga las muñecas bajo agua fría por un par de minutos para calmarse.

## HECHA NUDOS

Hasta las langostas se relajan cuando se les dan masajes, pareciera como si los ojos se le salieran de órbita. Cuando no pueda alcanzar las partes tensas de su espalda o de sus hombros, acuéstese de espaldas en el suelo y ruede sobre un rodillo o sobre una bola de tenis hasta que todos los nudos se le hayan ido.

## ESPINILLAS A LA VISTA

No hay nada como el estrés para que le salgan espinillas. Si siente que ya viene una en camino, antes de irse a dormir, aplique un medicamento específico con ácido salicílico en el lugar donde le esté saliendo la espinilla, y si tiene suerte, la espinilla se habrá ido cuando toque el clarín.

**PRODUCTOS:** Clean & Clear Overnight Acne Patches; Bye Bye Blemish Drying Lotion; Neutrogena On-the-Spot Acne Patch.

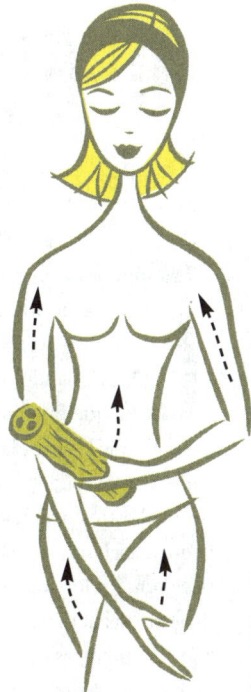

**Dos por uno: Exfolie su piel y estimule la circulación.**

# el estrés crea líos

## Remedios para las espinillas

¿Espinillas a los 30 años? ¿A los 35? El acné adulto puede caer como de sorpresa, especialmente cuando usted ya pensaba que finalmente había dejado atrás las tribulaciones de la adolescencia. Bueno, no hay nada como el estrés para hacer que esas pequeñas glándulas sebáceas astutas se agiten. En los adolescentes, la mayoría del acné se encuentra en la zona-T, mientras que el acné adulto se agrupa alrededor de la boca y la barbilla. He aquí los tratamientos más comunes para los brotes pequeños. Algunos requieren una receta médica y otros no. La mayoría del acné puede controlarse con un régimen de limpieza constante, incluyendo medicamentos, y un facial ocasional (cada seis meses). Si tiene un caso severo de acné, visite a un dermatólogo (Vea Desastres de Belleza, páginas 48-49, y Preadolescentes y Adolescentes en las páginas 63-67, para más información sobre las espinillas).

■ **Ácido salicílico:** Los limpiadores y tratamientos que se compran sin receta médica pueden destapar los poros para sanar las espinillas.

■ **Aceite del árbol de té:** Mata las bacterias que causan el acné y seca las espinillas.

■ **Cremas con ácido glicólico o peeling químico:** Exfolian la capa superior de la piel para remover las células muertas y el exceso de sebo, y para ablandar los puntitos negros.

■ **Retinoides:** (Derivados de la vitamina A) como Differin, Tazorac, Tretinoina y Avita, normalizan la descamación de la piel, pero pueden causar resequedad, enrojecimiento y despellejamiento. Puede ser riesgoso para las mujeres embarazadas.

■ **Antibióticos tópicos:** Como la clindamicina (Cleocin) y la sulfonamida (Klaron) matan bacterias.

### DRENAJE CEREBRAL

Acuéstese en la cama y deje caer su cabeza desde el borde. Con esto hará que la sangre vaya directamente hacia su cerebro (¡donde debería estar de todos modos!), y así estimulará la circulación hacia las células de su piel, para que usted se vea y se sienta más despierta.

### LAS MORDIDAS DEL ESTRÉS

Para que no me mordiera las uñas, mi mamá me decía que me sentara sobre mis manos, lo que era un problema porque al parecer ¡necesitaba mis manos para hablar! En vez de eso, mantenga un tubo de crema de manos en su cartera. Cuando se quiera comer las uñas, póngasela y el sabor servirá para disuadirla. Como uno de los perros de Pavlov, eventualmente se acondicionará a no morderlas.

### CUTÍCULAS SÚPER RESECAS

Si sus cutículas están demasiado resecas, lo que hace que aumente la tentación de mordérselas, ¡no lo haga! Frótelas con aceite de oliva (la oliva contiene squalene, un hidratante fabuloso), o con una crema para cutículas.

---

**PRODUCTOS:** Kiehl's Imperiale Moisturizing Cuticle Treatment; Nailtiques Cuticle and Hand Conditioner; Aquaphor Healing Ointment; MD Formulations Nail and Cuticle Complex.

### CALME LA BESTIA SALVAJE

Como parte del ritual previo a una fiesta, relájese en la bañera con aceites de baños de aromaterapia como lo hacían los griegos antiguos. «Aquí se baña ella», dice Homero, «y se echa aceites suaves de fragancias y ambrosía alrededor de su cuerpo». Masajéese

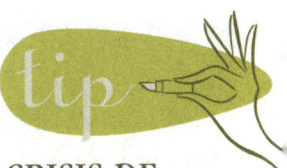

## CRISIS DE CUTÍCULAS

*¿No tiene crema para cutículas? Tome su bálsamo de labios y masajéeselo sobre las cutículas para suavizarlas y alejar la tentación de morderlas.*

## MENTE DE MONO

En el budismo se dice que uno se tiene que librar de la «mente de mono», una frase budista que significa que los pensamientos están esparcidos, para así vaciar su mente para el relajamiento y el alivio del estrés.

aceites relajantes por todo su cuerpo antes de meterse al baño. El aceite se disipará por todo el agua, el olor la relajará y su piel se sentirá suave y sedosa.

### MUY NERVIOSA

Para calmarse, practique respirar por un orificio a la vez, por un minuto o dos. Respire profundamente por la nariz, ponga su pulgar sobre el orificio derecho, exhale por el izquierdo. Respire por el orificio izquierdo, luego tápelo con su dedo índice y exhale por el derecho. Continúe de esta manera, exhalando e inhalando por un lado y luego cambie de orificio.

### ¿NECESITA UN POCO DE ENTUSIASMO?

El olor a naranja levanta el ánimo y calma los nervios, puede encontrar la fragancia en aceites (neroli), perfumes, lociones, popurrí y por supuesto, la mejor manera de todas, ¡cómase una!

**PRODUCTOS:** Comptoir Sud Pacifique Coeur de Vahine; Aesop Rind Aromatique Body Balm.

### DOLOR DE CABEZA INFERNAL

Los estudios han comprobado que la causa de la mayoría de las migrañas puede ligarse directamente a la deficiencia de magnesio y calcio en el cuerpo. Asegúrese de tener la dosis recomendada de estos minerales, y vea si sus migrañas empiezan a emigrar. Evite los productos que las provocan, tales como el vino tinto, el queso, la cafeína y el chocolate.

## ¿TIENE UNA ENCORVADURA?

¿Ha visto a alguna una mujer que se encorva hacia el lado en el que carga la «bolsa», aun cuando no la lleva en el hombro? El cuerpo guarda el estrés —físico y emocional— de maneras extrañas y por eso es muy importante estar consciente de la postura. Mire cómo se para frente al espejo. Si se está encorvando, baje sus hombros completamente. Haga círculos hacia atrás con sus hombros varias veces, y luego hacia delante. Haga esto periódicamente, hasta que pueda reentrenar a su cuerpo y tener una postura relajada nuevamente. (Si se acostumbra a repetirse que tiene que levantar las clavículas, sus hombros se bajarán automáticamente).

## TOTALMENTE AGOTADA

La oreja está repleta de puntos de presión para la acupuntura, lo que puede relajar y vigorizar todo el cuerpo. Use una loción y masajéese la oreja entre el pulgar y el dedo índice, de abajo hacia arriba y viceversa.

## COMPLETAMENTE PÁLIDA

Mezcle en la palma de su mano una sombra de ojos cremosa y perlada de color rosa o bronce con su base o hidratante, y aplique en las mejillas.

## MANOS SUDOROSAS

Si le sudan las manos cuando está nerviosa o estresada, ponga cuatro bolsas de té en tres tazas de agua caliente y déjelo enfriar. Sumerja una toallita en el té y apliquésela en las palmas de sus manos por quince minutos. El ácido tánico del té ayuda a controlar el sudor.

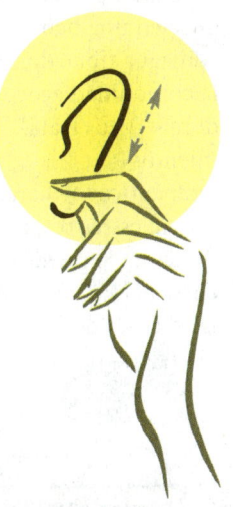

**La oreja es un órgano sensitivo por afuera también.**

# baños para eliminar el estrés

## ¡Y también suavizar la piel!

Cuando sus músculos de estrés están dejándose sentir, no hay nada como sumergirse en una bañera con agua tibia, donde la comodidad acogedora —y los tratamientos terapéuticos— harán que su estrés se vaya flotando. Si puede darse el lujo, quédese en el baño por unos quince a veinte minutos (asegúrese de hidratarse después o añadir aceites al agua para prevenir la resequedad en la piel), y use uno de los tratamientos sugeridos a continuación. Si no tiene veinte minutos, hasta un baño corto de cinco minutos puede ser relajante. He aquí algunos consejos sobre cómo relajarse en la bañera y cómo arreglar al mismo tiempo los problemas de la piel que están relacionados con el estrés.

### ¿Piel escamosa y pálida?

Mezcle un puñado de loción limpiadora para la ducha y un poco de sales para baños en la palma de su mano. Masajéesela suavemente sobre la piel.

### ¿Piel grasosa?

Corte dos naranjas por la mitad y exprímalas en el baño.

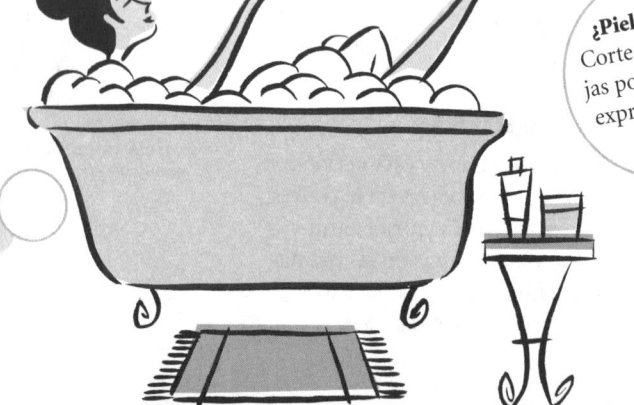

# MEDICAMENTOS Y ESTRÉS

| TIPO DE BAÑO | INGREDIENTES | ¿POR QUÉ FUNCIONA? | TIPS DE USO |
|---|---|---|---|
| **Restaurativo** | Lodo | El lodo es rico en minerales. | El lodo calienta el cuerpo y balancea el pH de la piel. |
| **Hidratante** | Leche de arroz, de soya y de avena | La leche alivia y suaviza la piel. | Es bueno, especialmente para la piel sensitiva. |
| **Relajante** | Lavanda | Baja el cortisol. | Espere a que el baño esté lleno de agua y añada los aceites. |
| **Rejuvenecedor** | Romero, menta, cítrico, jengibre | Sus olores reavivan la circulación. | Antes del baño, masajéese un puñado de sales para baño para exfoliar la piel. |
| **Estimulante** | Sal de mar | La sal estimula la circulación. | Humedezca la sal de mar o sal kosher y frótesela suavemente sobre el cuerpo, pero no en la cara, el cuello, los senos o cualquier cortada que tenga en la piel. Remójese en una bañera con agua tibia. |
| **Calmante para los músculos** | Sal de Epsom | Alivia los músculos adoloridos. | Asegúrese de hidratarse después. Échele una o dos gotas de aceite de eucalipto para también calentar esos músculos. |
| **Contra la comezón** | Avena coloidal | La calidad lechosa y pastosa alivia la piel y combate la comezón. | Abra un paquete de Aveeno o ponga un puñado de cualquier avena en una media de algodón, y guíndela sobre el grifo para que el agua corra a través de ella. |

> **¿Piel seca?**
> A una bañera con agua tibia —no caliente— añada dos cucharadas de miel bajo el grifo cuando el agua esté corriendo.

> **¿Piel súper reseca?**
> Añada una taza de leche en polvo sin grasa.

## GRANO ENORME

*Si tiene un evento importante como una boda, una graduación, o una reunión, y se despierta con un grano monstruoso, he aquí un arreglo infalible y extremadamente fácil: vaya a su dermatólogo para que le inyecte cortisona, lo que eliminará al ofensor en menos de doce horas.*

### MANTENGA EL BRILLO

El fijador en aerosol añade un brillo tenue. Para un cabello súper brillante pruebe esto: Rocíelo con el aerosol, luego meta una brocha de polvo gruesa en polvo bronceador o en una sombra para ojos color bronce o dorado, dependiendo del color de su cabello o de sus rayitos. Sacuda la brocha para quitarle el exceso y pásesela por el cabello, lejos del nacimiento del cabello, concentrándose en las raíces.

### ALIVIE LOS OJOS CANSADOS

Empape bolitas de algodón con té frío y aplíquelas sobre los ojos por diez minutos. O pruebe una mascarilla portátil para los ojos inflamados. Ponga una en el minibar del hotel para ayudarla a relajarse después de un largo viaje, o guárdela en la nevera en casa para cuando necesite aliviar sus ojos cansados. Estas también ayudan a bajar la hinchazón causada por una cirugía.

**PRODUCTOS:** Pearl Ice Cooling Mask by Inka; Talika Eye Therapy Patch.

### HINCHADA POR LA MAÑANA

Si se levanta hinchada, pásese un cubo de hielo por toda la cara mientras sale por la puerta. El frío tiene un efecto contractivo y tonificante, y por eso también es buena idea guardar la crema para ojos en la nevera.

### ROSÁCEA EN TODO SU APOGEO

Cuando la rosácea provoca que su piel esté demasiado sensitiva como para usar el maquillaje usual, pruebe el maquillaje mineral.

**PRODUCTO:** Bare Escentuals Bare Minerals.

## CLAVE ROJA

Cuando su piel se vea irritada e inflamada, y note vasos sanguíneos rojos y granos que parecen espinillas, puede que sea rosácea. Visite su dermatólogo, pero mientras tanto, tome té verde, pues le ayudará a calmar la inflamación. Y busque cremas para la piel que tengan extractos de té verde o blanco, de regaliz (glycyrrhizinate), de semilla de uva, alantoína, resveratrol de uvas rojas, zinc, ácidos beta hidróxidos, vitamina K y cobre.

**PRODUCTOS:** Replenix CF Cream; Clinique CX Redness Relief Cream; Eucerin Redness Relief; Eau Thermale Avène Cream for Intolerant Skin.

## CÚBRALA

Para cubrir la rosácea, busque «maquillaje luminoso» (el cual difumina luz en la superficie de la piel), o corrector y base con trasfondos amarillentos para neutralizar lo rojo. Use una esponja húmeda cuando se aplique el maquillaje y bótela cuando termine de usarla.

**PRODUCTOS:** Laura Mercier Secret Camouflage; Lorac Illuminating Makeup; Affirm Foundation.

## ECZEMA

El eczema causa resequedad, comezón, escamas, enrojecimiento y ocasionalmente, ampollas endurecidas. Busque hidratantes que tengan té verde, mantequilla shea, aceite de borraja, cortisona, hierba santa o caléndula.

**PRODUCTOS:** Osmotics Tricerum; Therapy Systems Emergency Treatment Cream; Eau Thermale Avène Spring Water Soothing Serum; Epoch Calming Touch Soothing Skin Cream.

---

### PARA MÁS AYUDA

Para información sobre la rosácea, consulte la National Rosacea Society (www.rosacea.org) o la American Academy of Dermatology (www.aad.org).

# secretos del spaaaaah

El crecimiento de la industria del spa es una respuesta directa a la cantidad abrumadora de estrés en nuestras vidas. Las terapeutas masajistas, las esteticistas y las maestras de yoga y meditación están entrenadas para ayudarle a relajarse, y una visita a un spa puede proveerle ese antídoto necesario para su estrés. Pero si no tiene el tiempo ni el dinero para retirarse a un spa, he aquí los consejos favoritos de los directores de los spas más destacados del país para aliviar el estrés. Pruébelos en su casa.

## Galleta de jengibre

Prepare un exfoliante de jengibre fresco, sugiere Shana Ominsky, de Claremont Resort and Spa, para recargar las energías cuando se está quedando sin fuerzas. Ralle unos tallos de jengibre fresco y mézclelo con la misma cantidad de aceite de coco. Caliente en el microondas por un minuto, y cuando se enfríe, añada un puñado de azúcar cruda. Frote la mezcla sobre su cuerpo humedecido desde el cuello hacia abajo, luego enjuague en la ducha con agua tibia. «El jengibre estimula la piel y trae la sangre hacia la superficie», dice Ominsky, «y el azúcar actúa como un exfoliante, dejándole el cuerpo sedoso y revitalizado».

## Un momento de aromaterapia

Para facilitar la transición de un día estresado en el trabajo a una noche relajante en casa, Deborah Zie, del spa Cal-a-Vie, sugiere que prenda unas cuantas velas aromáticas y que se ponga un poco de aceite de romero (o de lavanda o de rosa) sobre las áreas de los pulsos: las muñecas, las sienes y detrás de las rodillas.

«Apague el teléfono, siéntese en su silla favorita, y respire profundo para aclarar la mente de todas las cosas», dice Zie. «Trate de olvidarse de todo».

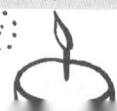

# Mini Spa

«Una hora antes de irse a dormir, tómese un baño relajante de hierbas con aceites esenciales de ylang-ylang y rosas», dice Barbara Close de Naturopathica Holistic Health Spa. «Apague el teléfono y métase temprano bajo las sábanas, con unas cuantas revistas para la salud y de ejercicios para que así se inspire para el día siguiente», continúa. Cuando despierte, empiece el día con una sauna facial. «Ponga agua a hervir, llene su lavamanos con el agua y añádale unas cuatro o cinco gotas de aceites esenciales clarificantes como la enebrina, el *petitgrain* o la lavanda. Ponga su cabeza debajo de una toalla, inclínese hacia delante sobre el lavamanos, respire y relájese».

# Ritual rápido para el pie

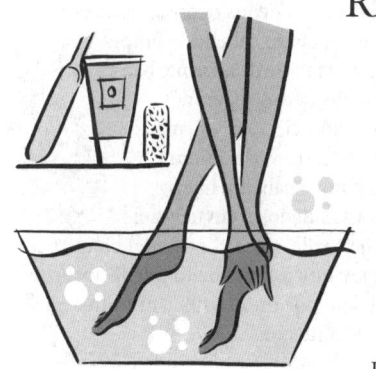

«Los pies trabajan muy duro y son muy descuidados», dice Laura Hittleman del *spa* Canyon Ranch. El antídoto es un ritual relajante para los pies en las noches antes de acostarse: Remoje sus pies en una pileta con agua caliente, luego suavice las asperezas de la piel con una piedra pómez o una lima de pedicura. Masajéese una crema suntuosa para los pies, como MD Formulations Pedicreme, en los arcos, entre los dedos, y por arriba del pie. «Póngase bastante», dice ella.

# Buenas intenciones

Cuando la estadía en el *spa* Golden Door llega a su fin, se les pide a los clientes que «hagan una lista de cosas que pueden hacer para aliviar el estrés cuando regresen a casa», dice Cindi Peterson, una terapeuta de conducta del *spa*. Algunos ejercicios que serían excelentes en la lista son: los «tiempos de descanso» de diez minutos para meditar, usar cada mañana un gel de baño que huela delicioso, hacerse un facial o practicar respiros profundos desde el vientre cuando el nivel de estrés es muy alto. ¿Qué incluiría en su lista? Tome un minuto para hacerla y vaya tachando las cosas según las haga.

# más...secretos del spaaaah

## Tratamiento Hawaiano

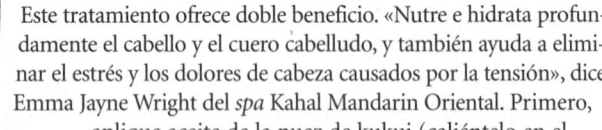

Este tratamiento ofrece doble beneficio. «Nutre e hidrata profundamente el cabello y el cuero cabelludo, y también ayuda a eliminar el estrés y los dolores de cabeza causados por la tensión», dice Emma Jayne Wright del *spa* Kahal Mandarin Oriental. Primero, aplique aceite de la nuez de kukui (caliéntelo en el microondas por unos quince segundos) en el cuero cabelludo. (Sustituya con aceite de coco si no lo consigue). Divida su cabello en secciones y usando las yemas de los dedos, masájéese el aceite en el cuero cabelludo empezando desde la parte de adelante hacia atrás. Con los dedos separados, aplique presión circular y firme: concéntrese en mover el cuero cabelludo y no el cabello. Luego péinese con sus dedos y envuelva el pelo con una toalla. Abra el grifo del baño (para tener vapor), y que así el cabello pueda absorber el aceite. Relájese por unos quince minutos. Lave con champú y enjuague.

## Vacación virtual

«Una visualización corta de cinco minutos puede proveerle ese pequeño escape que usted necesita para poder lidiar con un día ajetreado», dice Jennifer Cikaluk, del Kara Spa en Park Hyatt, Los Ángeles. «En mi escritorio tengo una foto de una duna en Mongolia que una vez visité. Es un lugar de balance y belleza total. Cada vez que me siento abrumada, tomo unos cuantos minutos para mirar la foto y calmarme». Para crear su propia visualización, Cikaluk recomienda que encuentre una imagen que le haga sentir en paz, mírela por un buen rato, luego cierre los ojos, respire profundo varias veces, y transpórtese mentalmente a ese sitio. Y antes de que se dé cuenta, estará oliendo el aire del mar, se sentirá acariciada por el viento, y su mente y su cuerpo se relajarán.

# ESTRÉS EN LA OFICINA

El estrés relacionado al trabajo le cuesta a la nación más de trescientos mil millones de dólares cada año, según el American Institute of Stress (Instituto Norteamericano de Estrés). Esto incluye el costo de los días en que las personas no se presentan a trabajar y el financiamiento de las corporaciones para el florecimiento de la industria artesanal que ha surgido para ayudar a los empleados a lidiar con la secuela de los recortes en el personal, la externalización del trabajo, la competencia, las horas largas de trabajo, el no hay «tiempo de descanso» a causa de la comunicación global instantánea, y la presión para rendir más en el trabajo.

Según el New York Times, cerca de un veinte por ciento de las empresas en el ámbito nacional tiene un programa para la reducción del estrés. Tal vez no sea sorprendente que el moderno Armani Exchange le ofrezca a sus empleados clases gratuitas de yoga y meditación; sin embargo, cuando la conservadora junta administrativa de AT&T lo hace, el mensaje es claro: ¡realmente estamos bien estresados! Si su patrono todavía no ha tomado acción, he aquí algunas maneras de controlar el estrés por sí misma en la oficina.

## ATAQUE DE ESTRÉS

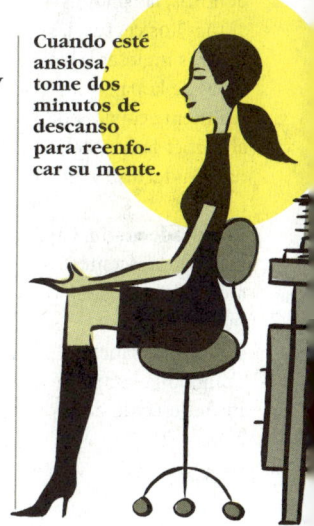

Cuando esté ansiosa, tome dos minutos de descanso para reenfocar su mente.

Si se dirige a una reunión muy importante y siente que la ansiedad la está ahogando, métase en su oficina o en un cuarto de conferencias vacío. Siéntese con las piernas separadas a la distancia de sus caderas. Ponga sus manos sobre sus rodillas, con las palmas hacia arriba, cierre sus ojos y respire profundamente. Cuente hasta cinco al inhalar por la nariz y otra vez al exhalar por la boca. (Cerciórese de que sus hombros están hacia abajo y hacia atrás.) Repita. En la próxima inhalación, aguante la respiración contando hasta cinco y exhale hasta cinco. Su cuerpo se relajará, su mente estará enfocada y estará lista para dejar a su audiencia «boquiabierta».

## RIESGOS EN EL TRABAJO

**Aire inadecuado.** Muchos edificios de oficina son lugares sellados, lo que significa que no circula aire fresco. Lo que es peor, a menudo las oficinas tienen toxinas, como los compuestos volátiles que emanan de las alfombras, las pinturas, las copiadoras y las computadoras.

Compre unas cuantas plantas para su oficina. Los filodendros, las plantas arañas, los cactus, las hiedras inglesas y los lirios de la paz, son realmente capaces de absorber la contaminación del aire y las toxinas.

**Luz inadecuada.** Las luces fluorescentes afectan los ojos y pueden provocar dolores de cabeza. Traiga una lámpara incandescente de su casa.

### KAROSHI

Los japoneses usan el término karoshi para indicar «muerte por trabajar demasiado». Sin embargo, los trabajadores norteamericanos trabajan más horas que los japoneses, según la Internacional Labour Office (Oficina del Trabajo Internacional). Tome el consejo de las corporaciones en Japón, que les exigen a sus empleados que se tomen diez minutos para hacer ejercicios en el trabajo. Cierre su puerta, haga algunos jumping jacks o ejercicios de estiramiento por diez minutos. O párese y salga a caminar o a trotar. Sus endorfinas empezarán a trabajar y se sentirá mejor casi inmediatamente.

### TENSIÓN EN LA ESPALDA ALTA

Si la parte superior de su espalda se siente tensa por estar reclinada sobre su computadora, párese con sus brazos hacia los lados y gire sus hombros suavemente diez veces hacia atrás, y luego diez veces hacia delante, para así soltar la tensión en sus músculos. Hágalo suavemente y trate de apretar sus omoplatos al ir girando. Junte sus manos atrás de su espalda y estire sus brazos completamente por detrás.

### CANSACIO CIBERNÉTICO

Las personas que pasan horas trabajando en la computadora son más propensas a tener fatiga visual, dolores de espalda, y hasta ansiedad e insomnio. Tome un descanso y cambie de posición cada diez o quince minutos. Mire hacia otro lado a distancia para reenfocar sus ojos. Cada cuarenta y cinco minutos, camine para mantener la circulación y para aclarar la mente (tome aire fresco si le es posible).

## OJOS RESECOS

Trabajar frente a una computadora puede empeorar la condición de ojos resecos porque usted parpadea menos. Parpadear rehumedece los ojos, y ayuda a sacar el polvo y los deshechos. Aplique compresas calientes sobre los ojos varias veces al día, especialmente alrededor de los conductos lagrimales. Y pruebe usar gotas hidratantes para los ojos.

**PRODUCTOS:** Refresh; Theratears.

## FATIGA A LAS CUATRO P.M.

Enjuague o rocíe su cara con agua fría, y pellízquese al mismo tiempo. Verá que el color le regresará a sus mejillas. Mantenga en la oficina un tarro pequeño de gel —áloe frío o gel hidratante— en la nevera. Póngasela con palmaditas suaves sobre la cara.

## SUEÑO EN EL TRABAJO

Cierre la puerta de su oficina (o use un cuarto de conferencias vacío). Sacuda sus brazos y luego las piernas. Respire profundo y doble la cintura hacia delante lentamente. Manténgase así por uno o dos minutos, y luego levántese lentamente, vértebra por vértebra, hasta que se ponga recta otra vez.

## MENTE DIVAGANTE

Párese, ponga los pies juntos y elévese sobre los dedos. Mantenga esa posición como por sesenta segundos. Repítalo cinco veces. Para mantener el balance en este ejercicio, su mente se tiene que concentrar completamente. Esto calma la mente para que así usted se pueda reenfocar en su trabajo.

---

**P.** *A veces veo manchas después de estar en la computadora por un tiempo. ¿Qué debo hacer?*

**R.** Estas son partículas «flotantes», pedazos de proteína en el humor vítreo de los ojos que se pueden notar cuando usted ha estado mirando por mucho tiempo algo que tiene una luz al fondo. Consulte con su oftalmólogo en caso de que sea algo serio como el desprendimiento de retina. Asegúrese de mirar para otro lado cada quince minutos, lejos de su computadora, para que sus ojos puedan descansar.

*172* BELLEZA AL MINUTO

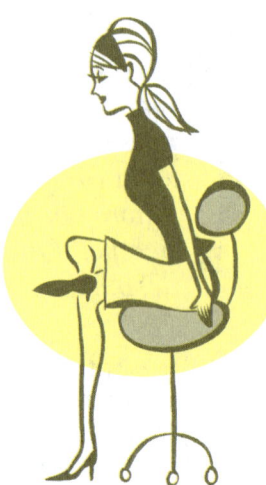

### PIES CANSADOS

Si ha estado de pie por un largo rato y sus pies están adoloridos, siéntese al escritorio, quítese los zapatos y ruede sus pies sobre una bola de tenis. Esto se siente bien y crea una sensación de relajamiento total al estimular los puntos de acupresión en el pie.

### PIERNAS ENTUMECIDAS

Siéntese recta y cruce el tobillo derecho sobre el muslo izquierdo. Inclínese hacia delante hasta que sienta que se le estira la cadera. Mantenga esa posición por unos cuantos segundos, y luego haga lo mismo con la otra pierna. Párese y salga a caminar un poco.

## LENTES DE CONTACTO

Si sus ojos son sensitivos, y le pican o se le llenan de lágrimas cuando usa maquillaje con sus lentes de contacto —especialmente en el ambiente seco de la oficina con luces fluorescentes— he aquí algunos consejos para el maquillaje.

■ Póngase los lentes de contacto antes de maquillarse los ojos y quíteselos antes de remover el maquillaje.

■ No se delinee los bordes internos de sus párpados. El maquillaje puede quedar atrapado debajo de sus lentes de contacto e irritar sus ojos.

■ Evite las sombras de ojos en crema, ya que se pueden derretir y meterse dentro de sus ojos. Si rozan con sus párpados pueden causarle un orzuelo.

■ La sombra de ojos iridiscente o cualquier otra sombra que contenga mica, puede irritarle los ojos. Lea la etiqueta.

■ Evite usar las bolitas y los palillos de algodón Q-tips, excepto los que ha sido bien compactados. Las fibras pueden caerle en los ojos, y estas son especialmente irritantes para las mujeres que usan lentes de contacto.

■ Use siempre polvo compacto y productos en forma de lápices porque el calor y las grasas de su piel pueden hacer que el delineador en líquido y las sombras cremosas le caigan en los ojos, y el polvo suelto puede escamarse.

MEDICAMENTOS Y ESTRÉS

# belleza en la última gaveta

**P**ara que verse fresca todo el día —o para hacer transformaciones de último minuto del día a la noche cuando se va directo de la oficina a una cita— mantenga estos productos en la última gaveta de su escritorio.

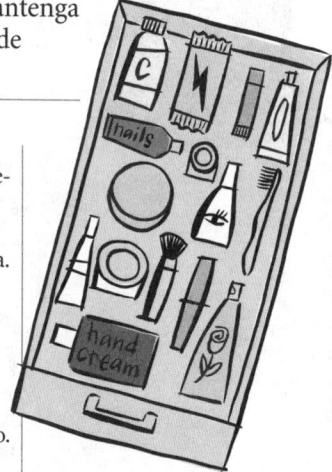

■ **Corrector** para retocar el área debajo de sus ojos y cualquier otro lugar —el área alrededor de su nariz y una que otra manchita— que necesiten cobertura.

■ **Polvo, papeles secantes, una loción mate** o una **barra de brillo** para quitarse el brillo de las cuatro de la tarde.

■ **Colorete** y **lápiz labial** para darse un poco de color, especialmente si se le ha estado desvaneciendo bajo las luces fluorescentes.

■ **Cepillo de dientes, pasta de dientes** y un **pequeño enjuague bucal.**

■ Una botella de spray pequeña con **agua de rosas** o agua mineral para hidratar su piel.

■ **Gotas para los ojos**, especialmente si se le ponen los ojos increíblemente rojos después de estar muchas horas frente a la computadora.

■ **Bálsamo de labios** para los labios resecos.

■ **Loción para las manos** para aplicársela durante todo el día. Haga que esto un hábito.

■ **Suavizador de cutículas** para dar masaje a sus cutículas (haga de esto un hábito mientras esté hablando por teléfono).

■ Un envase pequeño de **humectante** para ponérselo en las áreas que están deshidratas por el aire seco.

■ **Paquetes de Emergen-C** para cuando necesite un poco de energía o

**Cree un oasis de bienestar en la gaveta de su escritorio.**

cuando quiera fortalecer su sistema inmunológico, si los compañeros a su alrededor están enfermándose.

■ **Barras de energía con proteínas y bajas en grasa**, y **chicles de menta** para las meriendas a media tarde.

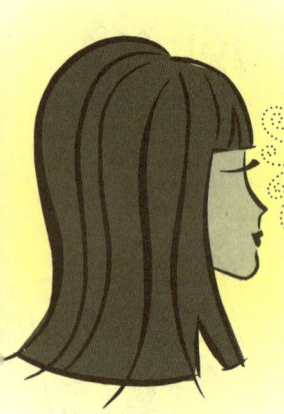

### RESECA

Estar sentada cerca de un radiador viejo durante todo el día puede hacer que se le reseque la piel y el cabello. Ponga un envase con agua sobre el radiador. Llene una botella de spray pequeña con agua y manténgala sobre su escritorio. (Si su piel es grasosa, exprima unas cuantas gotas de jugo de limón en el agua.)

Rocíese la cara, séquesela suavemente con un pañuelo de papel y repita esto durante todo el día. Su piel se verá (y se sentirá) refrescada.

### DEDOS ADORMECIDOS

Sentada al escritorio, mueva los dedos de las manos y de los pies, y así estimulará la circulación.

### RIMEL EN LOS LENTES

Le encanta como se ven sus pestañas con el rimel puesto, pero algunas veces las puntas tocan los lentes y dejan unas pequeñas huellas. Después que se aplique el rimel, toque las puntas de las pestañas con un poquito de polvo.

# MALOS HÁBITOS

Además del estrés externo, también sufrimos de estrés en nuestro estilo de vida a consecuencia de los malos hábitos, entre ellos: fumar, comer demasiados alimentos salados, dulces o muy procesados, y el exceso de alcohol. Tal vez ha ido a muchas fiestas tratando de escapar del estrés, y a la mañana siguiente se encuentra en el trabajo andando como zombi. Recuerde, sólo porque se siente mal, no tiene que verse mal.

## HUMO DEL CIGARRILLO

El humo del cigarrillo contiene más de 4,000 químicos, incluyendo el monóxido de carbono, el formaldehído y el benceno, y no necesito mencionarle los serios riesgos para la salud. El humo también estresa a la piel: una persona que fuma mucho es cinco veces más propensa a llenarse de arrugas que la persona que no fuma. Simplemente, ¡no fume! Pero si lo hace, la laminaria digitata —un ingrediente para el cuidado de la piel basado en algas— le podrá ayudar a proteger su piel del daño excesivo, incluyendo el humo de otras personas que están fumando. O use una crema antioxidante para proteger su piel del daño causado por los radicales libres.

## HUELLAS DEL ALCOHOL

El alcohol deshidrata la piel, hace que las arrugas y la hinchazón se vean más pronunciadas, y también dilata los vasos capilares, lo que puede provocar que la piel se quede manchada y salpicada con pequeñas venas rojas. Cuando tome vino, también tome agua para diluir los efectos del alcohol. Fortalezca sus paredes capilares tomando vitamina C todos los días. La forma más rápida para reparar los vasos capilares rotos son los tratamientos de rayos láser administrados por un dermatólogo.

## AYUDA PARA LA RESACA

Mezcle un paquete de Emergen-C, una mezcla de vitamina energética que puede encontrar en las tiendas de alimentos naturales, en un vaso grande de agua, y tómeselo. Para las nauseas, tómese una taza de té de manzanilla o de menta, y evite el café, los jugos cítricos y los alimentos con mucha grasa.

---

### ¿SE QUEDÓ DORMIDA? ¡LISTA EN CINCO MINUTOS!

De vez en cuando, todas tenemos que ponernos al día con los sueños atrasados para estar guapas y frescas, pero no durante la semana. Si se queda dormida, es necesario tener un plan:

**1.** Salpique agua fría en su cara. Y pellízquesela para hacer que le salga color en sus mejillas.

**2.** Póngase corrector (no tiene tiempo para la base) sólo donde lo necesite —debajo de los ojos o en las manchas— y difumínelo bien.

**3.** Échese el cabello hacia atrás y hágase una cola de caballo o enrólleselo.

**4.** Póngase un poco de lápiz labial o brillo en sus labios y en sus mejillas, ¡y lista!

*176* BELLEZA AL MINUTO

## PÁRPADOS ENROJECIDOS

*Después de una noche larga, prepare una compresa fría con té de frambuesa y aplíquela sobre los ojos cerrados por cinco o diez minutos.*

### RIMEL DEL DÍA ANTERIOR

Está tarde, y no tiene tiempo para retocar sus pestañas de la noche anterior. Quítese cualquier manchita de debajo de los ojos con una toallita y sólo retoque las puntas de las pestañas con la varita del rimel para que se vean con más volumen.

### PARCHE PARA OJOS HINCHADOS

Pruebe un parche que se pega debajo de los ojos y que contiene geles y extractos de plantas como la manzanilla, el pepino, la menta y el áloe. Póngalo en la nevera durante toda la noche y aplique en la mañana por aproximadamente diez minutos.

**PRODUCTOS:** Talika Eye Therapy Patch; Chanel Precision Eye Patch Total; Earth Therapeutics Hydrogel Under-Eye Recovery Patch.

### LÍNEAS DE LA ALMOHADA

Si durmió mal y despertó con líneas de la almohada en sus mejillas, lávese la cara con agua caliente y luego masajéese las mejillas con una crema hidratante por unos minutos.

### ¿NECESITA DORMIR BIEN?

Según la National Sleep Foundation (Fundación Nacional del Sueño), el setenta y cuatro por ciento de los norteamericanos tiene problemas para dormir varias veces a la semana. Antes de acostarse, póngase una gota de aceite esencial de lavanda en las sienes. O mezcle lavanda o neroli en una pequeña botella de spray llena de agua hasta la mitad y rocíe su almohada (desde la distancia). Cuando se acueste, el olor le dirá a su mente que se relaje y antes de que se dé cuenta... ¡zzz!

# Medicamentos:
## Lo que su doctor no le dice

Tenemos que reconocer que vivimos en una cultura de meterse pastillas en la boca. En cualquier momento, nueve de cada diez norteamericanos están consumiendo algún medicamento con receta o sin receta, muchos de ellos relacionados con la necesidad que tenemos de automedicar nuestras enfermedades relacionadas con el estrés.

La mayoría de los doctores ni se molesta en hablar (o no saben) sobre la secuela de vivir en el mundo de las medicinas y cómo afecta a la belleza. Unos cuantos medicamentos pueden causar efectos secundarios de los que no se habla mucho, pero que pueden ser problemáticos para la piel, el cabello, la energía y el apetito sexual. Por ejemplo, ¿sabía usted que los antihistamínicos le pueden resecar el cabello, los antidepresivos pueden hacer que su piel se vea opaca, y que los antibióticos pueden darle una infección por levadura e hiperpigmentación? Tal vez a su doctor no le importa cómo usted se ve a causa de los medicamentos, ¡pero a usted sí debería importarle! A continuación encontrará información obtenida sobre los efectos secundarios después de hablar con dermatólogos, esteticistas, farmacéuticos y especialistas en faciales. Así que protéjase de estos problemas cuando tome estos medicamentos.

### LOS ANTIBIÓTICOS

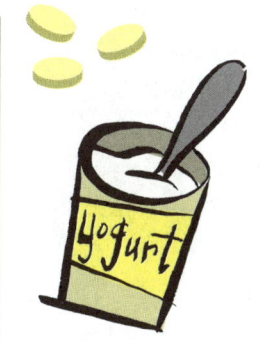

«Los antibióticos pueden resecarla por dentro y por fuera, y pueden provocarle infección por levadura», dice Kimberly Sayer, una esteticista del Affinia Wellness Spa en Manhattan. Ella les recomienda a sus clientes que diariamente coman yogur con acidófilo (una bacteria que neutraliza la levadura), o que tomen el polvo o las cápsulas de acidófilo mientras estén tomando antibióticos, y que se apliquen una mascarilla humectante para hidratar la piel reseca.

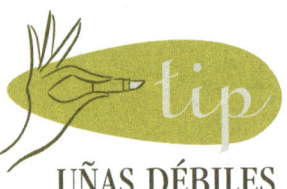

## UÑAS DÉBILES

*Si sus uñas están débiles y se le parten desde que empezó a tomar los antidepresivos que le recetaron, masajéese las uñas con aceite de Neem, especialmente en la base.*

---

**PRODUCTOS:** Dr. Hauschcka Neem Oil Pen; Sundari Neem Essential Oil.

Los antibióticos hacen que la piel se vuelva sensitiva al sol, lo que puede causar manchas oscuras o hiperpigmentación. Si está tomando antibióticos, use un protector solar FPS 15 con óxido de zinc o dióxido de titanio cuando vaya a salir al aire libre. Si ve señales de hiperpigmentación, pruebe una crema con ácido glicólico o caléndula, que le ayudarán a que las manchas desaparezcan lentamente. Si no se van, consulte con su dermatólogo y pregúntele acerca del peeling químico o sobre alguna crema para las manchas que le pueda recetar.

---

**PRODUCTOS:** Kimberly Sayer of London Tangerine and Calendula Healing Light Night Cream; MD Formulations Vit-A-Plus Body Illuminating Creme.

### ANTIDEPRESIVOS

«Los antidepresivos; por ejemplo, los inhibidores de serotonina como el Wellbutrin y el Zoloft, pueden hacer que la piel y el cabello pierdan brillo», dice la doctora Jeanine Downie, autora del libro Beautiful Skin of Color [Piel de color hermosa]. Exfóliese la piel suavemente, dos o tres veces a la semana para quitarse la capa superior, y luego póngase una mascarilla de arcilla. Los antidepresivos también pueden causar efectos verdaderamente depresivos como la caída del cabello, el acné y la psoriasis, sin mencionar que el libido puede disminuir. Si tiene estos síntomas, pídale a su doctor que le cambie la receta.

### MEDICINAS PARA EL CATARRO

Las medicinas para el catarro que se pueden obtener sin receta, especialmente los antihistamínicos, pueden resecar su piel y su cabello, de la misma manera que secan la congestión nasal. Tome aceite de semillas de lino o échele diariamente una cucharadita de semillas de lino a su yogur o a su cereal. Hidrate su piel con crema de mantequilla shea, y masajéese el cabello reseco con este mismo producto antes de lavárselo, luego cúbrase el cabello con una toalla caliente por diez minutos, y luego lávese con su champú.

### PÍLDORAS ANTICONCEPTIVAS

Las píldoras anticonceptivas tienen un famoso efecto secundario: pueden eliminar el acné. De hecho, el Ortho Tri-Cyclen consiguió la aprobación de la FDA para comercializar sus píldoras anticonceptivas como un tratamiento para el acné. «Las píldoras anticonceptivas pueden despejar su piel pero muchas veces toma como unos tres meses porque el acné puede empeorarse antes de que empiece a mejorar», dice la doctora Carol Livoti, co-autora del libro Vaginas: An Owner's manual [Vagina: Manual de la propietaria].

La píldora puede hacer que algunas personas se vean hinchadas. Si esto ocurre, disminuya el consumo de sal, tome bastante agua y duerma sobre dos almohadas. Para reducir la hinchazón, acuéstese por cinco o diez minutos con una mascarilla de gel fría o una bolsa de arándanos congelados sobre su cara.

### TERAPIA DE SUSTITUCIÓN DE HORMONAS

Las opiniones están sumamente divididas en cuanto a si es recomendable que las mujeres que tienen síntomas de menopausia se sometan o no a la terapia de sustitución de hormonas. Pero nadie discute el hecho de que hace que su piel se vea mejor. «El estrógeno estimula los tejidos colectivos y añade consistencia a la piel», dice la doctora Carol Livoti.

### tip

## SÚPER SUAVIZANTE

*Cuando su piel esté sumamente reseca, busque la mantequilla de shea batida, que es especialmente suave y penetra realmente bien.*

*¿Por qué estoy perdiendo el cabello?*

El estrés y los medicamentos como el barbitúrico y los antidepresivos, pueden provocar la caída del cabello en la mujer, condición conocida como alopecia androgénica. Los tratamientos incluyen: Rogaine (la solución de 5% para hombres se receta con frecuencia a mujeres bajo supervisión médica), la píldora anticonceptiva, que puede estimular el crecimiento del cabello; drogas antiandrogénicas, que bloquean los receptores; y ciertas vitaminas como la biotina.

«Mejorará esas líneas finas y las arrugas, y fortalece sus huesos».

### LOS ESTEROIDES

Los esteroides pueden provocar un cabello grasoso, aumento de peso, estrías moradas y «pueden causar lo que se conoce como acné por esteroides», dice la dermatóloga de Manhattan, la doctora Diane Berson, «que es más común en el pecho y en la espalda». Si el acné no es muy severo, lávese con un jabón que contenga ácido salicílico y apliquese una mascarilla de arcilla en el pecho y en la espalda tres veces a la semana. Si le sale acné cístico, visite a su dermatólogo.

Los esteroides orales, como la prednisona y la dexametasona, pueden hacer que los vasos capilares que están bajo la superficie de la piel se dilaten, lo que puede causar enrojecimiento y sonrojo. Tome baños de Aveeno y busque cremas para la piel que tengan manzanilla, lavanda, vitamina K o extracto de regaliz (glycyrrhizinate).

### MEDICAMENTOS PARA PREVENIR CONVULSIONES

Los medicamentos para prevenir las convulsiones y la esquizofrenia pueden causar acné y pérdida del cabello. Si el acné es severo —y puede serlo— pregúntele a su doctor si puede cambiar de medicamento.

## QUIMIOTERAPIA Y RADIACIÓN

Puede parecerle raro que hablemos de cáncer en un libro de belleza. Pero los efectos secundarios de los tratamientos para el cáncer pueden tener un resultado devastador en la apariencia física. Las mujeres que están luchando contra esta enfermedad ya están lidiando con demasiadas cosas, para también tener que sentirse poco atractivas. Sé por la experiencia de varios de mis familiares que pasaron por radiación y quimioterapia, que la pérdida de cabello, los problemas de la piel y las cicatrices a causa de las cirugías, pueden ser desmoralizadores y debilitantes. Además, un remedio de belleza puede que sea una de las pocas cositas que usted puede hacer ayudarse a sí misma o a una amiga a sentirse mejor durante un tiempo en el que usted o ella tienen muy poco control sobre las circunstancias de la vida. Así que si usted conoce a alguien que está pasando por quimioterapia, infórmese. He aquí algunas sugerencias que le ayudarán a aliviar las preocupaciones sobre la apariencia física y tal vez pueda ayudar a un ser querido a pasar por este tiempo tan extremadamente difícil, con estilo.

## PÉRDIDA DE CABELLO

La quimioterapia no sólo hace que las células cancerosas paren de dividirse; sino que también puede parar el funcionamiento de otras células como las que se encuentran en los folículos del cabello. Esto resultará en la pérdida del pelo en su cabeza y en cualquier otra parte del cuerpo. Ciertos tipos de drogas —Cytoxan (ciclofosfamida), Oncovin (sulfato de vincristina) y Adriamycin (adriamicina)— causan la mayor pérdida de pelo, pero el nivel de la pérdida depende de la dosis que usted esté tomando y varía de persona a persona.

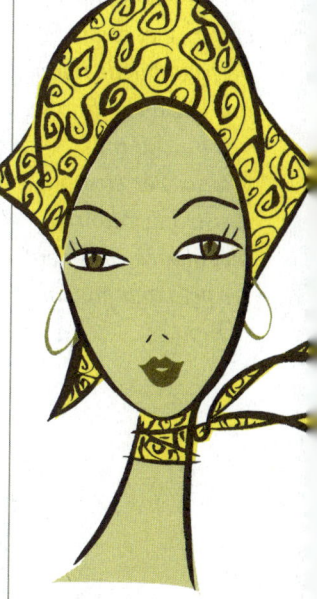

**Puede amarrarse una pañoleta extra grande como un turbante, o sujetarlo en la nuca con un broche.**

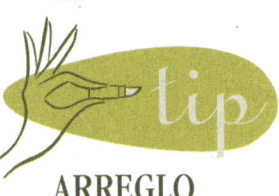

## ARREGLO RÁPIDO

*Las extensiones y los entretejidos de cabello harán que su cabello se vea más abundante mientras le está volviendo a crecer. Y el color perfecto puede hacer que el cabello fino se vea mucho más grueso. Por ejemplo, si usted es rubia de piel blanca considere ser pelirroja por un tiempo.*

Perder el cabello puede ser traumático, aunque vuelve a crecer, y por eso algunas mujeres se adelantan al proceso y se cortan el cabello bien, pero bien corto, y hasta se lo rasuran antes de empezar los tratamientos de quimioterapia.

Algunas mujeres prefieren invertir en un surtido de pañoletas hermosas; otras deciden ir au naturel. Un buen regalo que le puede dar a una amiga en estos tiempos es un lindo sombrero o una pañoleta. O tal vez le pueda ofrecer ir de compras para conseguir una peluca. Vaya antes de que el tratamiento empiece para que sea más fácil encontrar una que se parezca al color y a la textura natural de su cabello. He aquí algunos detalles que debe conocer: las pelucas sintéticas son más fáciles de lavar, más frescas, más cómodas y menos costosas; en cambio, las pelucas de cabello real se ven más naturales. Algunas compañías de seguros cubren el costo de la peluca durante el tratamiento del cáncer, y la oficina local de la Sociedad Americana del Cáncer puede que tenga pelucas más baratas o se las pueden prestar.

### ENROJECIMIENTO DE LA PIEL

La quimioterapia puede provocar el enrojecimiento cutáneo ya que los vasos capilares se están dilatando bajo la superficie de la piel. El enrojecimiento podrá durar unos cuantos minutos o varias horas. Si dura más tiempo o es acompañado por fiebre, dolor o malestar, llame a su doctor.

### PICOR INSOPORTABLE

La radiación, la quimioterapia y el cáncer mismo pueden causar picor en un solo lugar o por todo el cuerpo, conocido médicamente como prurito. Tome baños de avena en agua fría con Aveeno. Lave su cuerpo con un jabón suave de glicerina sin perfume. Hidrate su piel con una loción ligera para la piel sensitiva, aceite de almendra dulce o con una loción de calamina. Aplique maicena en las áreas que le pican y no use polvo talco porque es muy abrasivo. Evite la ropa muy apretada o la que se ciña al cuerpo. Si el picor realmente la está volviendo loca, su doctor podrá recetarle una crema de esteroides o un antihistamínico.

### HIPERPIGMENTACIÓN

Tal vez su piel sufra hiperpigmentación —se oscurezca o se ponga anaranjada— como resultado de ciertos tipos de quimioterapia. El oscurecimiento puede ser en una sola área –los codos, las rodillas, las palmas de las manos y las plantas de los pies- o quizá parezca como si hubiera tomado un avión a Aruba para broncearse.

Tenga cuidado especial en proteger su piel contra el sol durante este tiempo. Use un sombrero cuando esté al aire libre y limite la exposición al sol. Use un protector solar FPS 15, y asegúrese que este tenga óxido de zinc o dióxido de titanio como uno de los ingredientes activos.

### UÑAS PÁLIDAS

Ciertos tipos de drogas de quimioterapia —especialmente paclitaxel y docetaxel— pueden causar que le salgan unas líneas blancas horizontales en las uñas, llamadas «líneas de Beau». Estas desaparecerán, pero mientras tanto, relájese y vaya a hacerse una manicura. (Lleve sus propias herramientas porque su sistema inmunológico está débil durante este tiempo.)

---

### CONSEJOS PARA LA PIEL DE QUIMIOTERAPIA

Durante la quimioterapia, su piel se vuelve más fina, más sensitiva que lo usual, más escamosa y le pica más. Sudará menos de lo normal, lo que hará que su piel se reseque más. Y quizá sea más vulnerable a las infecciones de la piel. Trate de evitar exponer su piel directamente a temperaturas extremas. Evite bañarse o darse una ducha con agua que esté muy caliente o muy fría. Hidrate su piel mientras esté húmeda para ayudar a que la humedad se selle. Si su piel reacciona de una manera muy drástica, consulte a su doctor.

## CUIDADO DEL CÁNCER

La Internet es un recurso asombroso de información actualizada sobre los tratamientos para el cáncer, control de los síntomas, grupos de apoyo y los efectos secundarios. He aquí algunos de los mejores sitios.

**La Sociedad Americana del Cáncer.** Su primera línea de referencia. www.cancer.org

**Gilda's Club (El Club de Gilda).** Este es un centro maravilloso que ofrece apoyo a los pacientes y a sus familias. Lo nombraron en honor a Gilda Radner, una actriz cómica que murió de cáncer de los ovarios. www.gildasclub.org

**Look Good, Feel Better** (Véase bien, siéntase mejor). Esta organización le ofrece a las mujeres con cáncer herramientas para que se sientan mejor acerca de su apariencia física. Ofrecen clases gratuitas sobre técnicas de belleza y le dan unos regalitos para que se los lleven a casa. www.lookgoodfeelbetter.org

**The Wellness Community** (Comunidad para la salud y el bienestar). Un grupo de apoyo cibernético y un recurso de información sobre tratamientos convencionales y alternativos. www.thewellnesscommunity.org

### SECUELA DE LA RADIACIÓN

Durante el tratamiento, su piel está más sensitiva y se irritará más fácilmente. También estará más propensa a ampollas y a agrietarse. Trate su piel con delicadeza, no se restriegue con toallitas ni loofahs, no use productos abrasivos para el cuidado de la piel, ni productos con mucho perfume, ni vaselina, ni detergentes fuertes. Tal vez la piel se le oscurecerá en las áreas donde le han hecho el tratamiento. Si tiene que rasurarse, use una rasuradora eléctrica para evitar cortaduras. Esos tajitos pueden infectarse fácilmente y causarle problemas. Si su piel reacciona de cualquier manera inusual durante el tratamiento —le salen ampollas, grietas en la piel, se siente mojada o empieza a despellejarse— consulte con su doctor.

# PARTE IV:

# vida activa

Viajes...*Página 186*
El gimnasio y los deportes...*Página 196*
Su familia...*Página 213*

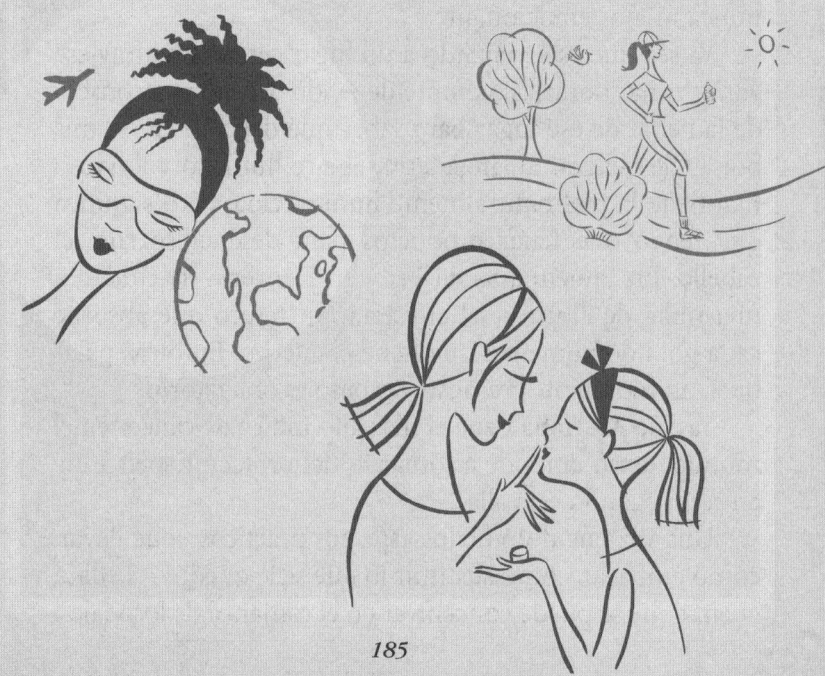

## VIDA ACTIVA

### CAPÍTULO IX

# VIAJES

A LGUNAS DE NOSOTRAS NACIMOS PARA VIAJAR. Para mí, es como enamorarse... cada vez que me monto en un avión, se siente como si fuera la primera vez. La familiaridad sólo lo hace más fácil, nunca menos emocionante.

Ya sea que esté viajando a un lugar cercano o atraviese varias zonas horarias, siempre dependo del experto consejo de la gente de ese lugar para saber qué debo llevar en mis bolsas de belleza. En Inglaterra, el aire húmedo y lluvioso mantiene la piel naturalmente humedecida, pero significa que tengo que tener productos para desencresparme el cabello. En Phoenix, Santa Fe, y en Denver —la ciudad a una milla de altura— el aire está tan reseco que absorbe cada gota de humedad que tiene el cuerpo. En otras palabras, un hidratante cremoso y espeso es obligatorio.

Ya que Australia tiene el más alto índice de cáncer en el mundo, usted aprende a tomar lo del protector solar muy en serio cuando está allá.

Una vez que domine los aspectos prácticos –qué llevar, cómo empacar, cómo sustituir lo que se le quedó— se dará cuenta que se puede concentrar en el romance de los viajes.

# EN CAMINO

Este capítulo le ofrecerá consejos sobre cómo superar cualquier tropiezo en el camino.

Si la perspectiva de empacar sus maletas le hace sentirse emocionalmente agobiada, aprenda a aligerar la carga. Para todos los viajeros de negocios frecuentes, existe un regla infalible para aligerar su equipaje: Ponga todo lo que cree que necesita en la cama, y luego devuelva la mitad antes de empacar. Sea implacable.

Escoja telas que sobrevivan el viaje para que no parezca que su ropa pasó por un escurridor cuando llegue a su destino. Las combinaciones sintéticas y las lanas ligeras viajan bien. La seda, el lino y el rayón, no.

### COMBINACIONES

Mantenga una combinación de colores consistente para que pueda crear más atuendos con menos prendas de vestir.

### SOBRECARGA DE PRODUCTO

Coleccione «miniaturas» cada vez que pueda: mini pastas de dientes, cremas en tamaño de muestras y hasta el desodorante lo han reducido de tamaño hoy día. (Lleve los que le regalan en los hoteles lujosos para usarlos más adelante o cómprelos en la farmacia). También puede comprar envases plásticos y llenarlos con sus propios productos. Cuando haga un viaje corto, esto aligerará su equipaje considerablemente.

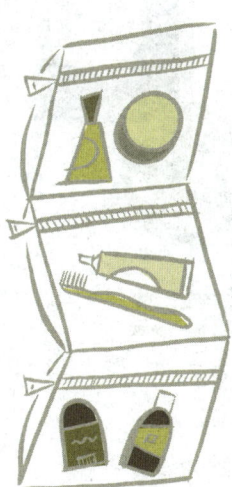

**Una bolsa de cosméticos plástica y transparente le ahorra tiempo.**

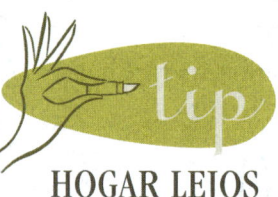

## HOGAR LEJOS DE CASA

*Lleve una vela en miniatura en su maleta para perfumar su cuarto de hotel y hacer que se sienta más acogedor.*

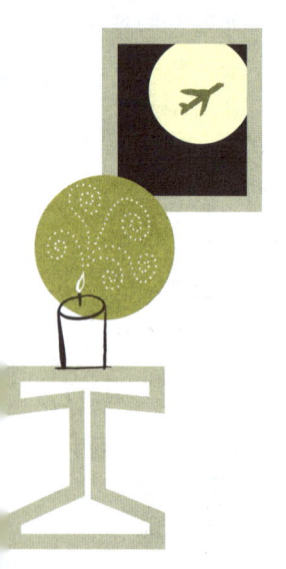

### DERRAMES DESASTROSOS

Aprendí mi lección cuando la botella de mi perfume se rompió al inicio de un viaje de ocho horas. Hasta ahí llegaron las botellas grandes que se rompen. Ahora compro paquetes portátiles de desmaquilladores, acetona, mascarillas para la cara y muestras de perfumes. Si tiene que llevar botellas de cristal, guárdelas en una bolsa Ziploc sellada.

**PRODUCTOS:** Cutex Essential Care Advanced Nail Polish Remover Pads; Swabplus Eye Makeup Remover Swabs; Awake Vital Express Mask; Shu Uemura Moisture Face Mask (fabulosa, pero costosa).

### LA HUMEDAD EN EL AVIÓN

La humedad ideal para una piel saludable es cuarenta por ciento; la humedad en un avión es como de un ocho por ciento. Hasta un viaje de tres horas le puede quitar la última gota de humedad de su piel y de su cabello. Además, el estrés del viaje puede provocar a las hormonas que hacen que su piel esté reseca en algunas áreas y grasosas en otras, que causen escamas, brotes y una complexión pálida y sin vida.

Ahora que sabe esto, hay unas cuantas cosas de las que trato de acordarme cuando estoy en un avión:

**Use poco maquillaje o ninguno.** El maquillaje le reseca más la piel cuando está en un avión. El rimel se le puede regar, especialmente si está viajando de noche. Y si usted es propensa a que se le obstruyan los poros y le salgan puntos negros, probablemente se ha dado cuenta de que la cara se le brota más cuando viaja. Para prevenir los brotes al viajar, lleve la piel limpia y sin maquillaje, y póngase un poco de

# belleza a mano

He aprendido a viajar con una bolsita (dentro de mi equipaje de mano) llena de lo considero esencial para la belleza mientras viajo. Estos productos hacen que el viaje sea más placentero y por otro lado, usted saldrá del avión viéndose mucho mejor.

**1. Una botella de agua.** Usted no sabe cuándo va a captar la atención de la azafata. Hidrátese de adentro hacia fuera, se sentirá mejor y su piel también se verá mejor.

**2. Una botella con atomizador.** Llene de agua una botellita con atomizador, añádale un par de gotas de aceite esencial de lavanda (o su favorito). Rocíese la cara y el cuello periódicamente durante todo el viaje para mantener su piel hidratada. Se siente bien, huele rico y realmente ayuda a su piel.

---

**PRODUCTOS:** Jurlique Aromamist Skin Refresher Travel Blend; Caudalie Beauty Elixir; Eau Thermale Avene Thermale Spring Water; Evian Spray.

**3. Un envase tamaño de muestra de crema facial.** Aplique en el rostro con palmaditas y debajo de sus ojos durante todo el viaje.

**4. Un envase tamaño de muestra de acondicionador que se deja puesto.** Rocíe un poco de acondicionador en la palma de su mano, del tamaño de una moneda, frótese las manos y póngaselo por todo el cabello con palmaditas. Haga lo mismo con un poco de humectante.

**5. Gotas para los ojos** que no los resequen, como Refresh, para mantener los ojos hidratados. Las farmacias también tienen las gotas blanqueadoras, las que contraen los vasos sanguíneos y quitan lo rojo.

**6. Toallitas húmedas** para evitar recoger gérmenes en el avión o en el aeropuerto.

**7. Paquetes de vitaminas en polvo** para mantenerse saludable. Los estilistas de moda y las modelos compran bastante Emergen-C (disponible en tiendas de alimentos naturales) cuando viajan y necesitan protección extra.

**8. Bálsamo de labios** para prevenir que se le resequen.

**9. Mentas Tic Tac o Supersmile In-Between Dry Mouthwash Crystals** (enjuague bucal seco en cristales) para refrescar el aliento inmediatamente.

humectante en el camino, cuando lo necesite. Maquíllese justo antes de aterrizar.

**Limite el consumo de alcohol y cafeína.** Los dos son diuréticos y le resecarán la piel. Además, el efecto del alcohol aumenta cuando está en el aire. Si necesita cafeína para despertarse, o si viajar la pone nerviosa y necesita dormirse, tómela, pero no demasiado. Si toma mucho alcohol o cafeína, se sentirá muy agotada o estará demasiado alerta.

# Estancia placentera

A algunas personas les gusta crear una casa fuera de casa cuando viajan, mientras que a otras les fascina absorber cada pedacito del nuevo ambiente exótico donde se encuentran. Sin dudas, yo soy parte del último grupo, pero sí me encanta traer conmigo en mis viajes una o dos cosas íntimas de casa: una foto familiar, una velita o una cobija.

## LA MAÑANA SIGUIENTE

A la mañana siguiente de un viaje nocturno —o después de cualquier viaje— su piel podrá sentirse un poco cansada. Lávese la cara con un exfoliante suave. Luego échese agua en la cara, primero caliente y luego fría, cuatro o cinco veces.

Apliquese un humectante que tenga menta o romero. Póngase un poco enfrente de la oreja y en sus muñecas, e instantáneamente se sentirá más alerta.

## A DORMIR

Después de un largo viaje, parecerá como que sus ojos nunca más podrán abrirse por completo. Póngase una sombra de ojos

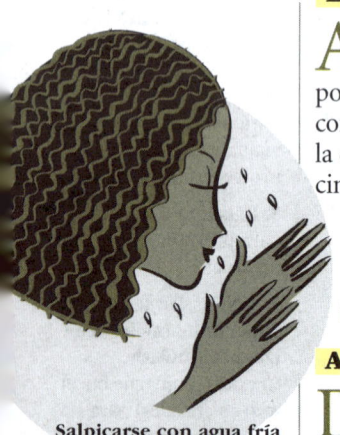

**Salpicarse con agua fría es una forma fantástica de despertarse.**

clara sobre el párpado superior con una brocha. Realce el hueso de la ceja con un tono más pálido y esto hará que sus ojos se vean más abiertos. Apliquese el rimel diagonalmente hacia las esquinas externas para extender sus pestañas hacia fuera.

**PRODUCTO:** Benefit Cosmetics Speed Brow Pencil.

### OJO ROJO

El amarillo neutraliza el rojo. Apliquese una base con trasfondo amarillo por arriba y por debajo de los ojos, cerca de las pestañas. Las sombras de ojos color gris, verde, beige y marrón neutral también reducirán lo rojo.

### AÑORANZA

Para levantarse el ánimo (o refrescar su cuarto de hotel), rocíe perfume en la bombilla de la lamparita de noche. El calor difuminará la fragancia por todo el cuarto.

### CEJAS ALBOROTADAS

Para dominar las cejas salvajes, póngale fijador a la peinilla, en aerosol o en gel, y péineselas.

### VUELOS CON MUCHAS CONEXIONES

Para reavivar su piel después de esas interminables horas de viaje, enfríe una mascarilla de gel en el minibar de su hotel y apliquesela antes de irse a dormir, y luego póngase una rica crema hidratante.

### ¿DESAYUNO EN BANGKOK?

Si ha viajado al otro lado del mundo para una reunión de negocios, sin tiempo para tomarse una siesta, y su piel se ve tan cansada

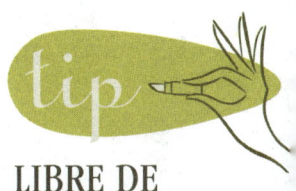

## LIBRE DE ARRUGAS

*No su cara, su ropa. Si no tiene una bolsa especial para sus vestidos, extienda sus blusas y sus chaquetas sobre una superficie plana, y póngales un plástico de la tintorería encima. Luego, enróllelos como si fueran unos sacos de dormir, desde arriba hacia abajo y métalos en su maleta. El plástico mantendrá las piezas libres de arrugas.*

como usted se siente, pásese una toallita facial desechable por toda la cara. Esta hidrata y rejuvenece la piel que ha sufrido por los cambios de huso horario.

**PRODUCTOS:** Neutrogena Hydrating Facial Cloth Mask; Olay Skin Cleansers.

# informe del tiempo

Cuando esté viajando a diferentes zonas climáticas, quizá no esté preparada para lo que el clima tenga reservado para usted. A continuación algunas sugerencias de expertos locales sobre qué esperar y cómo protegerse de los elementos.

## HÚMEDO Y CALUROSO

**Un poco de conocimiento sobre productos mantendrá su cabello sin frisarse.**

Cualquiera que haya viajado a climas tropicales como Río o Bangkok, o pasado un verano en la ciudad de Nueva York, Miami, Houston o Saint Louis, ha visto cómo la humedad puede encrespar el cabello. Para combatir el encrespamiento, «mantenga a raya la humedad con un antihumectante, que la bloquea para que no se meta en su cabello», dice Mark Garrison del salón de belleza epónimo en Manhattan. Él recomienda esto: Para el cabello fino, rocíelo con fijador una o dos veces, porque no lo pondrá pesado. Para el cabello grueso o rizado, pruebe un suero en aerosol, un aceite o un híbrido de suero con aceite. Para el cabello rizado que se ha alisado con la secadora, pruebe una pomada, un acondicionador que se deja puesto, o un suero alisador.

## TEMPORADA LLUVIOSA

En climas brumosos y nublados como Seattle, San Francisco, o Londres, las mujeres tienen la fama de tener un cutis fresco y perfecto. La humedad del aire mantiene la piel naturalmente hidratada, pero puede ser desastroso para el maquillaje. «En el clima nublado de San Francisco», dicen Jean y Jane Ford, los fundadores de Benefit Cosmetics, «puede ser un desafío hacer que el maquillaje se vea fresco todo el tiempo. Antes de salir de la casa, asegúrese de ponerse polvo suelto sobre el maquillaje. Esto hará que quede puesto y que no se derrita en la neblina de la mañana».

## CONTAMINACIÓN

«La contaminación destruye la cubierta inmunológica de la piel por los radicales libres dañinos que causa», dice el experto del cuidado de la piel, Ole Henriksen, fundador de Ole Henriksen Skin Care Center en Los Ángeles. «El residuo químico irritante genera componentes de contaminación, y estas partículas tienen moléculas pequeñitas que son absorbidas muy fácilmente por el cuerpo humano y puede causar sarpullidos e irritación». Con el paso del tiempo, también puede causar envejecimiento prematuro de la piel.

Para revertir y neutralizar el daño, Henriksen sugiere que usted tome su dosis diaria de antioxidantes, especialmente vitamina C, bioflavinoides, beta caroteno, y vitamina E, y tomar al menos una taza de té verde todos los días. Busque cremas antioxidantes para proteger la piel diariamente, al igual que las cremas que contienen ácidos grasos esenciales no comedogénicos como la soya, la uva, el sésamo, el aguacate y la rosa mosqueta.

## ADVERTENCIA SOBRE LOS SPAS

Si se está relajando en un spa donde el clima es caliente, tome en consideración el factor sol cuando coordine sus tratamientos. Por ejemplo, los tratamientos de exfoliación como los de sal, las envolturas y los pulidos corporales, y los peelings químicos, exponen una capa fresca de piel que es particularmente vulnerable a los rayos ultravioletas. Planee que le hagan esos tratamientos al final del día. La exposición al cloro, el agua salada, el protector solar y la arena a unas pocas horas después del tratamiento también puede ser irritante. Depilarse con cera justo antes de exponerse al sol provocar que su piel esté más propensa a las erupciones, así como algunos aceites esenciales usados en los tratamientos de aromaterapia, especialmente los cítricos.

# bateadores emergentes

## DIVERTIDOS SUSTITUTOS DE PRODUCTOS

A todas nos ha pasado... son las once de la noche, acaba de llegar a su destino y se da cuenta que aunque sus maletas pesaban más del límite de setenta libras, usted dejó atrás algo esencial. Sea ingeniosa, y sustitúyalo con algo que la anfitriona tenga en su cocina o sustituya un producto que tiene en su bolsa de maquillajes por otro.

### ¿Dejó su base en casa?

Mezcle un poco del **polvo facial** con su humectante.

### ¿Se le olvidó el acondicionador de pelo?

Lávese el cabello y sustituya el acondicionador con un poco de su **loción hidratante.** Enjuágueselo muy bien.

### ¿El desmaquillador de ojos está en su otra bolsa?

Busque por la cocina y encuentre un poco de **aceite de oliva o de vegetal,** y ponga un poco sobre un pañuelo de papel para quitarse el maquillaje. Si su rimel es a prueba de agua, pruebe aceite de sésamo sobre un pañuelo de papel o un palillo de algodón.

### ¿No tiene champú?

Use el **gel de baño,** que es un champú para el cuerpo.

### ¿Necesita lavar su ropa interior a mano?

El gel de baño o el **champú** es suave y efectivo para lavar la ropa a mano.

### ¿No tiene loción para el cuerpo?

Póngase un poco de **acondicionador de pelo** —como del tamaño de una moneda— en las manos, los codos y en los pies, pero no en su cara.

### ¿Necesita rasurarse?

El acondicionador de pelo y el **aceite de bebé** son sustitutos de la crema para afeitarse para usar en las piernas, se sentirán suaves y sedosas.

### ¿No tiene gel para el cabello?

Póngase un poco de la **crema de afeitar** por todo el cabello. Sólo cerciórese de usar la crema y no el gel de afeitar, que se puede poner pegajoso.

### ¿No tiene colorete?

Póngase un poco de lápiz labial sobre la palma de sus manos, y mézclelo con un poco de su hidratante. Apliqueselo en las mejillas. O apliquese una **sombra de ojos** perlada en crema (de color rosa o bronce, dependiendo del color de su piel) en los pómulos.

### ¿Perdió su lápiz labial?

Mezcle un poco de **colorete** con el bálsamo de labios en la palma de su mano, y póngaselo en los labios.

### ¿Necesita un poco de brillo?

Póngase un poco de **aceite de oliva o de semilla de uvas** por todo el cabello. Estos añaden brillo natural sin olor. (Pero no mucho o sino brillará como un plato de espagueti carbonara). O enjuáguese el cabello con una **taza de té Lipton**.

### ¿Tiene el cabello encrespado?

Cuando su cabello se le está encrespando, y no tiene ningún producto para desencresparlo, eche mano de su humectante. O tome un poco de esa **crema para las manos** que tiene en su cartera, y pásesela por todo el cabello con palmaditas, échese el cabello hacia atrás, y enrólleselo, y póngale un gancho de pelo por un par de minutos. Cuando se lo desenrolle, estará libre de crespos.

### ¿Se le olvidó la crema facial?

Pruebe **Cool Whip.** Sorbitol, un alcohol graso que funciona como un humectante en varios hidratantes, es un ingrediente del Cool Whip. Es por esto que cuando lo necesite, puede usar Cool Whip para hidratar su piel y hasta acondicionar su cabello.

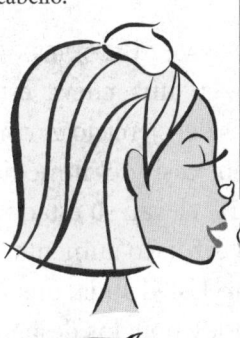

### ¿Maquillaje rebelde?

Si no tiene nada más, usted puede remover el maquillaje de la forma en que la gente lo ha hecho por años... ¡con **Crisco**! Las toallitas de bebé también son muy útiles.

### ¿Se le está viendo el tinte?

Si no hay removedor de tinte para el cabello, use **tonificante** o la **leche** para quitar las manchas que tiene por el nacimiento del pelo y en la frente. Ponga un poco en una almohadilla de algodón y frote suavemente el área afectada.

### ¿Necesita un difusor?

Ponga una **media** delgada al final de la secadora de pelo para que no se le vuelen sus rizos. La próxima vez, antes de empacar, vaya a la tienda de belleza y cómprese una «media»: un accesorio de tela, esponjoso y del tamaño de la palma de su mano que es muy ligero para su equipaje.

### ¿Enredos por todos lados?

Use su secadora de pelo para desenredar su cabello: Póngala en temperatura fría y apúntela a los enredos. El frío contrae la cutícula del cabello y desenreda el nudo.

## VIDA ACTIVA

CAPÍTULO X

# El Gimnasio y los Deportes

A ESTAS ALTURAS, CUALQUIERA QUE NO HAYA ESTADO viviendo en una cueva está consciente de los beneficios del ejercicio. A corto plazo, le hace sentirse bien casi de inmediato: sus endorfinas empiezan a trabajar y elevan su estado de ánimo. Y usted se ve mejor: su ritmo cardiaco aumenta, le envía oxígeno a la piel y la hace brillar. Usted suda, que es la forma en que el cuerpo limpia la casa y bota los desperdicios. Sus músculos se fortalecen y consiguen definición. Después de un tiempo, el ejercicio reduce el riesgo de contraer enfermedades, ayuda a controlar el peso, hace que la mente se enfoque, y mantiene su corazón fuerte y saludable.

A pesar de todas estas razones fabulosas por las cuales sudar, la mayoría de nosotras todavía no hace suficiente ejercicio. Lamentablemente, los beneficios abstractos del ejercicio no son suficientes como para hacer que nos paremos del sofá. Es por eso que tiene que buscar un ejercicio que usted realmente disfrute.

El ejercicio tiene que hacerle sentir mejor *mientras* lo está haciendo. Tal vez le guste lo liviana y libre de dolor que se siente en el agua cuando nada, o la manera en que huele el bosque al salir a caminar en las diferentes estaciones del año. Quizá disfrute la forma en que una de las posturas del yoga hace que su cuerpo se sienta lleno de sensación y vida. La gente que se «enamora» de estas sensaciones de bienestar es la que se mantendrá en sus programas de ejercicios.

Lo más difícil acerca de un régimen de ejercicios es empezar, y la segunda cosa más difícil es continuar. Si ve que se está aburriendo y que está poniendo excusas, cambie de programa. Varíe su actividad, traiga a una amiga, fíjese una meta a corto plazo y dedíquese a lograrla.

# sesión de ejercicios

Estar al aire libre siempre hace que los ejercicios sean más placenteros. Trotar alrededor de un lago es mil veces mejor que correr dentro de un gimnasio, así como pasarse un día en el lago le gana por mucho a la máquina remadora. Y no se puede comparar una tarde en el campo de golf con una cancha cubierta. Sólo recuerde que cuando está

## ACALORADA

*Mantenga en la nevera una infusión de té verde en una botellita con atomizador, y rocíese la cara para refrescar su piel acalorada después de una sesión intensa de ejercicios. El té es rico en polifenoles antiinflamatorios y le aliviará la piel.*

al aire libre tiene que usar un protector solar FPS 15 de amplio espectro. Y uno de los accesorios más importantes cuando se tiene una vida activa es una botella de agua para mantenerse hidratada.

### POROS ABIERTOS

Antes de sudar en el gimnasio, lo que puede tupir los poros y hacer que se brote, lave su cara para remover la base, o frote su piel suavemente con un desmaquillador, o con una toallita húmeda (vea «Kit para el Gimnasio» en la página 204.)

### BRILLO DURADERO

Si quiere prolongar el brillo de la sesión de ejercicios sin usar maquillaje, rocíese la cara con agua de rosas cuando llegue a casa para tonificar su piel (en el verano, ponga el agua de rosas en la nevera). Luego, use una mascarilla por cinco minutos.

---

**PRODUCTOS:** Aveda Intensive Hydrating Mask; Osea White Algae Mask; Kimberly Sayer of London Hydrating Antioxidant Facial Mask; Jurlique Deep Penetrating Cream Mask.

### LOS SUDORES

Las telas que absorben la humedad, especialmente las de los sostenes, las blusas y las camisetas sin mangas, la mantienen más seca y más cómoda mientras hace ejercicio, y evitan que le dé frío después. Use ropa entretejida con nylon y supplex, que absorbe la humedad cuando esté en acción. En la Internet: www.danskin.com, www.usa.adidas.com, www.insport.com, www.nikewomen.com, www.nuala.puma.com.

# EL GIMNASIO Y LOS DEPORTES

## MÚSCULOS LASTIMADOS

Cuando se le hace un nudo en los músculos, aplique árnica en forma de aceite, crema o gel.

**PRODUCTO:** Naturopathica Arnica Muscle and Joint Bath and Body Oil.

## EN UN APRIETO

Si usted come menos de noventa minutos antes de su rutina de ejercicios, le restará intensidad, duración y el potencial de quemar calorías. Un estómago lleno también puede hacerle sentir físicamente incómoda cuando corre, practique Pilates o gire para hacer ciertas posturas del yoga.

## ENERGÍA BAJA

Huela menta. La menta, en la forma de chicle, té, aceite o loción perfumada, le dará ese empuje que necesita.

## YOGA SIN VERRUGAS

Así como puede contraer hepatitis cuando una manicurista usa herramientas antihigiénicas, le pueden salir verrugas y hongos del pie al caminar descalza por el gimnasio o en la clase de yoga. Invierta en su propia colchoneta para yoga (así también como su propio juego de manicura).

## RX PARA DEPILACIÓN

Después de depilarse, no use jabón o astringente en el área por al menos unas veinticuatro horas, y evite usar pantalones apretados o ropa para ejercicios que pueda irritar su piel.

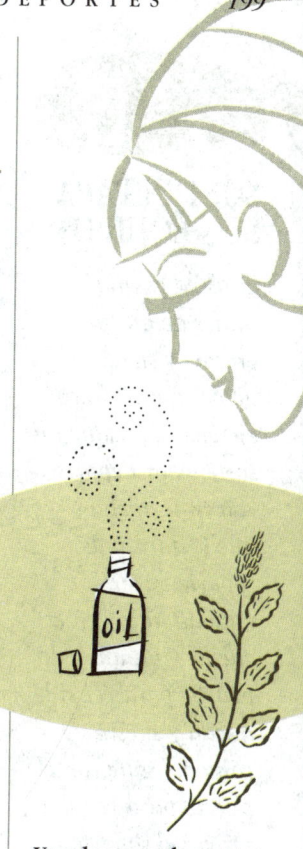

Una descarga de menta para recargar su energía.

## SOSTÉN PARA SU «EQUIPO»

*Si usted es una mujer de busto grande y siente dolor cuando hace ejercicios, busque un sostenedor deportivo con tiras anchas, que le dará más soporte en su espalda alta y en el cuello. Cuando se lo pruebe para ver si le queda y si está cómodo, salte con él puesto para ver si le provee el soporte que necesita.*

### EL MAQUILLAJE DE OJOS DESAPARECE CON EL SUDOR

Si quiere que su maquillaje de ojos se mantenga durante la sesión de ejercicios, use sombras que sean duraderas y a base de agua (que también pueden usarse como delineador). El color de estos productos se mantiene por seis a ocho horas. Es posible que las otras fórmulas sean grasosas o que se corran cuando usted sude.

**PRODUCTOS:** Maybelline Liquid Eyes Eye Shadow; Sue Devitt Studio Starlights Clear Water Eye shadow.

### MAL OLOR EN LOS PIES

Si es posible, no use el mismo par de zapatillas o tenis todos los días. Es una buena idea alternarlas para darles oportunidad para que se sequen y así no alberguen hongos.

### PERFUME

El aroma asciende, especialmente en el clima caliente. Limite la aplicación de su perfume a los puntos al sur de su cuello, especialmente cuando está haciendo ejercicios al aire libre. Si no lo hace, quizá hasta usted misma se sienta abrumada —sin mencionar a sus compañeros de ejercicios— con demasiado de una cosa buena. Sea considerada con los demás y no use perfumes en un lugar cerrado como una clase de ejercicios o de yoga.

### COMEZÓN EN LOS MUSLOS

¿Ha notado alguna vez que al hacer ejercicios al aire libre durante el invierno, sus muslos le empiezan a picar y a arder? El sudor, la fricción y el frío pueden combinarse e incrementar su sensibilidad a las telas sintéticas. Pruebe fibras naturales como la seda o la lana. Use detergentes que no contengan tintes ni perfumes, y omita los suavizadores de tela, ya que pueden dejar residuos irritantes en la piel. La sal de su sudor también puede irritar su piel reseca. Dúchese inmediatamente después de su sesión de ejercicios, seque su piel suavemente y use polvo medicado.

### GOTAS DE SUDOR

Cuando le corren gotas de sudor por la cara mientras hace ejercicios, no sólo es vergonzoso, sino que puede ser una distracción muy frustrante. Use una gorra de béisbol o una banda de sudor cuando se ejercite. Si quiere algo con más estilo, busque pañuelos que estén entretejidos con fibras que absorben la humedad.

### FRICCIÓN DE BICICLETA

Cuando empieza a hacer ciclismo o ejercicios cardiovasculares en bicicletas estacionarias, de seguro va a sentir músculos —así como algunos achaques— que no había sentido antes. Para aliviar la fricción que siente en sus glúteos y en la piel sensible entre sus muslos, consígase una silla de gel para bicicletas o use pantaloncitos acolchonados.

### MÚSCULOS LETÁRGICOS

Para calentar y vigorizar sus músculos adoloridos, use una loción de jengibre para el cuerpo, o ralle un pedazo pequeño de jengibre fresco y mézclelo con un puñado de loción corporal sin perfume. Frótelo en su piel.

**PRODUCTOS:** Origins Ginger Souffle; Pharmacopia Ginger Body Lotion; The Thymes Ginger Milk Body Lotion.

## ATAJO AL BAÑO

*Si no tiene tiempo para ducharse después de hacer ejercicios, límpiese debajo del brazo con una toallita húmeda regular o para bebés.*

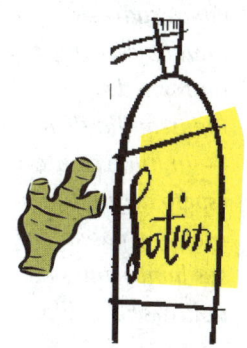

**El jengibre hace que recupere la energía.**

*202* BELLEZA AL MINUTO

## CABELLO DE NADADORA

Si usted es nadadora y es rubia —especialmente si se tiñe el cabello— ya sabe a qué atenerse en cuanto al cloro y su cabello. La piscina puede transformar su cabello de un color mantequilla a un color verde horroroso. He aquí algunas recomendaciones para prevenir —o corregir— el problema.

**Para prevenir el cabello verde,** enjuáguese el cabello con club soda o seltzer apenas salga de la piscina. O lávese el cabello con champú y enjuáguelo con jugo V8. ¡Mantiene el verde lejos!

**Para eliminar el cabello verde,** dé un masaje con ketchup, jugo de tomate, o pasta de tomate por todo el cabello mojado. Déjelo puesto por un par de minutos, luego enjuáguelo, lávese con champú y acondicione como lo hace regularmente. O disuelva tres aspirinas en una taza de agua, úntelo en todo el cabello mojado, déjelo puesto por cinco minutos y enjuáguelo.

**PRODUCTOS:** Green Out Shampoo; Suave Clarifying Shampoo; L'Oreal Kids Swim Shampoo.

## LABIOS SUAVES

*Para mantener sus labios suaves y saludables, compre un tarro de mantequilla shea —un humectante espeso de múltiples usos— y pásela por sus labios antes de aplicarse el brillo.*

### CONSEJO PARA LOS LABIOS

Según estadísticas, los hombres son mucho más vulnerables a tener cáncer del labio que las mujeres. Esto se debe que el dióxido de titanio, el ingrediente que oscurece el lápiz labial, es un protector solar de amplio espectro. Cuando haga ejercicios al aire libre, déjese puesto el lápiz labial, o use un bálsamo de labios con FPS 15.

### CONEJO DE OJOS ROJOS

Use *goggles* para proteger sus ojos del cloro, pero si sus párpados se ponen rojos después de nadar, son fáciles de cubrir. Pruebe una corrector en crema de un tono en color banana para reducir el enrojecimiento alrededor de los ojos.

**PRODUCTOS:** Benefit Lemon-Aid; T. LeClerc Liquid Concealer (Banana)

## OÍDO DE NADADOR

Es importante mantener seco el conducto auditivo para prevenir el «oído de nadador». Mientras se está secando el cabello después de nadar, écheles a sus oídos una ráfaga rápida de aire caliente con la secadora de pelo. Esto secará el agua, ¡rápido! Cuando el agua queda atrapada en el conducto, se intensifica el crecimiento de las bacterias que viven allí y causa infección (vaya al doctor si le da fiebre o tiene dolor).

## MANOS DE JARDINERO

Si le gusta trabajar en el jardín pero le fastidian las inevitables uñas llenas de mugre, pase sus uñas por una barra de jabón antes de ir a su huerto de vegetales. Sus uñas estarán tupidas con jabón, no con tierra, y será mucho más fácil limpiarlas cuando termine. O póngase dos pares de guantes: los guantes de goma y luego los guantes de jardín.

## VAPOR INTENSO

Después que haga ejercicios y se dé una ducha, hágase un tratamiento intensivo en el cabello mientras se relaja en el cuarto de vapor. Aplíquese un acondicionador intensivo en el cabello mojado, cúbralo con una toalla o una gorra de baño si gusta, siéntase en el vapor por unos diez a quince minutos, luego enjuágueselo en la ducha.

## LÍNEAS FINAS Y ROJAS

Aplíquese siempre una capa fina de humectante antes de entrar al sauna. Esto protege la piel para prevenir que los vasos capilares se rompan.

**P.** *Los labios se me agrietan cuando estoy esquiando, especialmente cuando uso brillo de labios. ¿Por qué?*

**R.** El viento y el frío del invierno le quitan humedad a los labios. Aunque el brillo de labios hace que los labios se vean húmedos y brillantes, en realidad ciertos ingredientes pueden resecarlos. Un bálsamo de labios grueso y ceroso —como el ChapStick, el Eau Thermale Avène Lip Balm with Cold Cream o el Kiehl's Lip Protector— aliviará sus labios y los protegerá de la resequedad del clima sumamente frío.

# kit para el gimnasio

Empiece con un bulto pequeño (con asa si es posible), y llénelo con artículos de tocador en miniatura. En la farmacia puede comprar los que ya vienen empacados —incluyendo los productos empacados individualmente para usarlos una sola vez o por una semana— pero le sale más barato llenar y rellenar envases plásticos con sus productos favoritos.

He aquí una lista de lo que necesita:

■ **Toallitas húmedas.** Úselas para remover su maquillaje antes de hacer ejercicios. Busque las que no tienen alcohol, con infusión botánica y sin el ingrediente antibacteriano triclosan, el que puede irritar y resecar su piel. Hay desmaquilladores y toallitas perfumadas disponibles.

---

PRODUCTOS: Awake Cleansing Sheets; Comodynes Deodorant Towelettes; Herban Essentials Towelettes.

■ **Desodorante.** Cómprelo en el nuevo tamaño en miniatura.

■ **Champú, acondicionador y gel de baño.** Empaque estos en envases con tapas fáciles de usar. Y si se le acaba el gel de baño, puede usar el champú para bañarse.

■ **Humectante.** Necesitará loción humectante tanto para la cara como para el cuerpo. Toda esa sudadera puede resecarle la piel.

■ **Peinilla, cepillo, elástico para la cola de caballo o productos estilizadores para el cabello.** Tenga estos a mano para darle a su cabello húmedo un peinado rápido.

■ **Protector solar.** Antes de salir, apliquese un humectante o un protector solar con FPS 15.

■ **Chancletas.** No camine descalza en el gimnasio, especialmente en la ducha, donde puede contraer el pie de atleta. Mantenga un par de chancletas en su bolsa.

■ **Pañuelos de papel.** Por si acaso.

■ **Cepillo de dientes, pasta dental y enjuague bucal.** Esto ayuda para cuando se le reseque la boca después de hacer ejercicios.

# EL GIMNASIO Y LOS DEPORTES

## CALAMBRES

Si usted es propensa al calambre en las piernas cuando hace ejercicios, coma algo salado como galletitas, y tómese un vaso pequeño de agua antes y después de la sesión de ejercicios. Quizá tenga deficiencia de calcio. Coma una banana al día.

## SUCIO DESPUÉS DE LOS EJERCICIOS

El ejercicio puede deshidratar su piel, y la combinación de agua y jabón la puede resecar más aún. Si tiene la piel reseca, no se lave la cara con jabón ni con una crema limpiadora después de la sesión de ejercicios. En lugar de esto, aplíquese un tonificante sin alcohol —o use una toallita húmeda sin alcohol— para quitarse el sucio y el sudor.

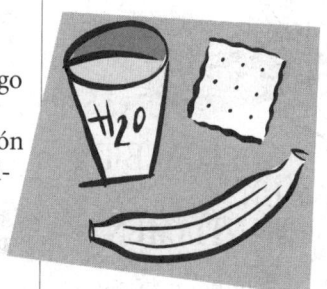

**Esto puede ayudarle a prevenir calambres.**

## BROTES POR EJERCICIOS (ACNÉ EN EL CUERPO)

Cuando usa ropa muy ajustada para hacer ejercicios, el sudor y la fricción —en combinación con los aceites naturales de la piel— pueden causarle brotes en el cuerpo, especialmente en la espalda. Y si usted es excursionista, no es raro que le salgan granos en la espalda por el sudor que queda atrapado bajo la mochila. He aquí cómo evitarlos:

■ Dúchese justo después de la sesión de ejercicios, y lávese la espalda con una loción de baño que tenga ácido salicílico. Exfóliese con una esponja. Luego, aplique en el lugar afectado un tratamiento que contenga ácido salicílico.

■ Aplíquese una mascarilla para eliminar las espinillas en la espalda (y en el pecho, si es necesario), dos o tres veces a la semana.

■ Use ropa de fibra natural o telas que absorban y mantengan el sudor lejos de su cuerpo.

■ No se ponga ropa ajustada o apretada hasta que su espalda se mejore y esté completamente seca.

---

**PRODUCTOS:** MD Formulations Alpha Beta Daily Body Peel (pads); Origins Spot Remover; Neutrogena Body Clear Body Wash; Benefit Cosmetics Bionic Blast; Aveeno Clear Complexion Correcting Treatment.

## ADELGACE EN UN SANTIAMÉN

*Para hacer que sus piernas se vean más delgadas, póngase un poco de Johnson's Baby Oil Gel (aceite de bebé Johnson's en gel), ungüento de capullo de rosas, aceite corporal, o hasta suero para el cabello, en las canillas.*

### PIEL RESECA, SIN LOCIÓN

Digamos que está en el gimnasio y no tiene loción para el cuerpo. Métase en la ducha y lávese con acondicionador, no use jabón. Enjuáguese y verá lo sedosa que quedará su piel.

### ADELGAZAMIENTO TEMPORAL DE PIERNAS

Remoje sus piernas en agua caliente con Epsom Salt por unos cuantos minutos. Séquelas y póngales una mascarilla de alga marina (el alga marina es un diurético, lo que significa que saca el agua), y envuélvalas en Saran Wrap (papel transparente para envolver alimentos) y una toalla acabadita de salir de la secadora. Descanse y relájese por quince minutos con sus piernas elevadas, desenvuelva sus piernas y enjuáguese la mascarilla.

### PIES HELADOS

Si la circulación en sus pies tiende a ser lenta después de haberse pasado una fría tarde esquiando o en la pista de patinaje, caliente sus pies con un poco de gel, bálsamo o humectante de menta.

**PRODUCTOS:** Blue Yoga Gel; Tiger Balm; Naturopathica Peppermint Tea Tree Foot Balm.

### VIENTRE IRRITADO

Si la banda elástica del pantalón le causa irritación en el vientre o en la espalda, aplíquese una crema que contenga extracto de regaliz (glycyrrhizinate), que es muy bueno para aliviar irritaciones menores.

**PRODUCTOS:** Eucerin Redness Relief Daily Perfecting Lotion; Soothing Care Chafing Relief Powder Gel.

EL GIMNASIO Y LOS DEPORTES

## PIE DE ATLETA

- Aplíquese unas cuantas gotas de aceite del árbol de té (lo consigue en tiendas de alimentos naturales), un agente fuerte antimicótico y antibacteriano, directamente en el área, o pruebe un aerosol de árbol de té, por lo menos tres veces cada día. (El aceite del árbol de té tiene un olor fuerte, y si prefiere no tener ese olor, remoje sus pies en agua tibia y échele un poco del aceite, en la mañana y en la noche.)

- El aceite de Neem tiene un olor menos ofensivo y también funciona bien. Añádale unas cuantas gotas al agua tibia y remoje sus pies por unos diez minutos más o menos.

- Remojar los pies en vinagre de cidra de manzana también mata los hongos, pero puede arder un poco.

- Séquese los pies y échese polvo medicado, especialmente entre los dedos, o masajéese un poco de maicena (harina de maíz refinada) antes de ponerse las medias. Repítalo varias veces al día por un par de días hasta que la condición mejore.

## TODA LLENA DE ENERGÍA

Trate de hacer ejercicio por lo menos dos horas antes de acostarse a dormir. Si se siente adolorida y muy llena de energía como para dormir, llene su bañera con agua tibia y échele una o dos tazas de sal de Epsom, un cuarto de taza de bicarbonato de soda y un poco del relajante aceite de lavanda. Respire hondo, relájese y dormirá como una bebita.

## MANOS AGRIETADAS

Después de pasar todo el día esquiando, sus manos agrietadas necesitarán un tratamiento hidratante intensivo. Aplique una capa gruesa de Bag Balm (o cualquiera otra crema de manos) antes de irse a dormir y cúbralas con un par de guantes de algodón (cuestan muy poco en las tiendas de artículos de arte).

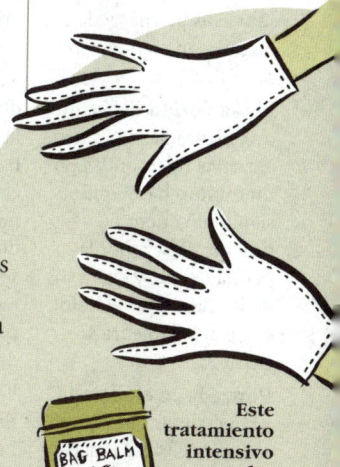

Este tratamiento intensivo para las manos es sumamente absorbente.

**PRODUCTOS:** Boscia Daily Hand Revival Therapy; Weleda Hautcreme; Jurlique Lavender (or Rose) Hand Cream.

# nacida para correr

A continuación, una lista de consejos para curar los males más comunes de una corredora:

**Sayonara, dolor.** Siga el ejemplo de los japoneses: remoje sus pies en agua caliente, luego frótelos vigorosamente con una toalla para estimular la circulación. Dé un masaje en cada dedo tres veces en la dirección del reloj y luego en el sentido contrario. Después hale cada dedo suavemente, ponga su pie sobre sus piernas y dé un masaje con su puño en la planta del pie.

**Pie adolorido.** Encuentre una piedra llana y caliéntela en el microondas por un minuto hasta que se sienta tibia pero no caliente. Pásela por la planta del pie y entre sus dedos hasta que el dolor se vaya, o la piedra se enfríe.

**Punzada en el costado.** Las personas que corren son propensas a tener calambres en el costado, provocados por un espasmo del diafragma causado por la respiración pesada. Aligere el paso, respire profundo un par de veces y frote el área suavemente. Para prevenir los calambres, acuérdese de lo que decía mamá: No coma una hora antes de hacer ejercicios. Además, beba el agua a sorbos y no se la atragante mientras corre. Además, respire profundo desde el diafragma.

**Arcos adoloridos.** Si le duelen los arcos, su plantar fascia (el tejido colectivo desde el talón hacia el dedo) debe estar inflamado. Ruede los arcos de sus pies descalzos sobre una lata de jugo de naranja congelado. La combinación del frío y del masaje aliviará la inflamación.

**El pezón del trotador.** Los pezones irritados son un problema común tanto para los hombres como para las mujeres que corren larga distancia. El pezón del trotador —irritación, resequedad, inflamación y hasta sangrado— es causado por la fricción del pezón con la ropa mientras usted está corriendo. Evite usar ropa ajustada de telas sintéticas. Use un sostén de seda o de algodón. Aplique mantequilla de shea, vaselina, curitas, crema de óxido de zinc, o protectores de pezones (de los que usan las mujeres que están lactando), antes de salir a correr.

**El dedo del trotador.** Esta contusión debajo de la uña del pie (llamada también «dedo de tenis») es causado por el impacto de sus dedos contra la punta de sus zapatillas. Mantenga sus uñas cortas y compre una zapatillas para correr con más espacio para los dedos.

## MORETONES

Aplique una crema de vitamina K (phytonadione), disponible en cualquier farmacia, para reducir el moretón. (Los cirujanos plásticos recomiendan la vitamina K para uso tópico después de una cirugía).

**PRODUCTOS:** Vita-K Solution for Scars & Bruises; Jason Vitamin K Cream; K Derm.

## PARA CUBRIR UN MORETÓN, UNA MARCA O UNA CICATRIZ

Use un corrector en barra. Caliente un poco en la palma de la mano (el calor de su piel lo suaviza y le permite difuminarlo mejor sobre su piel). Con una brocha pequeña, apliquelo en el área. Presione con el dedo anular. Añada otra capa, si es necesario, y cubra con un poco de polvo traslúcido.

## PARA BORRAR CICATRICES

Use una crema de vitamina K dos veces al día y sea paciente, puede tomar entre dos a ocho semanas. O aplique aceite esencial de lavanda directamente sobre la cicatriz. (Las heridas recientes sanan más fácilmente que las heridas más viejas).

## PROTECTOR SOLAR EN LOS CAMPOS VERDES

Si el protector solar le resulta muy resbaladizo para que sus manos puedan controlar el palo de golf, use almohadillas de protector solar, en vez de lociones o aerosoles. Son más fáciles de usar, no son nada grasosas y se pueden llevar con facilidad para aplicarlas nuevamente.

**PRODUCTOS:** MD Formulations Sunscreen Pads with Vitamin C; Dermalogica SPF 15 Pads; Completely Bare Solar Shield SPF 30 (oil free)

---

**P: ¿Qué puedo hacer para aliviar los músculos adoloridos?**

**R:** Remójese en una bañera con agua tibia (no caliente) y añada sales del Mar Muerto o sal de Epsom para relajar y aliviar los músculos adoloridos después de una sesión de ejercicios. La sal de Epsom contiene magnesio, que ayuda a su cuerpo a eliminar los depósitos de ácidos lácticos que causan los dolores. Y las sales del Mar Muerto reemplazan los elementos y los electrolitos que perdió al sudar.

**PRODUCTS:** Burt's Bees Bath Crystals ■ Ahava Dead Sea Bath Salts.

## TALONES AGRIETADOS

Los pies aguantan casi 9.000 pasos diarios, lo que puede ser especialmente difícil para los talones si llevan peso extra o si es una corredora. Para suavizar los talones agrietados: aplique una mascarilla hidratante facial. Cúbralos con medias delgadas de algodón por una o dos horas. Repita por varios días mientras lo necesite.

## PIES CANSADOS

Remoje sus pies cansados en un envase con agua tibia y añada sales minerales (disponibles en las tiendas de productos para el cuerpo y para el baño), sal de Epsom, o si no tiene ninguna de estas, use la sal de mesa. Échele unas cuantas gotas de bálsamo de eucalipto o aceite de ajo (si no tiene aceite, use un mortero y machaque unos cuantos dientes de ajo, y échelos en el agua). Las sales ayudan a que su cuerpo elimine los depósitos de ácido láctico; los aceites estimulan la circulación y los nervios.

## UÑA DEL PIE ENCARNADA

Corte sus uñas rectas de lado a lado. Remójese los pies en agua tibia para suavizar la uña. Levante suavemente la uña hasta que pueda deslizar un pedazo de algodón por debajo, para mantenerla alejada de la piel. Haga esto por un par de días, si es necesario. Si su uña encarnada llegase a infectarse, vea a un doctor o a aun podólogo.

## AMPOLLAS

Si decide correr en el maratón de Boston con unas zapatillas nuevas es muy probable que le salga una ampolla. Lave el área con agua y jabón, y aplique un ungüento antibiótico

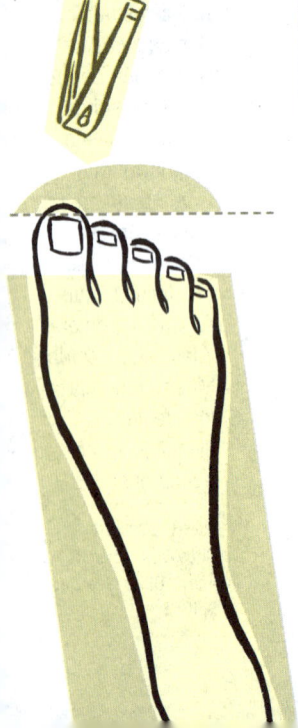

**Para prevenir las uñas encarnadas, córteselas rectas de lado a lado.**

para prevenir la infección. Déjelo al aire libre cuando esté en casa para que sane más rápido.

### CALLOS

Póngase una tira de cáscara de limón (con la parte de adentro sobre el callo), piña o una bolsita mojada de té negro y manténgala en el lugar con una curita. Déjeselo puesto por toda la noche y continúe haciendo esto por unas cuantas noches hasta que el callo desaparezca.

**PRODUCTO:** J. Pickles Corns, Callouses & Hard Skin Ointment.

### HONGOS ENTRE NOSOTROS

En los vestuarios, alrededor de la piscina, dentro de los zapatos sintéticos, hasta debajo de una curita muy apretada en el dedo, pueden albergarse bacterias causantes del hongo en la uña. Si usted comparte sus herramientas de pedicura, puede también compartir el hongo. Antes de acostarse, aplique Vicks Vaporub en las uñas del pie. Cúbralas con medias de algodón y déjelas puestas por toda la noche. (Este remedio puede tomar una semana). O remójese la uña en vinagre blanco una vez al día, por varios días. Complemente estos tratamientos con polvo medicado para los pies, y úselo durante todo el día.

### CALLOSIDADES DE LAS PLANTAS DEL PIE

No se corte los callos porque se le pueden infectar. Aplique una crema para los pies que contenga ácido glicólico, que le ayudará a quitar las capas muertas y callosas de la piel.

**PRODUCTOS:** Luscious Foot Cream; MD Formulations Pedicreme

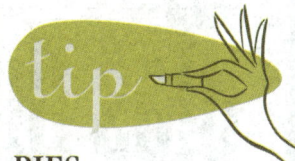

## PIES BAILADORES

*Busque hidratantes para los pies y remójelos con menta, romero, eucalipto y cítricos, los que le ayudarán a rejuvenecer los pies cansados.*

# pies dulces

Exfoliarse los pies —y las manos— sólo toma un minuto, y realmente suaviza la piel. Las plantas de los pies son veinte veces más gruesas que la mayoría de las otras áreas de su cuerpo, y es por eso que puede usar ingredientes abrasivos como la sal, el azúcar y la harina de maíz para deshacerse de los callos y suavizarlas. He aquí algunos de mis ingredientes favoritos para endulzar los pies.

**Toronja.** La toronja fresca es una exfoliante agria y exquisita. Siéntese al borde de la bañera. Remoje sus pies en agua fría hasta los tobillos y frote rebanadas de toronjas sobre ellos. Frote con azúcar y métalos nuevamente en el agua fría. Después de exfoliarse, enjuágueselos, séqueselos y dé masaje con una crema de menta o cítrica para el cuerpo o para los pies.

**Lima.** Pruebe el mismo tratamiento, sustituyendo la toronja con rodajas de limón, y un puñado de harina de maíz de grano grueso, por el azúcar.

**Limón o naranja sanguina.** Pruebe el mismo tratamiento, con el limón o con la naranja sanguina y sal. Añádale tres cucharadas de aceite de oliva a la bañera.

**Aguacate.** El aceite de aguacate es extremadamente hidratante y rico en vitamina E. Después de uno de los tratamientos antes mencionados, dé un masaje en los pies con un poco de aceite de aguacate.

## ENÉRGICA PEDICURA EN SIETE MINUTOS

Si sufre de dolor en los pies, tome unos cuantos minutos para calmarlos y mimarlos con una pedicura relajante.

**1)** Exfolie la piel áspera y reseca con una piedra pómez.

**2)** Mójese los pies y restriéguelos con sales de baño.

**3)** Remójelos en agua tibia y añada aceites de baño vigorizantes como el de menta o de romero.

**4)** Séqueselos con una toalla. Empuje las cutículas hacia atrás con un palo de naranja.

**5)** Separe sus dedos con un pañuelo de papel, ponga los pies hacia arriba y aplique el esmalte.

## VIDA ACTIVA

**CAPÍTULO XI**

# SU FAMILIA

DÉCADAS ATRÁS, LA VIDA IBA A UN PASO MUCHO MÁS lento de lo que va hoy día. Incluso, las familias extendidas vivían bajo un mismo techo y la sabiduría era transmitida de generación en generación. Encontrar alivio para una variedad de enfermedades y mantener el balance entre el cuerpo y el espíritu —lo que hoy día llamamos «bienestar»- eran considerados como asuntos intergeneracionales de la familia. Si su mamá o su tía abuela no sabía qué hacer con una verruga, una picada de mosquito, o un momento oscuro del alma, era muy probable que abuela sí lo supiera.

Pero en estos días, la familia nuclear o fracturada es más probable la norma. Separadas por la distancia, el divorcio, o las presiones de la vida diaria, cada uno de nosotros está más aislado e independiente. No obstante, esa independencia tiene un costo, nosotras no siempre tenemos a mano las respuestas infalibles que tenían nuestras abuelas. Claro, sí tenemos los beneficios de la medicina moderna y de la tecnología, pero se sorprendería saber cuántas de esas curas de alta tecnología están basadas en la sabiduría de la abuela. Este capítulo tomará un poquito de ambas partes para darle respuestas rápidas para algunas de las enfermedades comunes que su familia probablemente tenga que enfrentar. (Porque los adolescentes y preadolescentes ya están pasando por transiciones físicas enormes, merecen tener un capítulo para ellos solos, vea la página 62).

# BEBÉS

La naturaleza protege al recién nacido: Cuando los bebés nacen, sus cuerpos están cubiertos por una sustancia gruesa, cerosa, amarilla blancuzca llamada vernix, que les ayuda a retener la humedad en la piel, y previene que esta se reseque hasta que las glándulas sebáceas y los poros empiecen a funcionar. Aparte de las condiciones comunes – costra amarillenta en el cuero cabelludo (cradle cap) y erupciones por el pañal— la mayoría de las veces, la piel de un bebé sano y el cabello (lo poquito que tiene) son perfectos. A continuación, algunas de las respuestas a preguntas sencillas sobre el cuidado de «belleza» de un bebé; cualquier otra cosa más seria, debe mencionársela al pediatra.

## RESEQUEDAD Y AGRIETAMIENTO

Masajéele un poquito de aceite de oliva en las manos, los pies, las muñecas y en los tobillos de su bebé, para que la piel no se le agriete hasta que su propio sistema de producción de grasa empiece a funcionar.

## DECISIONES SOBRE LAS ERUPCIONES EN LA PIEL

Las causas más comunes de sarpullidos son la proximidad de la piel a los pañales mojados o sucios, los químicos en los pañales desechables o en los detergentes para lavar la ropa, y reacciones a los alimentos o las fórmulas. Para que sane más rápido, limpie las nalguitas de su bebé y expóngalas al sol por unos diez minutos, aunque sea por una ventana. Luego, aplique un ungüento espeso y oclusivo diseñado para sanar las erupciones causadas por el pañal.

## GRANOS DE BEBÉ

A veces a los recién nacidos les salen en la nariz y en otras partes del cuerpo unos granitos blancos llamados milia. Esto indica que las glándulas sebáceas y los poros de su bebé están empezando a funcionar. No haga nada y eventualmente se irán por sí solos.

## COSTRA DE CUNA

Esta condición es una costra escamosa que se forma en la cabeza de algunos bebés por la secreción de grasa, especialmente alrededor del lugar blando. Lávele la cabeza con champú diluido, una o dos veces a la semana, y empuje suavemente la piel escamosa con su dedo, para quitarle las escamas mientras le lava el cabello. O caliente un poco de aceite de oliva o de almendra dulce hasta que esté tibio, no caliente,

### EL MAQUILLAJE DE MAMÁ

*Mezcle una tapa llena de champú para bebé en una taza de agua tibia y úselo para quitarse el maquillaje de los ojos.*

y aplíquelo muy suavemente en las áreas afectadas. No lo restriegue. Déjeselo puesto por unos treinta minutos, lávele la cabeza a su bebé con champú, masajéele suavemente el cuerpo cabelludo y enjuágueselo.

### BEBÉ LLORÓN

Frótele el vientre a su bebé con agua de rosas o un poco de extracto de vainilla. Esto lo calmará.

# NIÑOS Y NIÑAS

Ya sea que su niño esté sufriendo por una contusión, un ataque interminable de hipo o una picada de avispa, todos en su casa se beneficiarán si usted sabe qué hacer. Los niños pueden recuperarse de casi cualquier situación y ayuda bastante cuando los padres también pueden aguantar.

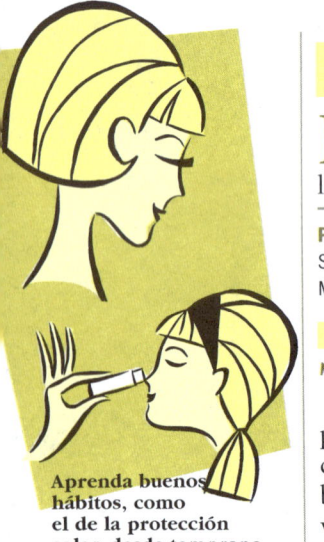

**Aprenda buenos hábitos, como el de la protección solar, desde temprano.**

### PROTECCIÓN SOLAR DURADERA

Para protección solar que se quede donde debe estar —en las orejas y alrededor de los ojos— úsela en forma de barra.

**PRODUCTOS:** California Baby Sunblock Stick; Dr. Hauschka Skin Care Sun Block Stick SPF 30; Clarins Sun Control Stick; Mustela Sun Protection Stick.

### ¿QUÉ VERRUGA?

Tome un pedazo pequeño de la cáscara de banana y póngasela en la verruga con la parte interior sobre ella. Cúbrala con una curita. Déjela puesta por un par de días, cambiándole la curita diariamente, hasta que la verruga desaparezca.

## EL HIPO

Añada una cucharita de vinagre a un vaso de agua y que se lo tome lentamente. Presiónele la muñeca en el lugar donde está el pulso y mantenga la presión mientras cuenta hasta noventa. O haga que su niño tome agua del lado contrario del vaso lleno hasta la mitad (Los niños se divierten haciendo esto, pero es mejor si lo hacen en el fregadero).

## ENREDOS TERRIBLES

Moje el cabello y ponga mantequilla de maní entre los enredos. Desenrede el cabello peinándolo suavemente, empezando desde las puntas hacia las raíces. Lave con champú y luego acondicione.

## ESCUADRÓN PARA PIOJOS

Cúbrale todo el cabello con mayonesa o con aceite de oliva, y déjelo puesto por una media hora. Lávele el cabello con champú de aceite del árbol de té, acondicione y enjuáguelo bien.

## PELO CON CHICLE

Mójele el pelo, diluya media taza de vinagre en una taza de agua tibia y aplique en el área donde tiene pegado el chicle. Espere algunos minutos. El vinagre es ácido y hará que el chicle se debilite. Péinele el cabello empezando desde las puntas hacia las raíces, luego lave con champú.

## MORETÓN

Para quitarle lo negro y lo azul del moretón, límpielo suavemente con alcohol.

---

**P.** ¿Qué puedo hacer con el sarpullido de mi hijo causado por el calor?

**R.** Cuando las glándulas sudoríparas se tupen, crean una inflamación con picor que parece un grupo de pequeñas ampollas. Aplíquele compresas frías remojadas en una taza de té de manzanilla o agua con dos cucharaditas de agua de maravilla. Déle un baño frío de avena o de Aveeno a su niño. El ungüento de caléndula o de Benadryl hará que la comezón pare. Cuando el clima esté caliente, evite vestir a su niño con telas sintéticas.

**PRODUCTOS:**
California Baby Calendula Cream; Aveeno Anti-Itch Gel Spray.

## LODO CURATIVO

*Los indios norteamericanos se ponen lodo en las picaduras de insectos para aliviar la comezón. Si está al aire libre, tome un poco de lodo y póngalo sobre la picadura. Si está en casa, aplique un poco de mascarilla de arcilla (el lodo de mamá) en el área afectada.*

### GOLPES Y MORETONES

Los ungüentos y los geles de árnica (disponibles en tiendas de alimentos naturales), aliviarán las molestias y bajarán la hinchazón causada por los golpes y los moretones.

### ADIÓS ABEJA

Las picaduras de abeja no sólo asustan a los niños, ¡sino que también duelen! Si puede, quítele el aguijón. Luego use cualquiera de estos remedios para aliviar el escozor: una capa fina de ablandador de carne, vinagre de cidra de manzana, lodo o un poco de miel (aunque le parezca contra intuitivo). Advertencia: actúe rápido y busque atención médica si su niño presenta señales de una reacción alérgica a las picaduras de abeja: dificultad para respirar, hinchazón general, señales de shock, o cualquier otro síntoma que sea inusual.

### PICADURAS DE AVISPÓN

Si puede, remueva el aguijón, corte una cebolla por la mitad y póngasela en la picadura por unos cinco minutos. O puede poner en la picada una rebanada de pepinillo al vinagre. ¡De verdad!

### DEMASIADOS QUÍMICOS

Si quiere evitar los repelentes de insectos que tienen muchos químicos, busque los que están hechos con aceites esenciales como la citronella, el eucalipto, la lavanda y el limoncillo, que ahuyentarán a los insectos sin ingredientes que pueden ser potencialmente dañinos.

---

**PRODUCTOS:** Muti Oils Bug Away; Badger Anti-Bug Balm.

## PICADURAS DE MOSQUITO

Desde luego, la loción de calamina es la manera clásica de aliviar la comezón. O aplique un poquito de agua de maravilla a la picadura. Mi abuelo mezclaba un poco de azúcar con agua y lo ponía sobre la picadura. También puede poner una bolsa de té fría sobre la picadura o un poco de pasta de dientes.

## LARGA JORNADA

Viajar en auto con niños propensos a marearse podría resultar en un viaje infernal. El jengibre es un antídoto sensacional para la náusea y los mareos. Mantenga dulces de jengibre, pastillas para la tos o té en el auto. Las pastillas de menta también calmarán un estómago inestable.

## VARICELA

Rascarse la varicela puede resultar en cicatrices. Para prevenir que su niño o niña se rasque y hacer que se sienta más cómodo, dele baños fríos de avena. Remojarse en baños fríos de Aveeno aliviará la piel. O llene una media de algodón con avena, amarre la parte de arriba con una liga, déjela caer en el agua mientras esté llenando la bañera, y exprímala suavemente de vez en cuando. O exprima la leche de la avena directamente sobre las áreas afectadas de la piel de su niño.

## CORTADURAS CON PAPEL

Si se cortó mientras hacía el proyecto para la escuela, limpie el tajito con agua y jabón. Aplique Elmer's Glue en el área (hoy día se usa pegamento con frecuencia en los hospitales para unir la piel). Déjela puesta por

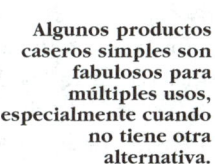

**Algunos productos caseros simples son fabulosos para múltiples usos, especialmente cuando no tiene otra alternativa.**

# un momento especial con mamá

## *Lazos especiales de belleza*

Desde pequeñitas las niñas juegan con maquillaje. ¿Quién sabe qué provoca que las sombras color turquesa y los esmaltes de uña anaranjados le atraigan tanto a una niña de cinco años? Tal vez se sientan atraídas a los colores de los cosméticos por la misma razón que las atraen los marcadores de color. Les proporciona un escape artístico y es una manera de expresar su creatividad. Tome ventaja del interés que tienen, y úselo como una oportunidad para enseñarles a sus hijas —a sus sobrinas o a las hijas de sus amigas— desde pequeñas, sobre la belleza y el cuidado de la piel desde una perspectiva saludable. Esta es la perfecta oportunidad para lo que me gusta llamarle «lazos especiales de belleza». Cuando mi hija estaba en la escuela primaria, nos sentábamos alrededor de la mesa (o en el baño) y hacíamos mezclas como brillo para el cuerpo o brillo de labios.

Mezclar productos de belleza puede ser una actividad fabulosa para las niñas. ¿Por qué no invita a un grupo de las amiguitas de su hija a su casa, se sientan a la mesa en la cocina y hacen unos productos sencillos? Esta actividad de belleza es muy divertida, crea regalos geniales, y es una forma de crear lazos especiales con las niñas. También es una alternativa barata, en vez de irse a Origins o a The Body Shop... ¡un pasatiempo favorito de las niñas cuando crecen un poquito más! Tal vez su hija hasta quiera incorporar una de las siguientes recetas a su fiesta de cumpleaños o de pijamas. Más que nada, disfrute del tiempo que pasan juntas.

El dicho popular es muy cierto: ¡El tiempo pasa rápido! He aquí un par de recetas fáciles que puede compartir con su hija:

## BRILLO BÁSICO PARA EL CUERPO

Esta receta es especialmente atractiva para las niñas entre los seis y siete años.

- Un pequeño envase plástico para cada una de las niñas, como los que encuentra en las farmacias o en las tiendas de productos de belleza para echar productos durante sus viajes.
- Palitos de popsicle (palito del mantecado en paleta)
- Escarcha para cosméticos en diferentes colores*
- Extracto de vainilla
- Platos pequeños de papel
- calcomanías

1. Dele a cada niña un palito de popsicle y un plato de papel con un poco de vaselina.
2. Pídales que esparzan la escarcha sobre la vaselina y que la mezclen con el palito de madera.
3. Añada una gota del extracto de vainilla a cada una de las mezclas.
4. Pídale a cada niña que decore su envase con calcomanías, y que luego ponga la mezcla dentro del envase usando los palitos de madera.
5. Pueden aplicar la mezcla en las mejillas, en las manos, etcétera.

*Usted puede conseguir escarcha metálica (glitter) en una tienda de arte, pero la que se usa en los cosméticos es mucho más fina para evitar que la piel se irrite. Puede comprarla en línea: www.wholesalesupplies.com o www.handmadebeautynetwork.com

## EXQUISITO BRILLO DE LABIOS

(Divertida para todas las edades)

- Vaselina o cera de abeja (disponible en tiendas de productos de arte)
- Vainilla
- Envases para brillo de labios (Recicle sus envases viejos o compre unos vacíos en las farmacias o en las tiendas de suministros de belleza.)

1. Eche unas cuantas gotas de vainilla en un envase pequeño de vaselina.
2. Mezcle. (Si está usando cera de abeja, derrítala primero, deje que se enfríe y luego mezcle la vainilla.)
3. Guarde el brillo de labios en el envase.

## ECZEMA

Los niños con alergia sufren de eczema muy a menudo. Vea la página 165 para remedios.

## LA HIEDRA VENENOSA O EL ZUMAQUE VENENOSO

Primero, el área afectada con agua y jabón, enjuáguela y lávela otra vez. Algunos indios nativos norteamericanos se aplican una pasta hecha de la planta jewelweed, que crece justo al lado de la hiedra venenosa y el zumaque venenoso, como ocurre con otros remedios. Pero si no tiene jewelweed cerca, frótese el área con la cáscara y la sandía misma, para parar la comezón. También puede poner un poco de leche de magnesia en una bolita de algodón y aplicarla en el área afectada.

---

**PRODUCTOS:** Epoch Calming Touch Soothing Skin Cream (con jewelweed); Oak-n-Ivy Brand Tecnu Outdoor Skin Cleanser (lávese con esto inmediatamente después del contacto para remover los aceites que causan sarpullido y comezón).

## QUEMADURAS LEVES

Si una quemadura es severa, busque atención médica. Pero si la quemadura es leve, aplique hielo o una compresa fría inmediatamente. Unte aceite esencial de lavanda sobre la piel y mantenga el hielo o la compresa fría sobre la quemadura hasta que empiece a sentirse más cómodo. El aceite de lavanda es fabuloso, previene las ampollas y calma el enrojecimiento, y hace que la quemadura desaparezca sin dejar rastro.

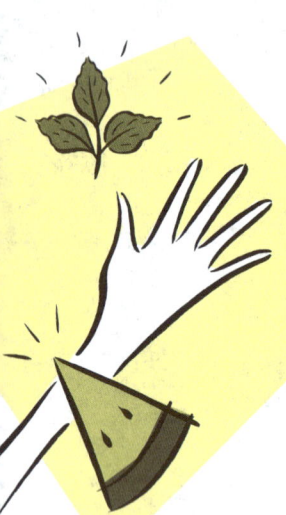

La sandía es un remedio natural fabuloso para la hiedra venenosa.

# HOMBRES

En el antiguo Egipto, los hombres no sólo tomaron ventaja de las actitudes liberales sobre el uso de cosméticos, sino que lucharon por tener el mismo derecho. Se dice que los trabajadores en la Necrópolis Tebana en el tiempo del rey Rameses III declararon una huelga porque no tenían suficiente «ungüento» (lo que hoy día llamamos bálsamo o humectante). ¿Y por qué no? ¡No se debería obligar a nadie a construir una necrópolis, a menos que pueda conseguir suficiente crema para proteger sus manos y no tener la piel áspera y reseca!

Con el nacimiento de la era «metro sexual», la atención está en el hombre bien arreglado. Ya hace unos cuantos años que las compañías como Clinique, Jurlique, Clarins y Neutrogena, lanzaron exitosamente productos para el cuidado de la piel para los hombres, y ellos también están usando los productos que sus esposas y sus novias tienen en el botiquín. Más que nunca, los hombres se están dando cuenta que una piel sana y una apariencia bien arreglada, no es solo atractiva en el ámbito personal, sino que es buena también para los negocios. Y están haciendo todo lo posible para conseguirla.

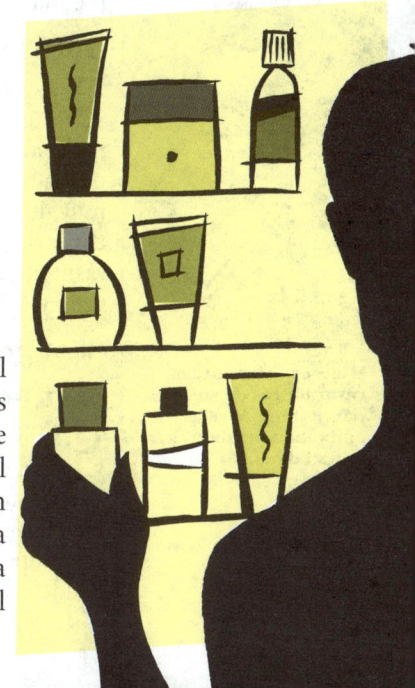

El cambio de imagen varonil está sucediendo también en los spas y en los salones para el cuidado de las uñas, donde está aumentando el número de hombres que disfrutan las manicuras y pedicuras. Según la Asociación International de Spa (ISPA, por sus siglas en inglés), el

## TIEMPO PARA AFEITARSE

¿Sabía usted que el hombre promedio se afeita veintisiete pies de barba y gasta 3.350 horas (139 días) afeitándose a lo largo de su vida?

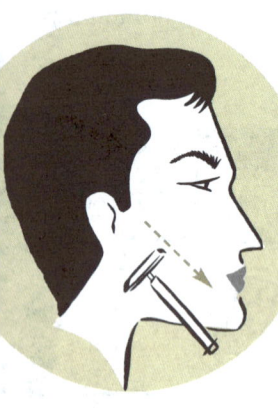

Mujeres, no usen las rasuradoras de su pareja; una navaja embotada puede irritar la piel de él.

veintinueve por ciento de los clientes en el 2005 fueron hombres, y el sesenta y tres por ciento de los spas en los Estados Unidos ofrecieron especiales para hombres. Es más probable que los hombres vayan al spa de su gimnasio o a uno turístico cuando están de vacaciones, mientras que las mujeres tienden a ir a salones de spa durante el día (donde muy a menudo compran un certificado de regalo para los hombres).

En cualquier caso, todos ganan: las mujeres reciben el beneficio de un hombre más limpio y oloroso, y los hombres pueden experimentar el placer de ser mimados, en el nivel que se sienta más cómodo. A continuación algunos arreglos rápidos para algunas de las metidas de pata más comunes de los hombres.

### IRRITACIÓN POR LA RASURADORA

Si es propenso a la irritación causada por la rasuradora, ¡no se afeite en dirección contraria al nacimiento del vello! Asegúrese de que la navaja esté limpia y filosa, y no raspe muy duro. Afeitarse en la ducha —o dejar que corra el agua de la ducha mientras se está rasurando— puede ayudar a que se suavice el vello y evitar la irritación.

**PRODUCTOS:** Tendskin; Rash Decisions by Oloff Beauty.

### SARPULLIDO POR RASURARSE

Si su piel se brota después de rasurarse, pruebe cambiar a una rasuradora eléctrica. Es más suave en la piel pues sólo corta el vello. Las navajas de afeitar también remueven la capa superior de las células muertas de la piel, dándole a los hombres una exfoliación diaria.

## CORTADURAS AL RASURARSE

Enjuague con agua fría y póngase una barra de alumbre sobre el área afectada para detener la sangre de inmediato. O pruebe una gota de curita en líquido de Band-Aid para detener el sangrado y crear un sello invisible sobre la cortada.

## CASPA SIN CASPA

Cuando algunos geles se secan, salen escamas. Mezcle su gel con un poco de acondicionador antes de ponérselo en el cabello.

## ESCAMAS

La caspa es causada por un hongo llamado Pityrosporum ovale, que vive en el cuero cabelludo. La mayoría de las veces no causa ningún problema, pero ocasionalmente causa caspa. Dé un masaje con aceite de oliva en el cuero cabelludo. Déjeselo puesto por cuarenta y cinco minutos, y luego lávese el cabello con un champú para la caspa. O antes de acostarse, ponga un poco del enjuague bucal Listerine en una bolita de algodón, aplíquelo al cuero cabelludo, y use un champú para la caspa en la mañana.

------

**PRODUCTOS:** Nizoral (inhibe el crecimiento del hongo Pityrosporum Ovale) o cualquiera de los champús que contengan aceite del árbol de té (disponibles en tiendas de alimentos naturales).

## MAL ALIENTO

Tómese una taza de té negro, el cual inhibe el crecimiento de la bacteria que causa la halitosis, porque los polifenoles en el té, destruyen la bacteria. El té verde también funciona, aunque no tan bien como el té negro. O mastique un ramito de perejil o menta.

---

**P:** ¿Necesitan los hombres sus propios productos del cuidado de la piel?

**R:** La piel de los hombres, en su mayoría, tiene diferentes necesidades. Es más grasosa y más velluda que la de las mujeres, y la afeitada la hace más gruesa. Así que los hombres se benefician más al tener productos específicamente formulados para su piel. Aunque está bien que los hombres usen los productos de las mujeres, la fragancia, la textura y el empaque no será tan atractivo como los productos creados con ellos en mente.

## ¿Qué es un scrub y quién lo necesita?

Un scrub es un exfoliante granulado que se usa para eliminar las células muertas. La piel de los hombres es más gruesa y más grasosa que la de las mujeres, así que aunque los hombres se exfolian cada vez que se afeitan, usar un scrub sigue siendo importante porque las células muertas de la piel pueden tupir los poros y producir espinillas y pelos encarnados. Úselo un par de veces a la semana; le deja la cara más suave y lo prepara para una afeitada más al ras.

### CEJAS ALBOROTADAS

Péinese las cejas hacia arriba con una peinilla o con un cepillo de dientes limpio, y use unas tijeras pequeñas para cortarse las puntas que estén alborotadas y descontroladas.

### AYUDANTE PARA LAS MANOS

Después que haya terminado de hacer reparaciones en su casa, rocíese PAM, el aerosol que se usa para cocinar, para quitarse la grasa o la pintura de las manos.

### CABELLO FINO Y DELGADO

La espuma para el cabello puede hacer que este se le vea más grueso. Aplíquelo en las palmas de las manos y pásela por todo el cabello.

### PÉRDIDA DE CABELLO

El hecho es que a más del cincuenta por ciento de todo los hombres se les caerá el cabello. Si a usted se le está cayendo, el estilo más atractivo es mantenerlo uniformemente corto. En otras palabras, ¡no lo esconda! Si decide usar químicos, he aquí tres buenas opciones:

**1.** Propecia, una píldora recetada por un doctor que funciona hasta que usted deja de tomarla. (Y que no debería usarla si está tratando de tener hijos)

**2.** Productos tópicos con minoxidil, como el Rogaine. Estos usualmente funcionan también, hasta que deje de usarlos.

**3.** Los transplantes de pelo. Consulte con su dermatólogo o con la American Academy of Dermatology (La Academia Americana de Dermatología), para más información.

SU FAMILIA

## PELOS ENCARNADOS

Use un scrub facial cada varios días para prevenir que los pelos encarnados salgan. (El Tendskin también es genial). Si tiene un pelo encarnado, ponga un poco de scrub en un cepillo de dientes viejo y limpio, y vaya hacia delante y hacia atrás suavemente sobre el área. Sea paciente. Puede tomar de uno a dos días, pero los pelos encarnados se levantarán.

**PRODUCTOS:** Clinique Face Scrub for Men; ClarinsMen Active Face Scrub; Nivea for Men Razor Defense Daily Face Scrub.

## UN HOMBRE ENTRA A UN SPA...

En 1996, Philippe Dumont fundó el Nickel Spa para hombres, el primer spa serio exclusivamente para hombres en París. En el 2001, abrió una sucursal en la ciudad de Nueva York.

Según Dumont, los hombres tienen una buena idea de lo que quieren, ¡aparte de los «resultados inmediatos» por supuesto! Los motivos de mayor preocupación entre los hombres: hinchazón, ojeras, pérdida de cabello, que no le brille la cara, los puntos negros, un cutis sin vida y la piel reseca. Además de verse más jóvenes con una piel limpia y tonificada. «Los hombres quieren productos que tengan resultados visibles con sensaciones fuertes en la piel», dice Dumont. «Claro está, no quieren que nadie se dé cuenta que están usando productos para el cuidado de la piel, así que estos tienen que ser absorbidos por la piel rápidamente».

En el *spa*, los tratamientos más populares no son lo que tal vez usted piensa. Los hombres se están haciendo más faciales que masajes, «porque ellos saben que necesitan un limpiador que sea fuerte», dice Dumont.

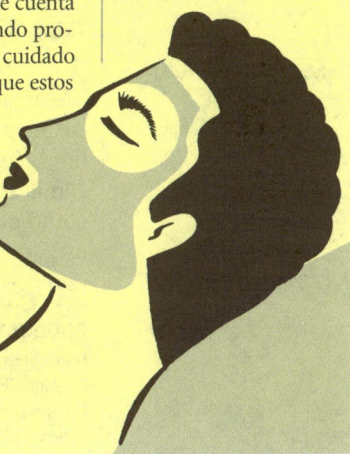

## SÓLO PARA HOMBRES

*Cuando use un producto estilizador, frótelo entre las palmas de sus manos, luego aplíquelo en la parte de atrás de su cabeza primero, en vez de adelante, para evitar que el cabello le quede todo aglutinado.*

### PIES CALLOSOS

Use una crema o loción con ácido glicólico para suavizar las callosidades. Pero la manera más rápida es hacerse una pedicura... ¡de verdad!

### UÑAS SUCIAS

Si trabaja con las manos y se le ensucian, remójelas en agua tibia con rebanadas de limón. Presione sus uñas contra los limones, enjuague y seque.

### MANOS AGRIETADAS

Si sus manos están realmente agrietadas por exponerlas al aire libre, mójelas y dé un masaje con avena o con bicarbonato de soda para quitarse la tierra, en vez de usar jabón. Luego póngales humectante.

### HERPES LABIAL

Póngase Pepto-Bismol apenas sienta el hormigueo, y el herpes labial no tendrá oportunidad de aparecer.

### MANOS ÁSPERAS

Ya sea que trabaje en una oficina o en un área de construcción, es probable que sus manos estén ásperas, resecas, y quizá también estén agrietadas. Antes de irse a la cama, aplique una crema para las manos. Si, como otros hombres, usted detesta el olor de estas cremas, use una de las versiones sin olor.

**PRODUCTOS:** Neutrogena Norwegian Fragrance-Free Hand Cream; ClarinsMen Active Hand Care; Lavera Neutral Fragrance-Free Hand Cream; Zim's Crack Crème; Dumont Company No-Crack Hand Cream (sin fragancia); Porter's Lotion.

## MANOS GRASOSAS

Lávese las manos, luego frótelas con harina de maíz. O rocíe un poco de Pam, el aerosol que se usa para cocinar, y límpielas con un trapo suave o con papel toalla.

## PIEL RESECA

Si su piel está reseca, ¡bote el jabón! Lávese la cara con agua tibia —no caliente— y con una loción limpiadora suave.

**PRODUCTOS:** Cetaphil Gentle Skin Cleanser; Jurlique Men's Foaming Face Cleanser; Decléor Jen de Billes Cleansing and Exfoliating Gel.

## IRRITACIÓN AL AFEITARSE

Pruebe la crema o el gel de afeitar, no la espuma, y use agua tibia, no caliente, en su cara. Deje la crema puesta en la cara por uno o dos minutos antes de afeitarse y su afeitada será más suave.

## PELO PARADO

Los productos para el cabello son esenciales para poder hacerse un estilo de «pelo parado». Aplique un poco de cera o pomada para el cabello en los dedos, luego péinese el cabello con los dedos, empezando desde la parte de atrás de su cabeza. También puede usar una barra estilizadora, este producto se parece a las barras de desodorante pero es para el pelo. Paséla primero por sus dedos y luego páselos por el cabello.

**PRODUCTOS:** Kiehl's Solid Grooming Aid; Bumble & Bumble Sumotech Styling Wax.

---

### BUEN ARREGLO PERSONAL

Si tiene cualquier pregunta acerca del arreglo personal, visite www.askmen.com, donde conseguirá una respuesta inteligente y bien investigada. O trate www.mugonline.com, donde encontrará consejos prácticos sobre casi cualquier cosa relacionada al arreglo personal del hombre.

## DOBLE USO

*Compre unas tijeras que le sirvan para cortar los pelitos de la nariz y de las orejas.*

### CABELLO REFRITO

Si su cabello está muy reseco, acostúmbrese a usar un acondicionador después del champú. Déjese el acondicionador puesto en la ducha mientras se está enjabonando el cuerpo y luego enjuágueselo. No use una combinación de champú con acondicionador ya que pueden resecarle más el cabello.

### GRANITOS NEGROS EN LA NARIZ

Vaya a la farmacia y compre Biore Pore Strips (cintas para los poros), o un scrub exfoliador. O aplíquese una capa fina de Elmer's Glue (goma), déjela secar y despéguela.

### PELOS ERRANTES EN LA NARIZ

Mírese bien en el espejo, y si tiene pelos en la nariz, cómprese unas tijeritas especiales en la farmacia ¡y córteselos enseguida!

### PELOS EN LAS OREJAS

A menos que se quiera parecer a Uncle Morty, córteselos, depíleselos, o deje que su barbero o esteticista en su spa local se haga cargo de ellos. (Mujeres, hágamle las cosas más fáciles y cómpreles un certificado de regalo).

### CABELLO ENCRESPADO

Si su cabello es grueso y encrespado, probablemente se lo lava demasiado. Sólo porque está en la ducha no significa que se lo tiene que lavar con champú. Simplemente enjuáguese el cabello con agua o póngale acondicionador, y sólo láveselo con champú dos o tres veces a la semana.

# PARTE V:

# productos geniales

PRODUCTOS DE BELLEZA: GUÍA PARA LA USUARIA...*Página 232*

ALACENA DE BELLEZA NATURAL...*Página 250*

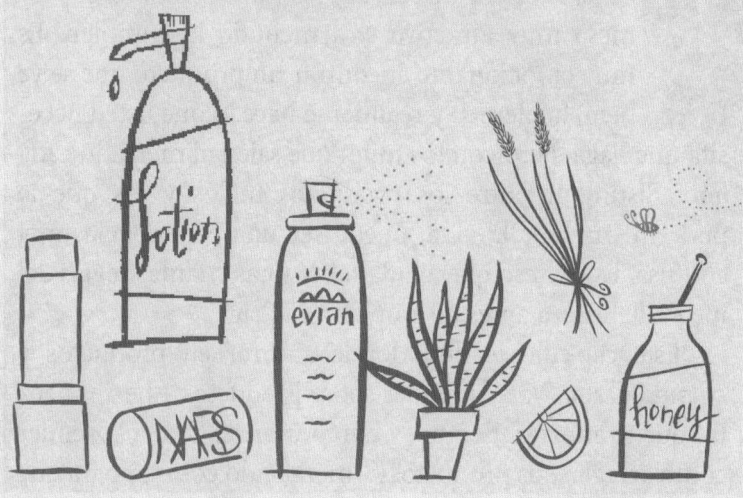

## PRODUCTOS GENIALES

**CAPÍTULO XII**

# PRODUCTOS DE BELLEZA

*Guía para la usuaria*

L OS PRODUCTOS DE BELLEZA LLEVAN CONSIGO UNA **promesa** muy atractiva, y a menudo la cumplen. Es muy emocionante encontrar un producto que se ve bien, huele rico y realmente hace lo que usted necesita que haga. Pero con los miles que salen al mercado cada año, distinguir entre los productos malos y los que le podrían cambiar la vida, puede ser una experiencia muy confusa. Es por eso que ayuda saber unas cuantas reglas del juego de belleza antes de empezar a jugar.

Este capítulo le dirá dónde ahorrar en productos y cuándo gastar. Va a aprender sobre productos y herramientas que le ahorran tiempo, y cómo usarlas. Y va a aprender cómo arreglar sus productos —mezclando cosas— para que sean más apropiados para sus necesidades personales.

# PRODUCTOS QUE AHORRAN TIEMPO

Sea usted una mamá que trabaje fuera, una mujer muy ocupada con su carrera profesional, siempre apurada, o simplemente alguien que no le guste usar el maquillaje mínimo, es probable que esté buscando formas de reducir el tiempo de su régimen de belleza. He aquí algunas sugerencias fáciles. (Vea también el Capítulo 2: Rostro al instante, páginas #-#).

### EMPAQUES GENIALES

Ciertos tipos de empaques pueden ahorrarle tiempo cuando ya va tarde para la escuela o al trabajo en las mañanas. Use lociones que salen de una bomba dispensadora en vez de un tarro o de un tubo, aplicadores en forma de una «pluma» que liberan corrector o esmalte de uñas con un clic, un gel para el cabello que se desliza con una varita parecida a la del rimel, y una sombra de ojos con la forma de una «bola rodante» como las de los desodorantes (pásesela por encima del ojo y difumínela con los dedos, no se requieren herramientas).

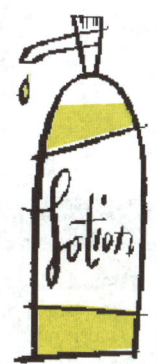

### PRODUCTOS DE USO MÚLTIPLE

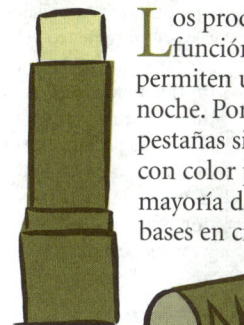

Los productos de uso múltiple son de doble y triple función que ahorran tiempo por las mañanas, y permiten una transición rápida de la mañana a la noche. Por ejemplo, el rimel rizador no solo riza las pestañas sino que también las alarga. El hidratante con color puede hidratar, cubrir, y también, en la mayoría de los casos, proteger contra el sol. Algunas bases en crema secan con un acabado en polvo, mate y sedoso. Tintes en dúo para la cara y los labios, algunas veces conocidos como «múltiples», le darán calidez a los labios y a las mejillas, y dependiendo del tono, también podrá darle color a sus párpados. Estos colores portátiles funcionan bien, especialmente si su paleta de maquillaje es neutral. Los tonos son diseñados para realzar su color natural y refinar una imagen natural. Otro beneficio: el empaque tiende a ser pequeño, ligero y fabuloso para llevarlo consigo a dondequiera.

También puede sacarle provecho a otros productos al usar un poco de ingeniosidad. Cuando lo necesite, puede usar su delineador de ojos para delinear sus cejas. O puede ponerse un poco de lápiz labial en sus mejillas para darles color.

---

**PRODUCTOS:** L'Oréal Cashmere Perfect Makeup (la base y el polvo en uno); Benefit Cosmetics Jewels (color cremoso para los labios y las mejillas); Lorac Portable Paints; M.A.C. Cream Colour Base; Nars The Multiple; Lola Cosmetics Sheer Lip/Cheek pencil.

## ADVERTENCIA: RECONOZCA LAS SEÑALES DE ALERTA

Conocer qué tipo de piel tiene le ayudará a saber qué productos buscar y cuáles evitar. Por ejemplo, si tiene la piel muy sensitiva o es propensa a las alergias, evite los productos con fragancias sintéticas, los tintes FD&C, el talco y el aluminio. Si la palabra fragancia está en la primera mitad de la lista de ingredientes en la etiqueta, esto debería darle una clave de que pudiera irritarle la piel. Si tiene la piel grasosa, evite los productos que potencialmente pueden tupir los poros, como la manteca de cacao, la lanolina, el aceite mineral, el aceite de girasol, el aceite de prímula, el aceite de borraja, la mantequilla shea, la vaselina o el aceite de coco, especialmente si aparecen en la primera mitad de la lista de ingredientes en la etiqueta. Y ciertos ingredientes químicos que se encuentran en el protector solar –como el octal methoxycinnamate y el cinoxate- son a menudo más irritantes que los bloqueadores benignos como el dióxido de titanio o el óxido de zinc.

Si su piel es propensa a sarpullidos e irritaciones, siempre pruebe el producto antes de comprarlo: aplíquese el producto en una pequeña área en la parte de arriba de su brazo o de su muslo, y déjeselo puesto por veinticuatro horas para cerciorarse de que no va a tener una reacción alérgica.

# el doctor de la belleza

Puede que su nuevo producto favorito sea bueno, pero saber cómo retocarlo (o hacer una mezcla especial para suplir sus necesidades específicas de belleza), puede hacer que sea mucho mejor. Retocar un producto —mezclándolo, bajándole el tono, o dándole otro uso— puede hacer que funcione mejor, dure más tiempo, rescatarlo de la basura, y hacer que usted se sienta increíblemente astuta e ingeniosa. He aquí cómo lograrlo.

### ACLARE SU LÁPIZ LABIAL

Usando la palma de su mano como si fuera una paleta, tome un poco de lápiz labial, añádale corrector y mézclelo con una brocha para labios antes de ponérselo en los labios.

### COLOR A SU GUSTO

Si tiene algunos pintalabios que ya no le gustan, trate de mezclar dos de ellos... ¡tal vez pueda crear un color a la medida! Seleccione dos de los que se iba a deshacer que están en su gaveta de cosméticos (trate de encontrar dos tonos similares, por ejemplo, dos rojos, rosados o color melocotón). Ponga un poco de cada uno en la palma de su mano con una brocha para labios, mézclelos con la brocha y aplíqueselo en los labios. Ajuste el color –o pruebe diferentes tonos- hasta que encuentre el color perfecto.

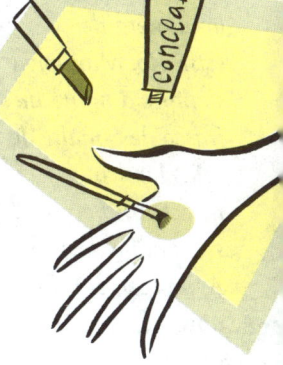

**Después de mezclar un tono más claro, aplíquelo en los labios con una brocha de labios.**

### COLOR LISTO Y A LA MEDIDA

Guarde su nuevo color (mencionado anteriormente) en un envase viejo para sombra de ojos o brillo de labios, o compre una paleta de maquillaje vacía que pueda llevar en

## COLOR DIGITAL

*Cuando se dé cuenta que no le queda suficiente esmalte para sus diez uñas, aquí está la manera de estirarlo. Mantenga siempre a mano un frasco de esmalte de uñas blanco y mezcle un poco con su esmalte de color. Agite bien el frasco antes de aplicarlo. Obtendrá una versión más clara del color original.*

su cartera. La que hace Bobbi Brown puede comprarse vacía con suficiente espacio para seis u ocho diferentes tonos.

### CORRECTOR DE CAMUFLAJE

La mejor forma de conseguir un corrector que tenga el tono perfecto es mezclarlo en la palma de su mano con un poco de base transparente.

**PRODUCTOS:** Vincent Longo Liquid Canvas; Revlon Age-Defying Light Makeup; Chantecaille Future Skin Oil Free Gel Foundation.

### REENFÓQUESE

Mezcle dos –o tres- tonos de sombra para los ojos en la palma de su mano con una brocha, y apliquéla en los párpados.

### BRILLO DURADERO

Para un brillo rápido, mezcle un producto de brillo con base de silicona con un poco de gel para el cabello. La silicona se evapora rápidamente, y el gel hace que se quede puesto por largo tiempo. Si su cabello es de textura fina, use una crema para el cabello en vez de gel.

### CABELLO GRUESO

Si su cabello es grueso y sin brillo, mezcle una cucharada de bicarbonato de soda con un chorrito de champú en la palma de su mano. Lávese el cabello y luego póngale acondicionador. O pruebe un remedio de antaño: mezcle una tapa llena de vinagre blanco con su champú en la palma de su mano, lávese el cabello y enjuague con acondicionador.

### CORRECTOR PESADO

Si su piel está reseca y su corrector se ve pesado, mézclelo en la palma de su mano con un poquito de base o un poquito de crema para los ojos, y luego apliqueselo. Se verá y se sentirá más suave, y se difuminará mejor sobre su piel.

### COLORETE MUY FUERTE

Los coloretes baratos a veces tienen más pigmentación que los que son más caros, que tienden a ser más transparentes. Si compró un colorete muy fuerte, bájele el tono mezclándolo con polvo traslúcido antes de ponérselo en las mejillas.

### RESPLANDOR HECHO EN CASA

Para crear un efecto ligeramente resplandeciente en su piel, mezcle un poco de sombra con brillo de color dorado, bronce o amarillo pálido con su base, y luego aplíquesela sobre sus mejillas y por encima de sus cejas.

### DELINEADOR PERDURABLE

Su delineador puede durar más si lo sella con Visine (gotas para los ojos). Échele unas cuantas gotas a una sombra para ojos en polvo, y aplíquela con una brocha pequeña cerca de la línea de las pestañas. (Si no tiene Visine, sumerja una brocha pequeña en agua, luego pásela en una sombra en polvo que tenga un tono parecido, y póngaselo sobre el delineador de ojos.)

### BASE ESCAMOSA

Si su piel está reseca, puede despellejarse alrededor de la nariz después que se ponga la base. Para eliminar las escamas, mezcle un poco de humectante con un poco de base, y aplíquela en el área con sus dedos. (Si tiene un humectante con ácidos hidróxidos alfa, beta o gamma, úselo). Si no tiene un humectante a

## BROTES EN LA ESPALDA

*Si su espalda se le brota en el verano, sea ingeniosa y póngase el protector solar facial en la espalda. Los protectores solares para la cara son más transparentes y menos oclusivos que los productos para el cuerpo, y contienen menos ingredientes que obstruyen los poros y que causan brotes.*

## DOCTOR DEL TINTE

*Si su cuero cabelludo le arde cuando se tiñe el cabello, añádale dos bolsitas de azúcar Sweet'n Low a la preparación del tinte antes de aplicársela.*

mano, masajée suavemente el área con un bálsamo para labios.

### TINTES QUE DUELEN

Si su cuero cabelludo es sensitivo, hágase rayitos en el cabello. Es menos irritante que otras técnicas para teñirse el cabello porque el papel de aluminio crea una barrera entre el cabello y el cuero cabelludo.

### CABELLO CHOCOLATE

Si usted es morena y el color de su cabello se ve apagado, mezcle una cucharadita de Hershey's unsweetened cocoa (cocoa sin azúcar) con unos cuantos chorritos de champú en la palma de su mano, y lávese el cabello. Hará que el color se vea más suntuoso, brilloso y bueno, más chocolatoso. Además, huele muy rico.

### CARA PASTOSA

Para añadir iluminación a su piel, mezcle una base o un hidratante con color con un iluminador (una crema con minerales micronizados que crea un poquito de brillo), o pruebe un humectante iluminador.

**PRODUCTOS:** Lorac Oil-Free Luminizer; Benefit Cosmetics Hollywood Glo; Prescriptives Vibrant Vitamin Infuser for Dull Stressed Skin.

### HIDRATANTE CON COLOR A MANO

Si su base se ve y se siente seca en su cara, mezcle un poco con su hidratante en la palma de su mano y aplíquela con sus dedos. El calor de su cuerpo suaviza la mezcla y hace que se vea más suave y natural.
(Esencialmente, usted está creando su propio hidratante con color).

## LEA LOS INGREDIENTES EN LA ETIQUETA

Muchos de los ingredientes químicos en los productos de belleza existen estrictamente para conservar las apariencias: para que la fórmula se mantenga, para suavizarla, para darle un olor o un color atractivo. No obstante, muchos de los molestos problemas de la piel —espinillas, granos y otras irritaciones— se deben a estos ingredientes que se encuentran en los maquillajes, los productos para el cabello y para el cuidado de la piel.

Si quiere evitar problemas —reacciones sensitivas, poros tupidos, cuero cabelludo con escamas— es importante que lea la etiqueta en el reverso de sus productos de belleza. ¿Lee las etiquetas de los productos alimenticios, verdad? Hasta un leve vistazo a la etiqueta de los cosméticos puede darle una idea de los ingredientes irritantes que contiene y puede ayudarle a evaluar si ese es el mejor producto que su dinero puede comprar.

La etiqueta de ingredientes le dirá si el producto tiene mucha —o poca— cantidad de un ingrediente específico, y una vez que usted sepa qué tipo de piel tiene, entonces podrá decidir qué productos no debe usar.

«Por ley, los ingredientes deben aparecer en la lista en orden descendente por predominancia», dice Rebecca James Gadberry, instructora de ciencias del cosmético en UCLA (en Los Ángeles, «desde el principio de la lista hasta el uno por ciento» (lo que usualmente es a la mitad de la lista). Así que mientras más arriba esté el ingrediente, más contiene, y más efectivo (o más irritante), será. Los ingredientes controvertidos —preservativos, fragancias y colores— usualmente están al final de la lista, pero léala cuidadosamente si su piel es sensitiva o alérgica.

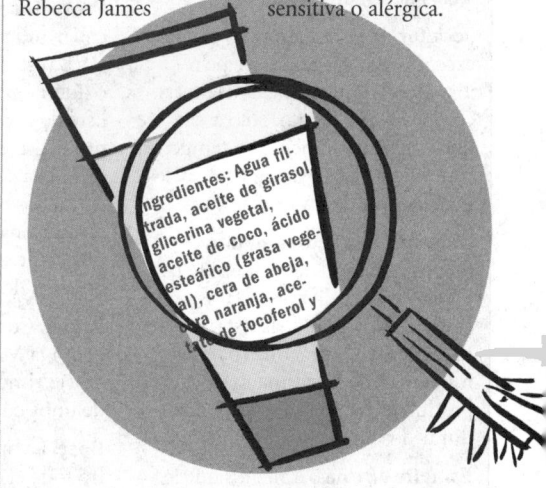

# cuándo ahorrar,

Como la mayoría de las mujeres, probablemente no le molesta gastar un poco más en un producto si sabe que vale la pena. Pero la pregunta es, ¿cómo lo sabe? La mayoría de nosotras ha malgastado mucho dinero en malas decisiones sobre productos cosméticos. A continuación, una breve perspectiva sobre cuándo ahorrar, cuándo gastar y cuándo botar.

**Lápices.** En la mayoría de los casos, la diferencia más grande entre un lápiz de $.99 y uno de $15.99, es $15.00. Toque la punta del lápiz entre sus dedos; este debe sentirse suave, no seco. Pueden durarle un par de años.

**Secador de pelo.** Con unas cuantas excepciones (el secador de pelo iónico y el Tourmaline de Hairart), cómprese uno barato. Sólo asegúrese que tenga una posición de temperatura baja y fría. Un secador de pelo puede durar de uno a diez años.

**Champú y acondicionador.** A menos que le guste el olor o le fascinen los ingredientes «extras» que están al principio de la lista, la mayoría de las versiones baratas funcionan de la misma manera. Los productos para el cabello pueden durar dos años.

**Esmalte de uñas.** A menos que le atraiga un tono que cueste caro, no hay razón alguna para despilfarrar en un esmalte de uñas. Este dura como por un año o hasta que se decolore o ya no se vuelva a mezclar.

**Protector solar.** Después que tenga cobertura para los rayos UVA y UVB (esto es, dióxido de titanio, óxido de zinc o Parsol 1789 en la lista de ingredientes activos), un protector solar es igual a cualquier otro. La excepción es el costoso Anthelios SPF 60 que demostrado ofrecer una cobertura magnífica. El protector solar pierde su eficacia después de un año.

**Rimel.** Compre marcas económicas como la Maybelline o L'Oréal porque el rimel se debe botar después de unos cuantos meses.

**Base.** La base permanece en su rostro todo el día. Muchas de las marcas

/ PRODUCTOS DE BELLEZA

# cuándo gastar

más caras están hechas con ingredientes más suaves y menos oclusivos que no tupen los poros, no se decoloran, o se desaparecen en todo el día. La base puede durar por un año y hasta dos.

**Polvo.** Los polvos más caros duran más tiempo, lo que significa que paga por algo que vale la pena. Como se queda en su cara el día entero, cerciórese que es de la mejor calidad que usted pueda comprar. Uno bueno dura un par de años.

**Corte de cabello o tinte.** Cuando esté cambiando su estilo de corte o el color del cabello, invierta su dinero en una estilista o colorista magnífica. Luego, mantenga su nueva imagen usando a alguien que cobre menos. Acuérdese de tomarse una foto después que se haga el primer corte para que le pueda enseñar a su otra estilista exactamente cómo quiere que se vea su cabello.

**Lápiz labial.** No hay sustituto para un color fabuloso y esta es la mejor razón para gastar un poco más. Además, los lápices labiales baratos tienden a «actuar» baratos porque son ligeros y se corren fácilmente. Para que un lápiz labial se quede puesto, la clave está en el color y la textura: los tonos mate más oscuros duran más, aunque tienden a resecar más, mientras que los tonos claros, transparentes y brillantes son los que no duran casi nada. El lápiz labial usualmente se mantiene húmedo por un año.

**Sombra de ojos.** Un color fabuloso cuesta más y uno barato parece tiza. Una sombra de ojos de calidad —que se aplica fácilmente y es más duradera— se debe sentir sedosa y cremosa, no seca y dividida. La sombra de ojos puede durar por un año.

**Crema para los ojos.** Vale la pena gastar en crema para los ojos porque lo que quiere conseguir es una que no sea grasosa para esta área tan delicada.

**Crema de Vitamina C.** Las cremas de vitamina C son difíciles de estabilizar, cuestan más para hacerse, y por lo tanto, son más caras.

## FECHA DE EXPIRACIÓN

A diferencia de las comidas, la mayoría de los productos de belleza no tienen fecha de expiración. Aún así, existen reglas para una higiene saludable que debe seguir. El sentido común debe prevalecer: deseche cualquier producto que huela mal, haya perdido el color, se separe y no vuelva a unirse, o se desmigaje o esté seco cuando debería estar suave y lubricado, como por ejemplo, un lápiz labial. Mantenga siempre sus productos en un lugar fresco, lejos de la luz del sol (no en el carro sobre el tablero de mando) o los preservativos perderán su efectividad y el producto se echará a perder.

### MEZCLAS DE COLOR

Si está aburrida, algunas veces un poquito de diversidad en actividades —como cambiar el color de su esmalte de uñas— puede animarla. Desmenuce un poco de sombra de ojos del color que prefiera y mézclelo con un esmalte de uñas blanco. Experimente y apliqueselo.

### EN POS DEL BRILLO

¿Alguna vez se ha preguntado para qué sirven esos tubos de brillo para labios color dorado? Si usted es latina o su piel es de tez oscura, pase un poquito de dorado por encima de su lápiz labial. Le dará calidez a su rostro y hará que sus labios brillen.

### FARMACÉUTICA RÁPIDA

Si tiene una espinilla que necesita atención inmediata, pero la loción para el acné que consigue sin receta se endureció y no la puede sacar del fondo del bote, vierta unas cuantas gotas de tonificador sin alcohol y agítelo bien.

### PRODUCTO ESCAMOSO

Ha gastado una buena cantidad de dinero en ese gel para el cabello y no quiere botarlo, pero cuando se lo pone parece que tuviera caspa. Mezcle el gel con un poquito de un acondicionador de los que se deja puesto. Aplique en el cabello. Obtendrá la ventaja estilizadora sin las escamas.

### TRAS EL COLOR BRONCE

Si compró un polvo para la cara que es muy claro, échele un poco de polvo bronceador, mézclelo y apliqueselo con una brocha grande y gruesa.

PRODUCTOS DE BELLEZA                    *243*

# alargue la vida de sus productos

Ya sea que haya invertido tiempo en mimarse con una pedicura o haya gastado un poco más en un producto caro, usted querrá que le dure. Sea inteligente y saque provecho de estos trucos sencillos para hacer que sus productos de belleza y sus tratamientos duren más. ¡Ahorrará tiempo y dinero!

### PEDICURA DE UN MES

En el invierno, una pedicura puede durarle hasta un mes. Haga que la suya dure aplicándose una capa extra de esmalte cuatro días después de la pedicura, y otra vez más cuatro días después.

### MANICURA DE DOS SEMANAS

Aplique una capa final fortificadora dos días después de la manicura, y luego hágalo un día sí y otro no hasta que pueda hacerse otra manicura. De esta manera podrá extender su manicura hasta unas dos semanas.

### LIMPIE LA GRASA

Si no tiene tiempo de lavarse el cabello grasoso, échele polvo de bebé o champú seco a su cepillo, y cepíllese bien.

**PRODUCTOS:** Lavett & Chin Silk & Rose Hair Powder; Shiseido Dry Shampoo; Klorane Dry Shampoo.

### MENOS RETOQUES

Si no quiere hacerse tantos retoques, hágase rayitos en el cabello, pues estos

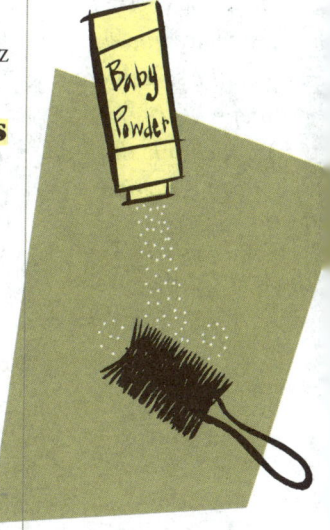

Los champús secos y los polvos son perfectos cuando se está enferma por mucho tiempo o recluida en el hospital.

## CONSEJO PARA LAS UÑAS

*A algunas mujeres se le hace difícil hacer que la manicura les dure. Póngales vinagre a sus uñas antes de aplicarse el esmalte. Este hace que el esmalte se adhiera mejor y su manicura le durará por más tiempo.*

necesitan retocarse sólo tres o cuatro veces al año. Use un champú que ayude a mantener el color y así extenderá el color por aproximadamente dos semanas si usted es rubia, y de tres a cuatro semanas si es morena.

### NO SE LASTIME

Cuando no tenga tiempo para meterse a la ducha y afeitarse, aplique aceite corporal o para masajes en sus piernas secas y rasúrese. ¡Esto también hidrata!

### CUTÍCULAS MANCHADAS

Cuando el esmalte se corra sobre sus cutículas y no tenga tiempo para arreglarlas, use estos productos rápidos para limpiárselas.

---

**PRODUCTOS:** Essie Nail Corrector Pen; Swabplus Cuticle Swabs Conditioner.

### OPERADORA SUTIL

Si metió las manos en su cartera muy rápido y se le dañaron las uñas, use Nails AR New Dry Nail Polish Repair, es transparente, pero le arregla los bordes y los rellena con el color que quedó amontonado.

### LISTA PARA BRILLAR

Antes de maquillarse, aplíquese una mascarilla hidratante por cinco minutos. O masajéese un humectante sobre la piel por algunos minutos con pequeños movimientos circulares alrededor de la cara.

---

**PRODUCTOS:** Naturopathica Environmental Defense Mask; Darphin Purifying Balm.

### SIGA BRILLANDO

Rocíese el cabello con un aerosol, luego pase una brocha grande y gruesa por un polvo bronceador o por una sombra de ojos color dorado. Sacuda la brocha para quitarle el exceso y pásesela por su cabello, alejada del nacimiento, para así añadirle un brillo sutil.

### RIZOS SIN VIDA

Para rejuvenecerlos rápidamente sólo tiene que humedecer su cabello — usando una botella con atomizador o sus dedos— y estrújalos un poco.

### SECADO RÁPIDO

Para reducir el tiempo que pasa secándose el cabello, busque la secadora de pelo Conair Ceramic Speed Styler.

Las brochas de abanico al estilo japonés distribuyen el polvo ligera y uniformemente.

# Desastres con productos

La mayoría de nosotras espera un cierto nivel de compromiso por parte de nuestros productos, tal y como lo esperamos de cualquiera relación. Por eso es que siempre nos sorprendemos cuando no cumplen con lo prometido, y usualmente pasa cuando más los necesitamos. He aquí cómo conseguir lo que necesita de sus productos cuando casi están a punto de romper con la relación o de desilusionarla.

### MAQUILLAJE DERRETIDO

Cuando su lápiz labial, su sombra de ojos y sus delineadores empiezan a ablandarse

## ARREGLO PARA EL LÁPIZ LABIAL

*Para arreglar un lápiz labial quebrado, ponga los extremos de ambas mitades sobre la llama de una vela sólo por algunos segundos (sino, recogerá el carbón oscuro de la vela) y presiónelas juntas. Ponga el lápiz labial sobre un plato y métalo en la nevera hasta que se endurezca.*

y a derretirse en su cartera, deles forma nuevamente con sus dedos, y luego póngalos en la nevera por toda la noche.

### ESMALTE DE UÑAS CON GRUMOS

Eche una gota de acetona en el frasco y agítelo bien.

### MISIÓN IMPOSIBLE

¿La tapa del frasco del esmalte de uñas se le vuelve a quedar completamente «pegada» cada vez que se hace una manicura? No pierda más tiempo luchando con el frasco. Póngale un poco de vaselina alrededor antes de cerrarlo y podrá abrirlo con más facilidad la próxima vez.

### ALERTA ANARANJADA

Si su maquillaje la hace ver anaranjada, significa una de dos cosas: (1) El color no es correcto para su tez y necesita un tono con un poco más de rosado; (2) La base está vieja y se ha oxidado, lo que causa que se decolore. Bótela.

### VARITA DE RIMEL CON COSTRAS

Si su varita está llena de pequeños pedacitos de rimel endurecido, tome un poco de vaselina, aplíqueselo a la varita con el dedo limpio, y quítele los pedacitos con un trapo limpio. Haga lo que haga, no lave la varita con agua y jabón. El jabón puede irritarle los ojos y el agua puede introducirle bacteria al rimel.

## COLOR PERDIDO

Si pierde un pedazo grande de color cada vez que le saca punta a su delineador de labios, ponga el lápiz en el congelador por cinco o diez minutos antes de sacarle punta. Se endurecerá lo suficiente para que no se le quede tanto color atascado en el sacapuntas.

## HASTA EL FINAL

Está a la mitad de su régimen de maquillaje y no le puede exprimir ni una gota más a su hidratante con color o al tubo del gel para sus mejillas? Busque unas tijeras pequeñas, corte el tubo, use lo que necesite y ponga el exceso en un envase pequeño para poder usarlo en el futuro.

## BUENO HASTA LA ÚLTIMA GOTA

Si se le acabó la base o el humectante mientras se lo estaba aplicando, use un palillo largo de algodón (son buenos y delgados) para sacar lo que pueda de la botella. Apliquelo directamente a la cara. Luego ponga la botella al revés para que el líquido se deslice por los lados para la próxima vez. Mejor aún, compre más.

## DURO Y BRILLANTE

Cuando la grasa de su cara pasa a su colorete en polvo o polvo compacto y hace que se endurezcan o brillen, raspe la superficie con un cuchillo de cocina limpio y sople los pedacitos viejos. El maquillaje por debajo estará suave y fresco. (Si está en la oficina, un gancho de papel también puede funcionar).

---

**P.** *¿Cómo puedo prevenir que mi maquillaje compacto se rompa en pedacitos cuando los llevo en mi cartera?*

**R.** Meta su maquillaje en el compartimiento con cierre dentro de su cartera —especialmente si es un bolso grande— o en una bolsita de maquillaje. Busque productos con empaques más moldeables; por ejemplo, tubos plásticos de brillo o gel para las mejillas, y maquillaje en estuches de goma en vez de los de plástico duro o de metal. Finalmente, mientras más cremoso el producto, menos se le va a secar y resquebrar.

# regalitos y chucherías

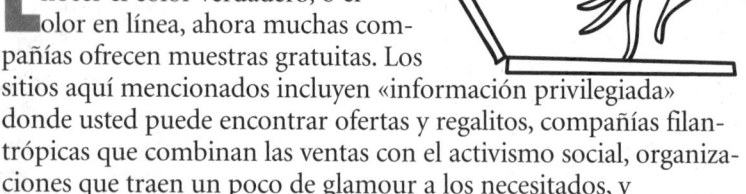

La Internet es genial para encontrar productos de belleza. Y como es difícil reconocer el color verdadero, o el color en línea, ahora muchas compañías ofrecen muestras gratuitas. Los sitios aquí mencionados incluyen «información privilegiada» donde usted puede encontrar ofertas y regalitos, compañías filantrópicas que combinan las ventas con el activismo social, organizaciones que traen un poco de glamour a los necesitados, y sencillamente cositas muy buenas a precios de descuento.

### adiscountbeauty.com
Una tienda on line de suministros de belleza, con descuentos de hasta el cuarenta por ciento en todo lo que se refiere a productos para el cuidado del cabello, el cuidado de la piel, maquillaje y mucho más. ¡No sólo se especializan en los productos que son difíciles de encontrar, sino que también toman pedidos!

### aedes.com
El brazo cibernético de Aedes de Vetustas, una tienda de perfumes divina en la ciudad de Nueva York. Usted puede conseguir siete muestras de fragancias cuando hace una compra on line, o paga para probar todo lo que quiera.

### apothia.com
Aún si no vive en Los Ángeles ni tiene la oportunidad de codearse con las celebridades que compran en esta moderna boutique, usted puede ordenar un botín de belleza on line, de la elegante tienda Fred Segal.

### beauty.com
Mire en la sección «Steals and Deals» para descuentos de hasta un cincuenta por ciento en perfumes, productos para el cuidado de la piel, productos para el baño y para el cuerpo, y maquillaje.

### beautydoor.com
Encontrará marcas de boutique como B. Kamins Chemist, Longcils Boncza, DDF, Sothys y Ellen Lange, con descuentos hasta del sesenta por ciento.

### beautyhabit.com
Vea el programa de muestras («sample program») donde puede escoger seis muestras de diferentes productos por $1.75 cada uno, incluyendo los cargos de envío.

### beauty.ivillage.com
Una lista de muestras de productos de belleza que cambia continuamente.

### beautysurvival.com
El sitio ofrece consejos fabulosos para las mujeres morenas, marcas poco convencionales y una sección de «goodies, freebies and specials» que le indica dónde conseguir cosas gratuitas.

### blissworld.com
Una extensión on line de los spas Bliss. Tal vez tarde mucho para conseguir una cita, pero aquí es donde puede comprar los productos. La mejor ganga: ofertas diarias como una sombra para ojos de $15.00 a $5.00.

### cosmeticconnection.com
Este sitio ofrece críticas no afiliadas de productos de belleza.

### dailycandy.com
Una guía genial de direcciones de estilo y botines de belleza en varias ciudades.

### dressforsuccess.org
Una organización que ofrece vestidos gratuitos para entrevistas, maquillaje y entrenamiento de estilo y moda, a mujeres necesitadas que están haciendo la transición al mundo laboral.

### gloss.com
Todo lo que es de Estée Lauder —y esto incluye casi el cincuenta por ciento de la tienda— puede ordenarse aquí, incluyendo Clinique, Estée Lauder, Bobbi Brown, M.A.C. Prescriptives, y más.

### saffronrouge.com
Dedicado exclusivamente a marcas de belleza orgánicas como Dr. Hauschka, Weleda y otras.

### sephora.com
Si no tiene un Sephora en su vecindario, puede encontrar esta tienda de belleza on line, con una variada selección de marcas de las boutiques elegantes.

### styleforfree.com
Todo desde productos para el cuidado de la piel y el cabello, hasta perfumes... ¡y pasta dental!

### styleworks.org
Una organización fundada por Malaak Compton-Rock (la esposa de Chris Rock) para ayudar a las mujeres a salir de la asistencia social y empezar a trabajar. Styleworks ofrece servicios de belleza gratuitos, entrenamiento para las entrevistas de trabajo y más. Visite el sitio para explorar cómo puede hacer para ayudar.

### vickerey.com
Basada en Boulder, Colorado, esta tienda ofrece productos naturales de belleza de marcas destacadas, junto con artículos para hacer ejercicios y yoga, variedad de ropa y accesorios. Tienen ofertas regulares y descuentos.

PRODUCTOS GENIALES

CAPÍTULO XIII

# ALACENA DE BELLEZA NATURAL

CLEOPATRA, LA PRIMERA REINA DE BELLEZA DOCUMENTADA en la historia, se frotaba áloe en la cara para que brillara. En el siglo XVII, Mary Stuart, reina de Escocia, tomó ventaja de los poderes suavizantes del extracto de uva al bañarse en vino. Desde la antigüedad hasta el presente, hemos sido atraídas por las plantas y las botánicas para tratamientos de belleza.

Hoy día, mientras nuestras vidas se vuelven más complicadas, estamos buscando maneras más sencillas y naturales para mimarnos. Nos atrae la percepción de la pureza de los ingredientes naturales junto con la creencia de que son más suaves y saludables para la piel. Y las botánicas sí proveen un grato antídoto para todos esos tratamientos populares de antienvejecimiento, como la retinoides, los *peelings* y los rayos láser, que ciertamente pueden causar irritación y reacciones a la piel sensitiva.

Para las que están interesadas en los ingredientes botánicos, pero no saben para qué sirven, aquí presentamos una breve reseña de los ingredientes botánicos más vendidos y más efectivos que han sido popularizados recientemente por la industria de belleza, junto con recetas para poder hacerse sus propios productos. Después de todo, ¿qué es más natural que lo que sale de su cocina? Sin embargo, si hacer un puré de aguacate o rallar un jengibre no es su estilo, pero le gusta la idea de usar productos naturales, tome ventaja de los de buena calidad que recomendados en los márgenes.

# ¿qué es natural?

Por ley, natural no significa nada. Aunque el uso de los términos natural y orgánico han sido estrictamente regulados por el FDA (Administración Federal de Drogas y Alimentos), con respecto a su uso por la industria de alimentos, la agencia no ha emitido ninguna regulación sobre el uso de estos productos en la industria del cosmético.

No obstante, un producto de belleza no tiene que ser 100% natural para que contenga suficiente cantidad de un ingrediente natural para ofrecer beneficios terapéuticos. Sin embargo, preste atención ya que los fabricantes podrían exagerar el ingrediente de una planta, cuando el producto no contiene lo suficiente para tener efecto. Por ejemplo, si usted está comprando una mascarilla relajante de áloe, y el áloe está en la posición número veintitrés de una lista de veinticinco ingredientes, es muy probable que sólo sea por apariencias.

Los ingredientes deberían ser más fáciles de descifrar en un producto verdaderamente natural. Este es su primer indicio: menos nombres químicos de múltiples sílabas. Sin embargo, hasta los productos naturales necesitan preservativos para protegerlos de las bacterias y de la oxidación. Así que probablemente usted va a encontrar nombres químicos como isopropileno, butilo y propilparabeno en la mayoría de las etiquetas.

Existen preservativos naturales, como el extracto de semilla de uva, la vitamina E (tocoferol), y la vitamina C (ácido ascórbico), pero estos usualmente sólo duran de tres a cuatro meses.

*¿Natural?*
*¿No ha sido probado en animales?*
*¿Orgánico?*
*¿Sintético?*

# ÁLOE

## ¿PARA QUÉ SIRVE?

El gel de áloe es 99.5% agua y por eso se siente tan relajante en la piel. Pero también contiene polisacáridos, glicoproteínas, vitaminas, minerales y enzimas que son hidratantes y agentes antiinflamatorios efectivos. El gel de áloe alivia las quemaduras (especialmente las del sol), hidrata la piel y puede prevenir la hiperpigmentación. También puede afirmar la piel temporalmente y por eso es fenomenal aplicarse una «mini mascarilla» justo antes de salir en una noche especial.

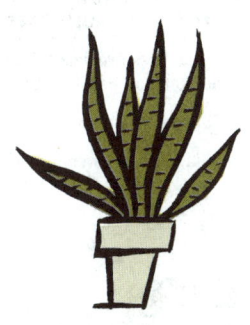

**PRODUCTOS DE ÁLOE**

- Naturopathica Aloe Cleansing Gel
- Derma E Aloe and Chamomile Skin Soothing Moisturizer

## ¿QUÉ SE SABE?

La planta puntiaguda de áloe vera fue llevada de África del Norte a Barbados en el siglo XVII. Como cubría el suelo tanto y parecía un matorral, los marineros españoles llamaron a las islas, Barbados o «barbuda». También crece como la hierba mala en la parte suroeste de los Estados Unidos de América.

Hoy día, muchos hogares en Japón tienen una planta áloe en una maceta justo afuera de la puerta principal, y las mujeres japonesas exprimen el gel de las hojas para calmar, aliviar y quitar la hinchazón de los ojos.

---

**HÁGALO USTED MISMA**

**MASCARILLA DE ÁLOE PARA AFIRMAR LA PIEL.** Para hacer una mascarilla rápida y que afirme su piel, corte una hoja de una planta de áloe. Parta la hoja a lo largo por la mitad, y frótese el gel directamente sobre su cara (limpia). Déjeselo puesto por unos diez a quince minutos, y enjuáguese con agua fría.

### PRODUCTOS DE AGUACATE

- Burt's Bees Avocado Butter Pre-Shampoo Hair Treatment
- Primavera Avocado Oil
- John Masters Lavender and Avocado Intensive Conditioner

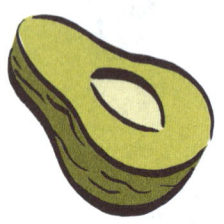

# AGUACATE

## ¿PARA QUÉ SIRVE?

El aguacate es un humectante fabuloso para el cabello y para la piel reseca. Es rico en vitamina E y aceites hidratantes, y el aceite se absorbe fácilmente en el cuerpo.

## ¿QUÉ SE SABE?

Los tratamientos de aguacate para el cabello son populares, especialmente en Latinoamérica, donde el aguacate crece por doquier y es un alimento dietético.

### HÁGALO USTED MISMA

**MASCARILLA DE GUACAMOLE PARA EL CABELLO.** Si su cabello es frágil y tiende a quebrarse, pruebe este acondicionador profundo. Haga un puré de aguacate bien maduro, tan maduro que se vea como que ya está listo para hacer guacamole. Añádale un huevo y dos cucharadas de aceite de oliva. Masajéeselo en su cabello humedecido, métalo bajo una gorra de baño, y déjeselo puesto de unos quince minutos a una hora. Enjuague, lave con champú y aplique acondicionador.

---

### PRODUCTOS DE ACEITE DE CAMELIA

- Paul Labrecque Camellia Shine Spray
- Massato Shampoo with Camellia
- Darphin Protective Shining Oil

# ACEITE DE CAMELIA

## ¿PARA QUÉ SIRVE?

El aceite de camelia es un ingrediente común en los champús hidratantes japoneses y en los tratamientos para que brille el cabello. El aceite se extrae de la nuez del árbol de camelia, una planta de flores hermosa que crece por todo Japón y es pariente del árbol de té de Australia. Es un aceite ligero que el cabello absorbe fácilmente y también le añade brillo sin dejarlo pesado.

## ¿QUÉ SE SABE?

Las geishas han usado el aceite de camelia por siglos para añadirle brillo a sus cabellos largos, lacios y naturalmente brillantes. En Japón, las mujeres ponen las nueces de camelia en una bolsa y las trituran para sacarles el aceite. Ellas distribuyen el aceite moviendo la bolsa hacia delante y hacia atrás sobre sus cabellos.

### HÁGALO USTED MISMA

**ACEITE DE CAMELIA PARA FROTARSE EL CUERO CABELLUDO.** El aceite de camelia también es un excelente hidratante para el cuero cabelludo reseco y escamoso. Caliente media taza o una taza del aceite de camelia (dependiendo del largo de su cabello) en una olla. Meta sus dedos en el aceite tibio, y masajéeselo suavemente en su cuero cabelludo con las yemas de los dedos, luego enjuágueselo, póngase champú y acondicionador. Si no puede encontrar el aceite de camelia, sustituya por aceite de avellana.

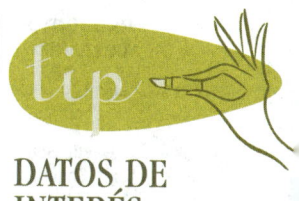

### DATOS DE INTERÉS

*Las líneas naturales para el cuidado de la piel como Jurlique, Osea, Dr. Hauschka Skin Care y Naturopathica, son más caras pero valen la pena.*

---

# MANZANILLA

## ¿PARA QUÉ SIRVE?

La manzanilla es una flor que se parece a la margarita, y es natal del sur y el este de Europa. Las manzanillas romanas y alemanas (que son las más usadas), contienen *azulene*, un antiinflamatorio muy efectivo. Alivia la piel reseca, sensitiva y con comezón; acondiciona el

## PRODUCTOS DE MANZANILLA

- Aveda Chamomile Color Conditioner
- Aesop Gentle Scalp Cleansing Shampoo
- Essence Chamomile & Sage Soap
- Astara Facial Serum for Sensitive Skin
- Osea Essential Hydrating Oil

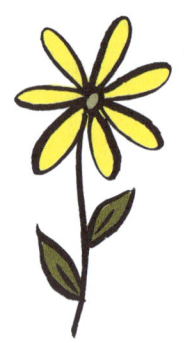

cabello y resalta los rayitos rubios; y reduce los capilares rotos. Una taza de té de manzanilla también alivia un estómago adolorido, especialmente después de una de esas mañanas en la que tiene que tomarse tres capuchinos de seguido.

## ¿QUÉ SE SABE?

Los victorianos dependían de la manzanilla para calmar a las mujeres que sufrían de «histeria». A través de los años, hacían flotar las flores de manzanilla en los enjuagues que usaban las rubias para aclarar y realzar sus cabellos después del champú.

> **HÁGALO USTED MISMA**
>
> **VAPOR FACIAL PARA ELIMINAR LOS PUNTOS NEGROS.** Para hacer que los puntos negros se suavicen, compre algunos sobrecitos de té de manzanilla en la tienda de alimentos naturales. Ponga media taza del té en un tazón grande y échele agua hervida por encima. Mientras está en infusión, ponga su rostro sobre el tazón, póngase una toalla sobre la cabeza y deje que su cara se vaporice. (Si usted es rubia, guarde el líquido, póngalo en una botella con atomizador, y rocíe su cabello después de su champú. Ayudará a que el sol intensifique los rayitos de su cabello.)

---

## PRODUCTOS DE COCO

- Coconut Spa Pure Virgen Coconut Oil
- Kiehl's Extra-Strength Conditioner with Coconut
- Ligne St. Barth Coconut Oil

# COCO

## ¿PARA QUÉ SIRVE?

El aceite de coco se absorbe fácilmente en el cabello y en la piel porque tiene una estructura molecular pequeña. Es un humectante fabuloso para el cabello, pero a menos que su piel sea extremadamente reseca, no se recomienda para la piel ya que puede tupir los poros.

## ¿QUÉ SE SABE?

En el sureste de Asia, las mujeres son conocidas por tener cabellos increíblemente brillantes. Quizás el secreto es que usan champús de aceite de coco (conocidos como aceite de monoi).

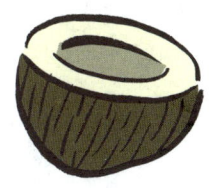

> **HÁGALO USTED MISMA**
>
> **ACONDICIONADOR COCO LOCO**. En el cabello húmedo, masajée un poco —como del tamaño de una moneda— de aceite de coco (lo consigue en tiendas de alimentos naturales). Déjeselo puesto por diez minutos, lave con champú y aplique su acondicionador. Su cabello se pondrá verdaderamente suave y brillante.

# CAFÉ

## ¿PARA QUÉ SIRVE?

El café es vasoconstrictor, lo que significa que puede hacer que los vasos capilares se constriñan temporalmente. Su textura áspera lo hace efectivo para suavizar las áreas ásperas de su cuerpo. También es diurético y se dice que afirma la piel, y es por eso que es popular en las cremas anticelulitis.

## ¿QUÉ SE SABE?

El café es un exfoliante popular en Rusia, donde las mujeres traen la harina ya colada del café de la mañana a la bañera pública y se lo frotan por todo el cuerpo antes de bañarse.

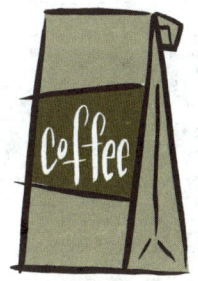

**PRODUCTOS DE CAFÉ**

- Body Coffee Invigorating Body Polish
- Jaqua Coffee Body Scrub
- Sephora Indulgences Coffee and Cream Morning Body Scrub

## HÁGALO USTED MISMA

**EXFOLIANTE CORPORAL JAVA JOE.** En la ducha, con la ayuda de una toallita (o sus manos), dé un masaje con lo que quedó de la harina del café que coló en la mañana por todo su cuerpo humedecido desde el cuello hasta abajo, para exfoliar y suavizar su piel reseca y escamosa.

---

**PRODUCTOS DE ACEITE DE EUCALIPTO**

- Essencia Eucalyptus Therapy Aromatic Bath Oil
- Comfort Zone Aromasoul Oriental Essential Oil Blend
- Bliss Hot Salt Scrub: Rosemary and Eucalyptus

## ADVERTENCIA PARA SU PIEL

Si su piel es sensitiva, los aceites de clavos de especia, canela, orégano, menta y eucalipto pueden irritarla. Si tiene la piel sensitiva, aplique el producto en una pequeña área y espere veinticuatro horas antes de usar el producto. (Vea la página 234.)

# ACEITE DE EUCALIPTO

## ¿PARA QUÉ SIRVE?

El eucalipto es un descongestionante común y es un ingrediente tradicional usado para remojar y relajar los pies por todo Asia. El aceite de eucalipto ayuda a estimular la circulación en el área donde es aplicado, y también es un producto tópico con propiedades analgésicas para aliviar el dolor.

## ¿QUÉ SE SABE?

En Bali, tradicionalmente se remojan los pies en agua con aceite de eucalipto para calmar los pies cansados y para aliviar los pies adoloridos después de un largo día. En Asia, los zapatos —y simbólicamente, los problemas y las preocupaciones— se dejan fuera de la puerta. Remojarse los pies ayuda entonces a hacer la transición de un ambiente ajetreado, a uno calmado. En Bali, ponen flores fragantes como la gardenia, el hibisco, el franchipaniero y el ylang-ylang, a flotar en el agua cuando se están remojando los pies con eucalipto, para hacerlo más hermoso y agradable. Después de remojarse los pies, es costumbre masajearse los pies e hidratárselos con aceite de coco.

ALACENA DE BELLEZA NATURAL 259

> **HÁGALO USTED MISMA**
>
> **COSQUILLEO DEL DEDO CANSADO.** Ponga una capa de piedras lisas en el fondo de un recipiente, llénelo con agua tibia y échele unas cuantas gotas de clavo de especia o de aceite de eucalipto. Si desea, esparza unas cuantas flores en el recipiente. Siéntese y relájese con sus pies sumergidos en el agua. Rote las plantas de sus pies sobre las piedras, agarrándolas con los dedos. Remoje como por diez minutos. Séquese los pies suavemente y dé un masaje con una loción que tenga fragancia de menta o de romero, que hidratará sus dedos cansados y los llenará de energía.

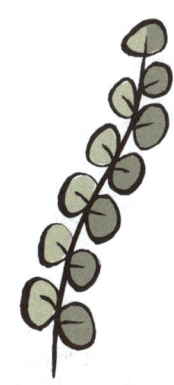

# JENGIBRE

## ¿PARA QUÉ SIRVE?

El jengibre ha demostrado ser efectivo para curar problemas de la circulación porque promueve el flujo de sangre. En Tailandia y en otros países del sureste de Asia, las mujeres embarazadas masajean sus vientres con prai (un tipo de jengibre), para que no le salgan estrías. Es también un emoliente natural y ha sido usado por generaciones de mujeres tailandesas para tonificar y suavizar la piel. El jengibre es un ingrediente común en los exfoliantes corporales porque incrementa la circulación y calienta el cuerpo.

## ¿QUÉ SE SABE?

Los antiguos romanos consideraban que el jengibre era un afrodisíaco, y la mención del jengibre pone las cosas candente en las historias del clásico «One Thousand and One Nights» [Las Mil y Una noches].

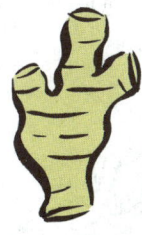

**PRODUCTOS DE JENGIBRE**

- The Thymes Ginger Milk Body lotion
- Origins Ginger Body Scrub
- Pharmacopia Ginger Body Lotion

> **HÁGALO USTED MISMA**
>
> **JENGIBRE PARA AUMENTAR LOS LABIOS.** Para aumentar el volumen de sus labios, derrita dos cucharadas de cera de abeja y una cucharada de aceite de canola en una caldera doble. Ralle una cucharadita de jengibre, exprima el jugo a través de una estopilla en una olla, y mézclelo con los otros ingredientes. Guárdelo en un tarro pequeño de bálsamo para labios, en un lugar fresco.

**PRODUCTOS DE EXTRACTOS DE UVA**

- Caudalle Lifting Serum with Grapevine Reservatrol
- Lancôme Vine-fit SPF 15
- Uvavita Day Moisturizing Cream

# EXTRACTOS DE UVA

## ¿PARA QUÉ SIRVEN?

La uva –las semillas, la piel y la pulpa- tiene propiedades humectantes y de antienvejecimiento por su alto contenido de ácido linoléico y polifenoles, un potente antioxidante. Cuando toma vino, usted se pone rojiza porque los polifenoles estimulan la circulación. En términos tópicos, los extractos de uva también estimulan el flujo de sangre, lo que alimenta y nutre la piel. Los taninos en el vino tinto son usados como tonificadores astringentes y también para reducir la hinchazón. No se echa a perder nada de la uva: se usan las semillas, la pulpa y la piel para hacer productos de antienvejecimiento que suavizan y tonifican la piel, y previenen las líneas y las arrugas.

## ¿QUÉ SE SABE?

En Francia y durante muchos siglos, los cosechadores y los productores de vino se distinguían por tener las manos muy suaves. ¡Pero nadie sabía por qué hasta tiempos recientes! En muchos spas de Francia –y en los condados Napa y Sonoma, los distritos de producción de vino en el norte de California –un masaje de cuerpo entero con uvas frescas puede ser parte del menú.

> **HÁGALO USTED MISMA**
>
> **CREMA ANTIOXIDANTE PARA LOS OJOS.** El aceite de la semilla de uva puede conseguirse en supermercados y en tiendas de alimentos especializados. Es un aceite extremadamente ligero y absorbente, relativamente sin olor. Aplíquelo con delicadeza debajo de los ojos usando su dedo anular. Es un hidratante excelente y suavizará las líneas finas que están alrededor de sus labios, además de remover el maquillaje de los ojos.

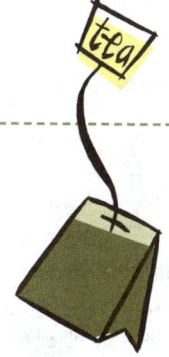

## TÉ VERDE (Y BLANCO)

### ¿PARA QUÉ SIRVEN?

Los tés verdes y blancos son ingredientes poderosos en productos del cuidado de la piel para retrasar el envejecimiento, y pueden ayudar a afirmar la piel o a quitarle la hinchazón. Estos tés también son antioxidantes y antiinflamatorios, y han demostrado ser efectivos para inhibir la inflamación de la piel. El té verde protege la piel de los daños causados por los radicales libres, y ayuda a que las líneas finas y las arrugas se vean más pequeñas. También puede aliviar el eczema leve, las reacciones sensitivas, la rosácea, la dermatitis por contacto o por alergia. Como es un excelente antioxidante, trate de tomarse una taza de té verde al día.

**PRODUCTOS DE TÉ VERDE Y TÉ BLANCO**

- Origins A Perfect World for Eyes
- EO White Tea and Rose Moisturizer
- Replenix CF Cream

## ¿QUÉ SE SABE?

En el siglo quinto, los poetas chinos llamaban al té verde «la espuma del jade líquido», y le dieron un lugar de honor en la ceremonia del té de Zen. Las mujeres japonesas hacen tónicos de té verde para levantar, afirmar y aliviar la piel.

> **HÁGALO USTED MISMA**
>
> **TÉ VERDE PARA LA HINCHAZÓN.** Para eliminar la hinchazón debajo de los ojos, prepare dos tazas de té verde (use bolsitas de té). Déjelos en infusión como por cinco minutos. Al irse enfriando el té, saque las bolsitas de té y póngalas en la nevera. Cuando estén frías, exprímalas levemente, acuéstese y colóquelas en el área debajo de los ojos como por diez minutos. Vierta el té en una bandeja para hacer cubitos de hielo, congélelos, y apliqueselos al área del ojo cuando esté cansada o estresada.

---

**PRODUCTOS DE MIEL**

- Red Flower Japanese Peony Moisturizing Body

- Gardener's Greenhouse Clover Honey Hand and Body Lotion

- Burt's Bees Milk & Honey Body Lotion

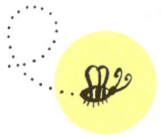

# MIEL

## ¿PARA QUÉ SIRVE?

Técnicamente, la miel no es botánica, pero es un ingrediente tan común en el cuidado natural que tenía que incluirla. La miel ayuda a que la piel retenga la humedad, y es por eso que es un ingrediente tan efectivo para la piel reseca. Es también un antiinflamatorio y alivia la piel irritada.

## ¿QUÉ SE SABE?

Los habitantes de las aldeas montañosas del norte de India y Pakistán usan la miel muy a menudo como humectante, donde las temperaturas bajan drásticamente durante el

ALACENA DE BELLEZA NATURAL 263

invierno y donde la resequedad en la piel es un problema.

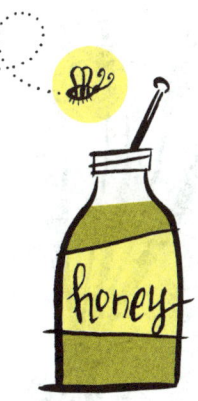

**HÁGALO USTED MISMA**

**MASCARILLA FACIAL DE MIEL.** Caliente una taza de miel en una olla. Limpie y exfolie su cara, y luego aplíquese una capa de miel tibia (¡no caliente!) en la cara con una brocha pequeña o con sus dedos. Déjesela puesta por diez minutos. Enjuáguesela suavemente con agua tibia y con una toallita. ¡Su cara se sentirá muy dulce!

---

# JEWELWEED (CELIDONIA)

## ¿PARA QUÉ SIRVE?

La celidonia calma la piel que pica, y que está roja e irritada.

## ¿QUÉ SE SABE?

Los indios americanos creen que la cura con frecuencia puede encontrarse al lado de la maldición, lo que es cierto en el caso de la celidonia. Esta crece al lado de la hiedra venenosa, en lugares secos y áridos, y ciertas tribus la usan como un antídoto contra la hiedra venenosa.

**PRODUCTOS DE CELIDONIA**

- Epoch Calming Touch Soothing Skin Cream

**HÁGALO USTED MISMA**

**CATAPLASMA RELAJANTE.** Si puede encontrar celidonia fresca, pulverice las hojas usando un mortero, y aplíquesela a la piel irritada, directamente donde le pica.

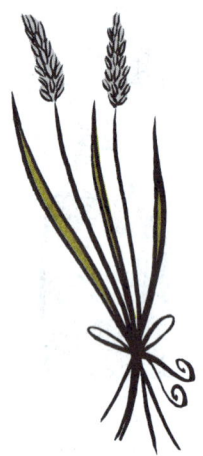

**PRODUCTOS DE LAVANDA**

- Kneipp Lavender Bath Salts Thermal Skin
- Pharmacopia Lavender Bath Salts
- Weleda Lavender Body Oil

# LAVANDA

## ¿PARA QUÉ SIRVE?

En 1920, el doctor Rene-Maurice Gattefosse, un químico francés, descubrió que la lavanda no sólo tiene propiedades antimicrobiales y antiinflamatorias, y que sana quemaduras, sino que la fragancia tiene efectos calmantes en el sistema nervioso. La lavanda también mata la bacteria que causa el acné, y es fabulosa al ponerla en la bañera cuando se está dando un baño relajante por la noche porque le calma los nervios y le ayuda a dormir.

## ¿QUÉ SE SABE?

La palabra lavanda viene del latín lavare («lavarse»), el que es apropiado ya que los antiguos romanos la usaban en el baño para relajar y aliviar los músculos cansados. En la era isabelina —cuando el cuidado del hogar y la higiene dejaban mucho que desear— esparcían capullos de lavanda en el suelo para que cuando los pisaran, pudieran liberar sus fragancias y perfumar el ambiente.

**HÁGALO USTED MISMA**

**SALES DE LAVANDA PARA EL BAÑO.** Vierta una taza de sal gruesa o kosher en una vasija. Añádale una taza de sal Epsom y una taza de bicarbonato de soda. Échele hasta un máximo de quince gotas de aceite esencial de lavanda (dependiendo de cuán fuerte le guste el olor) y un cuarto de taza de aceite de almendra dulce. Mézclelo bien y póngalo en un frasco de conservas de vidrio. Vierta un poco en el baño caliente (con una concha pequeña, si así lo desea) cuando lo necesite.

# LIMÓN

## ¿PARA QUÉ SIRVE?

El limón es un exfoliante excelente para la piel escamosa de los codos y de las rodillas. El olor del limón le da una vigorizante llamada a despertarse, y es un estimulante ingrediente en los aceites y en los geles para el baño. Como el jugo de limón reacciona tan fuertemente a la luz del sol, es también fabuloso para darle rayitos a su cabello durante el verano.

## ¿QUÉ SE SABE?

El «limón cítrico» era conocido como «la manzana de oro» en los días de Alejandro el Grande, y se pasaba como un regalo entre los reyes. Los antiguos egipcios usaban el limón para combatir la intoxicación por alimentos. En la antigua Roma, donde el cabello rubio era siempre deseable, las mujeres se hacían rayitos en el cabello con jugo de limón. En la corte de Luis XIV, las mujeres usaban limones para enrojecerse los labios y se echaban agua de limón por su olor refrescante.

### HÁGALO USTED MISMA

**MASCARILLA LIMPIADORA.** Para hacer una mascarilla que limpie y tonifique una piel grasosa, parta un limón por la mitad. Sáquele suficiente pulpa a una de las mitades como para que quepa una yema de huevo. Vierta la yema de huevo en su taza de limón y guárdela en la nevera por toda la noche. Aplique el limón con la yema de huevo a la piel limpia y seca, evitando el área de los ojos. Déjeselo puesto de diez a quince minutos. Enjuáguese con agua tibia.

---

### ADVERTENCIA PARA SU PIEL

Los aceites cítricos (toronja, lima, limón, naranja, bergamota y neroli) pueden ser fotosensibles, así que no se exponga al sol justo después de ponérselos.

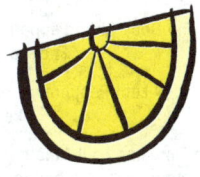

### PRODUCTOS DE LIMÓN

- Bliss Lemon Peel
- Jaqua Girls Sinfully Rich Lemon Meringue Body Butter
- Avalon Organic Botanicals Lemon Hand & Body Lotion
- Fresh Sugar Lemon Body Lotion

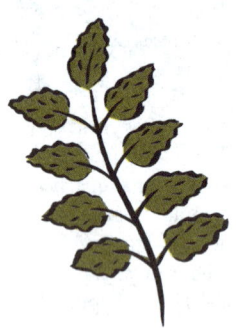

# MENTA

## ¿PARA QUÉ SIRVE?

La menta y la hierbabuena son comúnmente usadas para rejuvenecer los pies cansados y adoloridos. La menta reduce la inflamación y relaja los músculos. Huele y se siente refrescante, una forma fabulosa de hacer que los pies abatidos se recuperen. La menta contiene mentol, que refresca la piel, incrementa la circulación y es un antibacteriano.

## ¿QUÉ SE SABE?

La menta fue traída a los Estados Unidos desde Inglaterra, donde esta crece abundantemente en los lugares húmedos como las riberas. En la antigua Grecia y en la antigua Roma se usaba medicinalmente para calentar y estimular la circulación, y para aliviar las náuseas y el estómago descompuesto.

**PRODUCTOS DE MENTA**

- Naturopathica Peppermint Tea Tree Foot Balm
- The Body Shop Peppermint Foot Lotion
- Lotil Peppermint Foot Cream
- Florestas Foot Cream (con romero, menta, árbol de té y mantequilla vegetal)

**HÁGALO USTED MISMA**

**BAÑO VIGORIZANTE PARA SUS PIES.** Llene una recipiente con té de menta frío, échele un par de cubitos de hielo (y un ramito de menta como un toque bonito) y remoje los pies por varios minutos.

---

# ACEITE DE NEEM (Acederaque)

**PRODUCTOS DE NEEM**

- Dr. Hauschka Skin Care Neem Nail Oil Pen
- Sundari Neem Essential Oil

## ¿PARA QUÉ SIRVE?

El aceite de neem es un aceite antimicótico y antibacteriano que se extrae de un árbol que proviene de la India. Es un tratamiento hidratante increíble para las uñas y las cutículas resecas, pero hay que advertir que tiene un olor fuerte.

## ¿QUÉ SE SABE?

El neem es un ingrediente básico usado en los tratamientos de belleza de «ayurveda» en la India, para las manos y los pies resecos, y como un tratamiento para el pie de atleta.

> **HÁGALO USTED MISMA**
>
> **CREMA PARA LAS CUTÍCULAS.** Compre un tarro pequeño de mantequilla shea y échele unas cuantas gotas de aceite de neem. Mezcle y use para dar masaje en las cutículas resecas y agrietadas.

# ACEITES Y MANTEQUILLAS DE NUECES

## ¿PARA QUÉ SIRVEN?

Las mantequillas de nueces son hidratantes oclusivos, ricos y no irritantes, que calman especialmente la piel irritada y sensitiva. En Brasil, la tierra de la minúscula tanga y la depilación del área del bikini, los aceites indígenas de nueces y mantequillas son usados como humectantes para todo el cuerpo, y para aliviar la piel después de la depilación. Estas mantequillas oclusivas restauran la función de barrera que tiene la piel, que se elimina durante la depilación. El aceite de almendra dulce trabaja como un hidratante súper absorbente por sí solo, o como base para muchos productos suaves para el cuidado de la piel.

**PRODUCTOS DE ACEITE Y MANTEQUILLA DE NUECES**

- The Body Shop Body Butter
- Weleda Almond Intensive Facial Cream
- Alba Hawaiian Body Polish Sugar Cane
- Florestas Buriti Fruit Lotion Botanical
- Florestas Cupuacu Seed Butter Hair Conditioner

## ¿QUÉ SE SABE?

La selva tropical amazónica en Brasil es la fuente de nueces ricas en vitaminas que no sólo sustentan la dieta de la gente indígena, sino que también hacen que los brasileños se sigan viendo bien. La mantequilla de cupuacu, el aceite de nuez de Brasil, y el aceite de Babassu, sirven como antiinflamatorios y alivian la piel irritada.

> **HÁGALO USTED MISMA**
>
> **MANTEQUILLA PARA ALIVIAR LA PIEL.** Caliente en la palma de su mano un poco de aceite o mantequilla de nuez y deje que el calor de su cuerpo lo derrita. Masajéeselo suavemente en las áreas afectadas.

---

**PRODUCTOS DE ACEITE DE OLIVA**

- Baronessa Cali Oliva Tarocco Firming Face Cream
- Mediterranean Spa Olive Oil Body Butter

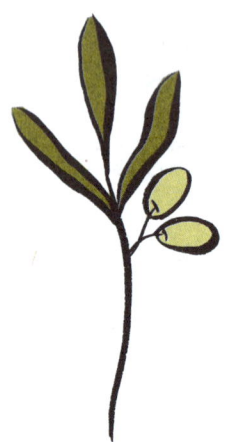

# ACEITE DE OLIVA

## ¿PARA QUÉ SIRVE?

El aceite de oliva es un hidratante excelente que también es ligero y lo suficientemente suave para la piel sensitiva. Este producto esencial de belleza usado por siglos en climas mediterráneos, sirve para hidratar la piel y el cabello, y es un aceite base en los tratamientos de exfoliación corporal en spas alrededor del mundo.

## ¿QUÉ SE SABE?

En Italia, el aceite de oliva, que se extrae de la fruta del árbol de oliva, es conocido como «oro en líquido», porque los beneficios que tiene para la belleza y la salud son incalculables. Los italianos lo mezclan con jugo de naranja o de limón para crear tratamientos humectantes para el cabello y la piel.

## HÁGALO USTED MISMA

**FACIAL: TRES EN UNO.** Haga el tratamiento que las mujeres italianas hacen para limpiarse, exfoliarse, tonificarse e hidratarse al mismo tiempo, y que les da a la piel un resplandor saludable. Mezcle un cuarto de taza de aceite de oliva en un tazón con el jugo o la cáscara bien rallada de la naranja o del limón, (el ácido cítrico elimina las células muertas de la superficie de la piel). Masajéese la mezcla suavemente sobre la cara y enjuáguese con agua fría.

---

# PAPAYA

## ¿PARA QUÉ SIRVE?

La fruta de papaya es nativa de los climas tropicales alrededor del mundo, donde es pulverizada y usada para mascarillas faciales, para nutrir e hidratar la piel. Su enzima, la papaína, exfolia las células muertas de la piel áspera y pálida, y le da un tono más uniforme. También contiene las vitaminas antioxidantes A y C, que reparan la piel maltratada y combate los radicales libres. Es buena para la piel grasosa o para la que está envejeciendo, y para los adultos que tienen acné.

### PRODUCTOS DE PAPAYA

- Paw Paw Ointment
- Derma E Papaya Soy Foaming Facial Cleanser
- Astara Green Papaya Nutrient Mask

## HÁGALO USTED MISMA

**MASCARILLA PARA COMBATIR EL ENVEJECIMIENTO.** Tome la cuarta parte de una papaya, córtela en pedazos, y póngalos en una licuadora con un cuarto de taza de yogur. Dé un masaje con la mezcla en su cara limpia y espere diez minutos. Enjuague con agua tibia.

**PRODUCTOS DE ARROZ**

- Fresh Rice Face Cream
- Rice blotting papers (papeles secantes de arroz)
- Komenuka Bijin Moisture cream

# ARROZ

## ¿PARA QUÉ SIRVE?

La mascarilla de la leche de arroz es un material coloidal y pastoso como la avena, que tiene el efecto secante de un cataplasma, ayudando a refrescar la piel y a sacarle el aceite.

## ¿QUÉ SE SABE?

En China, el arroz pulverizado es un ingrediente común de los polvos para la cara y los papeles secantes, que absorben la grasa y reducen el brillo. «La leche de arroz —la fécula que sale del arroz cuando se remoja en agua— es usado para absorber la grasa de la cara», dice Jamie Ahn, del Acqua Beauty Bar en Manhattan.

### HÁGALO USTED MISMA

**LA MASCARILLA DE ARROZ DE JAMIE AHN.** Remoje arroz en agua tibia por treinta minutos. Vierta el agua y mézclela con harina de soya o de arroz hasta que se forme una pasta. Aplique en su piel seca y limpia, espere diez minutos y luego enjuague con agua fría.

## SIGA A SU NARIZ

La mayoría del beneficio que proviene de los ingredientes botánicos viene de inhalar sus riquísimos aromas. Pero los olores significan cosas diferentes para personas diferentes. Aprenda a sustituir: si se sugiere el eucalipto, el romero o la salvia para estimular su cuerpo cansado, pero no le gusta cómo huelen, sustitúyalos con menta o con hierbabuena.

# ROSA

## ¿PARA QUÉ SIRVE?

El aceite de rosa es un gran hidratante para la piel madura, reseca, sensitiva o que está envejeciendo. El aceite de rosa restringe los pequeños vasos capilares y reduce los capilares rotos y enrojecidos. El agua de rosas —sin alcohol— es un astringente suave y natural. En los círculos de aromaterapia, se dice que el olor del aceite de rosa calma la ansiedad, le hace sentir bien y promueve sentimientos de amor.

## ¿QUÉ SE SABE?

En tiempos antiguos, una rosa guindando sobre la mesa de reuniones significaba que la reunión se iba a llevar a cabo en estricta confidencialidad, o «sub rosa». En la Edad Media, frotarle las caderas a una mujer con aceite de rosa, supuestamente aliviaba los dolores de parto, tal vez al reducirle la ansiedad de dar a luz. Cleopatra sedujo a Marco Antonio al poner pétalos de rosa por todo el piso, y Nerón le encantaban los baños con pétalos de rosas.

**PRODUCTOS DE ROSA**

- Neal's Yard Remedies Rose & Almond Night Cream
- Dr. Hauschka Skin Care Rose Day Cream
- Chantecaille Flower Harmonizing Cream

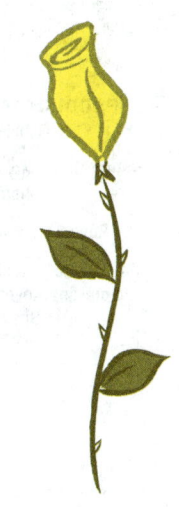

## HÁGALO USTED MISMA

**TONIFICANTE DE AGUA DE ROSAS.** Una simple agua de rosas —disponible en muchas tiendas de comestibles y tiendas especializadas— es un gran tonificante. Manténgala fría, échela sobre un algodón o una gasa, y úsela para quitarse el exceso de grasa de su cara. O viértala en una botellita con atomizador y rocíese la cara. Es particularmente suave y alivia la piel sensitiva.

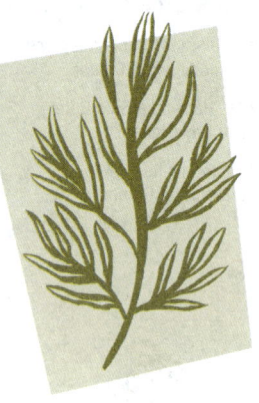

# ROMERO

## ¿PARA QUÉ SIRVE?

El romero añade brillo al cabello, especialmente si usted es morena. Estimula el cuero cabelludo y los folículos del cabello, y controla las escamas y la caspa.

## ¿QUÉ SE SABE?

El romero es un arbusto de follaje perenne con hojas puntiagudas. Es relacionado con la menta, la salvia, la albahaca y el pachulí. Las hojas tienen un olor fuerte y los antiguos egipcios lo usaban como incienso.

**PRODUCTOS DE ROMERO**

- Aura Rosemary Mint Shampoo
- Weleda Rosemary Hair Oil
- Avalon Organic Botanicals Volumizing Rosemary Shampoo

**HÁGALO USTED MISMA**

**TÓNICO DE ROMERO PARA EL CABELLO.** Ponga dos tazas de agua a hervir. Vierta el agua sobre una taza de hojas frescas de romero cortadas en pedacitos. Déjelas en remojo hasta que se enfríe. Enjuáguese el cabello con esta mixtura después de hacerse el champú.

---

**PRODUCTOS DE SALVIA**

- Lavett & Chin Clary Sage, Rose & Neem Shampoo
- Dr. Hauschka Skin Care Sage Bath
- Weleda Sage deodorant

# SALVIA

## ¿PARA QUÉ SIRVE?

El aceite de salvia mata bacterias y microbios, y por eso la usaban para proteger la carne para que no se dañara antes de refrigerarla. Es un antiséptico y astringente, controla el exceso de secreción de grasa, regenera las células de la piel, y mata la bacteria que causa olor a transpiración y acné.

## ¿QUÉ SE SABE?

Los indios norteamericanos consideran que la salvia es una planta importante y la queman en sus ceremonias de purificación y en sus casas de sudor, y la usan para limpiar un cuarto. Se piensa que sus propiedades desintoxicantes sanan enfermedades porque saca a los espíritus malos, ya que antes la enfermedad era vista como una aflicción espiritual. La salvia prolifera en el suroeste de Norteamérica y alrededor del Mediterráneo.

### HÁGALO USTED MISMA

**SALVIA PARA COMBATIR EL ACNÉ DE LA ESPALDA.** Un baño de salvia es una forma muy buena de combatir el acné del cuerpo, ya que balancea el exceso de grasa. Un remojo de salvia con avena también aliviará la piel irritada. Llene una bolsa de muselina o un pedazo de estopilla con una taza de avena y dos cucharadas de hojas de salvia frescas o secas. Cierre y amarre con un cordón o con una cinta, y cuélguela bajo el grifo mientras el agua esté corriendo. Remójese en el baño, luego saque la bolsa y presiónela suavemente sobre su espalda.

# ALGAS MARINAS

## ¿PARA QUÉ SIRVEN?

El alga es rica en vitaminas (A, C, y K), minerales y ácidos grasos, que hidratan y remineralizan la piel. También tiene propiedades antioxidantes que protegen la piel de los daños por radicales libres.

### PRODUCTOS DE ALGAS MARINAS

- Osea Atmosphere Protection Cream
- Charles Tipton Seaweed Mask

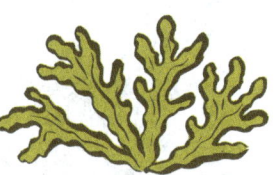

## ¿QUÉ SE SABE?

Las propiedades terapéuticas del mar son leyenda, especialmente en las áreas costeras de Europa, donde los habitantes fueron a «quitarle la cura» a las aguas sanadoras y al aire salado vigorizante del océano. Ellos también fueron al mar para curar problemas respiratorios y condiciones de la piel.

> **HÁGALO USTED MISMA**
>
> **REMOJO DE ALGA MARINA.** Compre un paquete de algas Nori (el alga que usan para envolver sushi) en el supermercado. Corte tres hojas en cuadrados, póngalas en una olla pequeña, y llénela de agua. Déjelas hervir por cinco minutos, luego déjelas enfriar y viértalas en su baño.

**PRODUCTOS DE ACEITE DE SÉSAMO**

- Neutrogena Sesame Body Oil
- Avalon Organic Botanicals Moisturizing Body Oil

# ACEITE DE SÉSAMO

## ¿PARA QUÉ SIRVE?

Como su estructura molecular es pequeña, el aceite de sésamo es considerado uno de los aceites más penetrantes. Es rico en ácidos grasos y linoléicos, los cuales llevan nutrientes solubles por toda la piel. Úselo como un hidratante para el cabello y la piel reseca, y fróteselo sobre las uñas secas y partidas.

## ¿QUÉ SE SABE?

El aceite de sésamo ha sido usado por la medicina «ayurveda» en la India por 5,000 años. El aceite de sésamo es alimenticio –exprimido de las semillas de una planta asiática- y según las creencias «ayurvédicas», usted debería poder comer cualquier cosa que se aplique sobre su cuerpo.

> **HÁGALO USTED MISMA**
>
> **EXFOLIANTE CORPORAL DE SÉSAMO.** Para hacer un exfoliante hidratante corporal, tueste una taza de semillas de sésamo en el horno tostador para que salga el aceite y para hacer que su exfoliante sea más fragante. Con un mortero, triture las semillas con una taza de sal de mar o de kosher. Añádale media taza de aceite de almendra dulce y mezcle. Masajée sobre su piel humedecida y luego remueva en la ducha.

# MANTEQUILLA SHEA

## ¿PARA QUÉ SIRVE?

La mantequilla shea es rica en vitaminas A, E y F, las que protegen la piel de los radicales libres, ayudan a prevenir las líneas y las arrugas, e hidratan el cabello reseco y maltratado por exponerlo al calor y procesarlo demasiado. Es un hidratante suntuoso y un gran humectante, que atrae la humedad hacia el cabello y crea una capa en cada hebra que hace que el cabello luzca suave y sedoso.

## ¿QUÉ SE SABE?

La mantequilla shea viene de la nuez del árbol karité, que crece en la costa oeste de África. En Ghana, las mujeres usan le mantequilla shea para eliminar la resequedad de la piel y aliviar los pies adoloridos. También se usa para cocinar como aceite antes de que se endurezca y se convierta en mantequilla, forma en que se aplica en el cabello y la piel.

**PRODUCTOS DE MANTEQUILLA SHEA**

- L'Occitane Shea Butter Hand Cream
- Carol's Daughter Tui Shea Butter Hair Smoothie
- Frédéric Fekkai Shea Butter Hair Mask
- Philip B African Shea Butter Shampoo

> **HÁGALO USTED MISMA**
>
> **SUAVIZADOR PARA EL CABELLO.** Busque mantequilla shea «batida», formulada especialmente para que sea ligera y fácil de aplicar. Antes de meterse a la ducha, saque un puñado del tarro y dé un masaje por todo el cabello reseco. Espere más o menos treinta minutos. Enjuague, lave con champú y acondicione su cabello.

**PRODUCTOS DE SOYA**

- Fresh Soy Shampoo
- Hamadi Ginger Soymilk Hair Wash
- Aveeno Skin Brightening Daily Treatment
- Lancôme Absolue Makep
- Philip B Deep Conditioning Creme Rinse

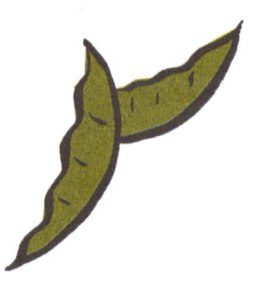

# SOYA

## ¿PARA QUÉ SIRVE?

La soya se usa para suavizar el cabello quebradizo y maltratado, y para hidratar la piel que está envejeciendo. También puede hacer que la piel se vea más brillante y darle más uniformidad al tono de un cutis manchado. Los champús y acondicionadores de soya cubren los folículos del cabello, y lo hace más flexible y le da más capacidad de retener la humedad.

## ¿QUÉ SE SABE?

Comúnmente se puede encontrar la soya en productos de belleza por toda Asia. Es una proteína rica y nutritiva, y es una parte principal de la dieta asiática.

> **HÁGALO USTED MISMA**
>
> **MASCARILLA AFIRMANTE DE SOYA.** Mezcle media taza de harina de soya molida con la clara de un huevo. Aplique en la cara limpia y espere unos diez minutos. Enjuague con agua fría y aplique una crema hidratante.

# ACEITE DEL ÁRBOL DE TÉ

## ¿PARA QUÉ SIRVE?

En Australia, el aceite del árbol de té es famoso por combatir las manchas. Comúnmente, este aceite penetrante y astringente se aplica sobre las manchas con un palillo de algodón Q-tip o con una almohadilla de algodón. Es antiinflamatorio, antibacteriano y antiséptico. Su cualidad acídica hace que pueda exfoliar y destapar los poros. El aceite del árbol de té también es usado para curar la caspa y aliviar la comezón causada por las picaduras de insectos. A pesar de todos sus usos terapéuticos, algunas personas dicen que no les gusta el olor que tiene. Así que huélalo antes de comprarlo.

ADVERTENCIA: No lo use si su piel es sensitiva o propensa a alergias.

## ¿QUÉ SE SABE?

El aceite del árbol de té se extrae de las hojas del árbol del mismo nombre, que crece en las regiones costales pantanosas de Australia. Los aborígenes machacan las hojas y se aplican el cataplasma directamente sobre las heridas y las infecciones de la piel.

### PRODUCTOS DE ACEITE DEL ÁRBOL DE TÉ

- Ole Henriksen Roll-On Blemish Attack
- Burt's Bees Herbal Blemish Stick
- Desert Essence Natural Facial Cleansing Pads
- Samuel Parr Aromatherapy Correcteur Pen

### HÁGALO USTED MISMA

**TRATAMIENTO PARA EL ACNÉ.** Es fácil encontrar el aceite del árbol de té en las tiendas de alimentos naturales. Use un palillo de algodón Q-tip y aplíquese el aceite directamente sobre las manchas. Como el olor es tan fuerte, añada algunas gotas del aceite esencial de lavanda para que no huela mucho antes de ponérselo. Siempre evite el área de los ojos.

# ÍNDICE

## a

Aceite de almendra dulce, 12, 47, 133, 148
Aceite de baño, 160
Aceite de camelia, 150, 254-55
Aceite de coco, 168, 256-57
Aceite de neem, 207
Aceite de nuez de kukui, 168
Aceite de oliva, 46, 75, 76, 97, 148, 159, 194, 195, 268-69
Aceite de palo de bañón (Buckthorn), 133
Aceite de semilla de uva, 195
Aceite de sésamo, 93, 133, 274-75
Aceite del árbol de té, 72, 153, 158, 207, 237, 277
Aceite para el cuerpo, 120, 122
Aceite para las cutículas, 51, 79, 97, 100
Aceites y mantequillas de nueces, 267-68
Ácido alfa hidróxido, 102, 148, 205
Acidófilo, 177
Ácido glicólico, 102, 112, 122, 136, 137, 158, 178
Ácido kójico, 121, 132
Ácido salicílico, 64, 65, 66, 102, 157, 158, 180, 205
Acné, 63-67
    Adulto, 158
    Arreglo de emergencia para, 164
    Bacteria en el teléfono y, 33
    Cubriendo espinillas y el enrojecimiento de, 48, 50, 65
    Cuerpo (espalda), 80, 205, 273
    Después de una de fiesta, 47-48
    Embarazo y, 89, 102
    Estrés y, 157, 158
    Las causas del, 63, 86, 157, 158, 178, 180, 226
    Mascarillas faciales y, 68
    Maquillaje y, 65-66
    Mitos sobre, 86, 87
    Régimen para eliminar imperfecciones y, 64
    Tratamientos para el, 48, 64, 65, 66, 74, 102, 109, 158, 179, 242, 277. *Vea* Puntos Negros
    Viaje por avión y, 188
Acondicionadores, 57, 72, 74, 75, 190, 204, 240, 257
    Acné y, 66
    Aplicaciones especiales de, 120, 139, 142, 150-51, 203
    Otros usos para, 80, 194, 206
    Para hombres, 230
    Sustituto para, 194
Adolescentes y preadolescentes, 62-87
    Acné en, 63-67
    Cabello y, 72-78
    Cara y, 67-71
    Cuerpo y, 79-83
    Menstruación y, 63, 84-85
Aerosol para el cabello, 54, 56, 74, 140, 164
Agua:
    Agua dura, capa viscosa del jabón y, 79

Rociándose con, 92, 93, 144, 174, 190
Tomando, 47, 90, 92, 133, 175, 190, 198
Viajes por avión y, 190
Agua de rosas, 49, 173, 198, 271
Aguacate, 212, 254
Agujeros, 83
Ahorrando en productos de belleza, 240
    Gratuitos y, 31, 248-49
Ajo, 66, 84
Alacena de belleza, 11-4
    Natural, 250-78
Alcohol, 71, 175, 189
Alga marina, 175, 206, 273-74
Algas, 273-74
Alisado del cabello, 103
Alístese en cinco minutos si se quedó dormida, 175
Áloe Vera, 49, 80, 133, 137, 171, 176, 253
Alumbre, 11, 67, 225
Amamantando, 97
Ampollas, 133, 210-11
Angioma senil (Cherry Hemangioma), 94
Ansiedad, 71, 169; *Vea también* Estrés
Antibióticos, 177-78
    Tópicos, 48, 66, 158
Anticonceptivos orales, 178, 179
Antidepresivos, 178
Antihistamínicos, 178-79, 183
Antiinflamatorios, 49, 92, 110, 133
Antioxidantes, 193
Arándanos congelados, 13
Arcos adoloridos, 208
Aromaterapia, 102, 123-24, 159-60, 166-67
Arreglos de la mañana hasta la noche, 27, 173
Arroz, 163, 270
Arrugas, 89, 115, 130, 175

Tratamientos para, 107, 109, 179.
*Vea también* Líneas
Aumentando de peso, 180
Autobronceadores, 103, 134-35
Avena:
    Emplastos, 144
    Exfoliantes, 53
    Remojos, 144, 163, 180, 182, 219, 273
Azúcar, 12, 48, 93, 122, 166, 219

# B

Bag Balm, 207
Balliage, 111
Bálsamo para los labios, 10, 143-44, 173, 190, 202, 203
    Otros usos para, 74, 159, 237
Banda elástica, piel irritada y, 206
Baño caliente y frío, 156
Baños de lodo, 103, 163
Baños relajantes de hierbas, 167
Baños y remojos para el cuerpo:
    Alga marina, 274
    Aromaterapia, 159-60, 167
    Cepillarse el cuerpo antes de los, 9, 157
    Embarazo y los, 103
    Hidratarse después de los, 144
    Para el acné en el cuerpo, 273
    Para eliminar el estrés, 159-60, 162-63, 167
    Para la comezón en la piel, 144, 219
    Para la quemadura de sol, 133
    Para los músculos adoloridos, 209
    Para relajarse después de la sesión de ejercicios, 207
Barras de brillo, 173
Barras de energía, 173
Base, 6, 59, 91, 128, 161, 194, 233, 241
    Aplicando, 18, 19-20, 25, 41, 42, 43

Envejeciendo y, 107, 110, 111, 121
Escamas alrededor de la nariz, 237
Mezclando, 30, 32, 153, 237, 238
Para el verano, 128
Tinte anaranjado y, 246
Bebés, «belleza» el cuidado de los, 214-16
Beta caroteno, 193
Bicarbonato de soda, 11, 53, 145, 207, 236
Bigote de pelusa, 69
Depilación del labio superior y, 47, 137
Bioflavinoides, 193
Blanqueándose los dientes, 115
Bolas de algodón, 172
Bolsas de hielo, comidas congeladas como, 13
Bolsas de maquillaje, 14
Botánicos, 250-78
Aromas de, 270
Botellas con atomizador, 190
Botellas, hasta la última gota, 247
Botox, 102, 112-3
Brillo de labios, 10, 43, 55, 71, 128
Aplicando, 17, 18, 20, 39, 42, 107
Dorado, 242
Para las niñas, 221
Brochas:
Cabello, 75
Maquillaje, 9, 26
Bajando el tono del maquillaje con, 41
Para el cuerpo, 9
Para los labios, 9, 26
Bronceado, 87, 106, 132
Bronceadores, 90, 129, 132, 143
Brotes después de una noche de fiesta, 47-48
Brotes y granos en las nalgas, 80
Budismo, 160
Bultos pequeños de piel, 93

Cabello, 54-60, 86
Aerosol de manzanilla para las rubias, 256
Alisando, 78
Alrededor del nacimiento del cabello, 55
Aplicándole productos al, 76-78
Blanqueando el cabello blanco, 120
Cabello encrespado, 58, 75, 101, 140, 192, 195
Cabello estático, 74, 75, 101
Cabello fino, 72
Cabellos sueltos, 74, 139-40
Caras rápidas y, 17, 18, 21, 26
Cepillos para, 75
Cocoa para la morena, 238
Cortes o peinados, 55, 87, 118, 241
Cuidado del cabello durante el invierno, 142, 143, 149-51. *Vea también* Acondicionadores; Cuero cabelludo; Champú.
Cuidado del cabello durante el verano, 129, 138-42
Dándole brillo al, 54-55, 164, 195, 236, 245
Dándole volumen al, 60, 75
Depilación, 80-81, 84
Durante la adolescencia, 72-78
Efectos secundarios de los medicamentos y, 178-79, 181-82
Elásticos para, 7
Embarazo y, 89, 100-01
Enredado, 56, 74, 139, 195, 217
Envejeciendo y, 106, 111, 118-20
Equipo para el gimnasio y, 204
Exponiéndolo al sol y, 87, 139, 141

# ÍNDICE

Extensiones y entretejidos para el, 182
Fino y delgado, 226
Flequillos y, 58, 78
Con forma de sombrero, 151
Teñido, 57, 77, 78, 238, 241
Grasoso, 180
Gris, 54, 118-9, 120
Grueso, 57, 76, 236
Hediondo, 73-74
Horquetillas y, 58, 75
Humedad y, 58-60, 139-40, 192
Iluminando, 55, 56, 101, 118-9, 238, 243-44
Imagen puntiaguda para, 229
Levantando el, 21, 141
Ondas sueltas en el, 60
Pegajoso, 217
Peinados que adelgazan, 32
Pelos encarnados, 137, 226, 227
Pérdida de, 180, 182
Perfumando, 53
Permanentes y, 78, 103, 119
Productos para hombres, 228
Quebradizo, 150-51, 254
Quitándose el aceite del, 54, 72-73, 243
Removiendo, 80-81, 84; *Vea también* Rasurándose
Rulos en el, 54, 56, 76, 141, 245
Secándose el cabello. *Vea* Secadores de pelo.
Seco, 101, 140, 150, 179, 230
Sobrecarga de productos y, 55, 56, 78
Suavizante de mantequilla de shea para, 276
Tónico de romero para, 272
Champú y, 77, 129, 138
El cloro y, 139, 202
El embarazo y, 101

Exponiéndolo al sol, 139
Método de balliage, 111
Quitando las manchas de, 195
Sustituto de azúcar Sweet 'n Low y, 238
Café, 257-58
Cafeína, 117, 189
Calambres:
En el costado, 208
Menstruales, 85
Sesiones de ejercicios y, 205, 208
Calcio, 14, 85, 160
Caléndula, 92, 94, 178
Callosidades, 211, 228
Calmando su piel, 112
Calmándose usted misma, 157, 160
Cambios del estado de ánimo, 123-24
Caminatas, 205
Canas, 54, 118-9, 120
Cáncer, 182, 184
Efectos secundarios de los tratamientos para el, 180-84
Piel, 130
Cara:
ancha, 29
cuadrada, 29
De 5 minutos, 19-21
De 15 minutos, 23-26
De 30-segundos, 17
Estrecha, 28
Llena, 28
Caras rápidas, 15-27
Arreglos de la mañana hasta la noche, 27, 173
La cara de 30 segundos, 17
La cara de 2 minutos, 18
La cara de 5 minutos, 19-21, 175
La cara de 15 minutos, 23-26, 173
Caspa, 73, 153, 225, 237
Cejas, 28, 35-37

Alborotadas, 35, 42, 69, 191, 226
Débiles, 36-37
Depilación con cera o con pinzas, 24, 28, 37, 46, 71, 84, 112
Escamosas, 46
Escasas o pálidas, 35
grises, 120
Celidonia (Jewelweed), 222, 263
Celulitis, 122
Cepillando el cuerpo en seco, 157
Cepillarse:
  El cuerpo, 9, 157
  El cuero cabelludo, 150
Cepillos de diente, 11-12, 173, 204
Cepillos pequeños de rimel llamados spoolies, 7
Champú, 57, 72, 73, 75, 194, 204, 215, 240
  Cabello seco y, 150, 230
  Cabello teñido y, 77, 129, 138
  Clarificante, 57, 78
  En el invierno, 143
  En el verano, 127, 129
  Enjuagando, 58
  Mitos acerca de, 86, 87
  Piel sensitiva y, 70
Chancletas para el gimnasio, 204
Chicle de menta, 173
Cicatrices, 181, 209
Ciclismo, 201
Cidra de manzana, 149
Cirugía, cuidado personal después, 124, 164
Cítrico, 134, 163, 211, 265
Clima frío, 142-51. *Vea también* Invierno.
Climas tropicales, 192
Cloro y el tinte para el cabello, 139, 202
Clóset de belleza, 3
Cocoa, 238
Codos escamosos, 100, 122, 148, 149

Colágeno, 105
Colas de caballo, 86
Colorete, 90, 173
  Aplicándose, 17, 18, 20, 26, 42, 46-47, 108
  Bajándole el tono, 41, 237
  Barras, 7
  Brochas para, 9
  Envejecimiento y, 106, 108, 111, 113, 117
  La forma de la cara y, 28, 29
  Mezclando, 237, 247
  Para el verano, 128
  Para el invierno, 142-43.
  Polvo contra la crema o el gel, 33, 59, 91, 106
  Pómulos y, 30
  Sustitutos para, 71, 194-95. *Vea también* Gel para las mejillas
Comezón en la piel:
  Aliviando, 93, 163, 183, 218, 219, 222, 263
  Efectos secundarios de los medicamentos y, 182-83
  Embarazo y, 92-93
  En el cuero cabelludo, 149-50
  En los muslos, 200-01
  Picadas de insectos y, 218, 219
Comezón en los muslos, 200-01
Comiendo antes de hacer ejercicios, 199
Consejos para tener energía, 156, 157, 199
Contaminación, 193
Contaminación del aire, por dentro, 170
Cool Whip, 195
Correctores, 10, 173, 236
  Aplicándoselos, 17, 18, 19, 25, 42
  Envejeciendo y, 108, 111, 112, 116, 117

Para el enrojecimiento, 110, 134, 191, 202
Para el verano, 127
Para las espinillas, 48, 65
Para las ojeras, 45, 70, 112, 116
Para marcas, moretones, o cicatrices, 209
Sofocos de calor y, 112
Tono de, 50, 236
Corriendo, 208
Cortadas, 11, 67, 219-22
   cubriendo, 209
   al rasurarse, 225
   con papel, 219-22
Cortisona, 47, 164
Cosas gratuitas, 31, 248-49
Crayones para los labios, 44, 106, 107, 109
Crema:
   de Vitamina K, 113, 116, 124, 180, 209
   para las manos, 79, 142, 147, 148, 159, 173
   para los ojos, 6, 45, 107, 241, 261
   para rasurarse, 80
   afirmantes, 114
   antioxidantes, 133, 175, 193
Crisco, 195
Cuarto de vapor, tratamiento para el cabello en, 203
Cuello:
   Envejeciendo y, 123
   Tensión en, 156
Cuero cabelludo:
   Aceite de camelia para, 255
   Brotes en el, 78
   Cabello teñido y, 238
   Comezón, 149-50
   Escamas en, 153, 225, 237
   Masajeando, 73, 119, 156, 168

   Seborrea y, 215-6
   Seco, 149, 255
Cuidado de la belleza de los niños, 216-22
   Vinculación emocional y, 220-21
   Recién nacidos y, 214-6
Cuidando sus talones, 122, 136, 210
Cutículas:
   Hidratándolas, 79, 159, 173, 267
   Quitando el esmalte de, 244

# D

Dedo del pie de la corredora, 208
Delineador de ojos, 172, 237
   Aplicando, 20, 25, 27, 35, 44, 45
   Envejeciendo y, 106, 111, 112, 117
   Manchones y, 44. *Vea también*
   Lápices para los ojos.
Depilación con cera, 47, 80, 83, 84, 137
   Cejas, 37, 112
   Cuidado de la piel después de, 199
   Exponiéndose al sol después de, 136, 193
   Labios, 47, 137
   Línea del bikini, 136-37
   Piernas, 53
Depilatorios, 80, 84, 102
Deportes. *Vea* Ejercicios
Dermabrasión, 122
Dermatitis de Berloque, 134
Desmaquillador:
   Para el maquillaje de ojos, 194, 215
   Sustitutos para, 194, 195
Desodorante, 11, 67, 80, 82, 204
Dientes, 39, 115
Difusores, 195
Digitopuntura y puntos de presión, 156, 161

Dolores de cabeza, 124, 160, 168
Duchas:
    Cepillándose el cuerpo antes de, 9, 157
    De agua fría y caliente, 156
    Después de hacer ejercicios, 201, 205
    Embarazo y, 103
    Hidratándose después de, 144
Durmiendo, 56, 90, 171, 176

# E

Eczema, 165, 222
Ejercicios, 85, 196-12
    Beneficios de, 196-12
    Ejercicio de resistencia, 121
    Equipo de gimnasia y, 204
    Pausas de diez minutos para, 170
Ejercicios de bicicleta, 201
Elásticos para el cabello, 7
Elastina, 105
Embarazo y posparto, 88-103
    Asuntos de seguridad y, 102-03
    Cara y, 89-91
    Cuerpo y, 92-100
    Estrías y, 94, 95-96, 180
    Yoga y, 98-99
Empacando las bolsas, 187-88
    para ahorrar tiempo, 233
Empasto, jewelweed (Celidonia), 263
Enebrina, 167
Enjuague bucal, 173
Enrojecimiento y poniéndose colorada, 109, 180, 182
    Aliviando, 71, 110
    Cubriendo, 110, 111, 134, 191, 202
    Piel sensitiva y, 67-69
    Raspada por la barba y, 47
    Rosácea y, 131, 165

Envejecimiento, 104-24, 130
    Cabello y el, 106, 111, 118-20
    Cuerpo y el, 121-24
    Maquillaje y el, 106-17
    Piel y el, 105-09, 269
Envolturas corporales, 103
Época victoriana, 29
Escarcha, 221
Esmalte de uñas, 106, 137, 240, 244
    Embarazo y, 100, 103
    Mezclando, 236, 242, 246
    Para que se sequen rápido, 51, 138
    Reparando las manchas en, 51-52
Espalda superior, tensión en la, 170
Espinillas. *Vea* Acné; Puntos negros
Esponjas para el maquillaje, 7, 111
Espuma para el cabello, 226
Esquiando, 149, 203, 206, 207
Esteroides, 180, 183
Estimulando la circulación, 47, 147, 150, 152, 156, 157, 159, 163
Estrés, 137, 154-76, 178
    Consejos del spa para, 166-67
    En la oficina, 169-74
    Espinillas y, 157, 158
    Malos hábitos y, 174- 76
    Remojos para el cuerpo y, 159-60, 162-63, 167
    Vida diaria y, 156-65
Estrías, 94, 95-96, 180
Estrógeno, 88, 91, 104, 179
Eucalipto, 163, 210, 211, 258-59
Exfoliación, 5, 13
    Del cuerpo, 9, 53, 122, 127, 147, 148
    De la cara, 47, 113, 127, 142, 152
    De los labios, 143
    De los pies, 212
    Para hombres, 226

Exfoliantes:
　Para el cuerpo, 12, 53, 122, 166, 258, 275
　Para hombres, 226
Exponerse al sol:
　Acné y, 87
　Cuidado de la piel después de, 136
　Sensibilidad al, 178, 183, 193
　Teñirse el cabello y, 139
Extracto de regaliz, 49, 121, 132, 180
Extracto de uvas, 260-61

# F

Facial de fresas, 47
Faciales, 47, 152, 167, 269
　Para hombres, 227
　Irritación de la piel después de, 49
Fechas de vencimiento, 242
Flequillos, 58, 78
Flotantes, 171
Forma de la cara, 28-29
Fragancias, 53, 136
　Aromaterapia y, 123-24, 159-60, 166
　El estrés y, 157
　Piel sensitiva y, 67-69, 234
　Sesiones de ejercicios y, 200
　Viajes y, 188, 191
Frenillos, 69
Frente alta, 30
Fumando, 175
Fundas, 33, 90, 151

# G

Gafas protectoras para nadar, 202
Gastando en productos de belleza, 241
Gel:
　para los pómulos, 7, 10, 91, 111, 142-43
　para el baño, 79, 204
　para el cabello, 74, 194, 225, 242
　para las cejas, 36, 69
Gimnasio. *Vea* Ejercicio
Glicerina, 146
Golf, protector solar y, 209
Gotas de sudor durante la sesión de ejercicios, 201
Gotas para los ojos, 171, 173, 190
Granos, 218
　Bultos pequeños de piel, 93
　Detrás de los brazos y de las piernas, 146-47
　En las nalgas, 80
　En los bebés recién nacidos (milia), 215
Granos en el área del bikini, 136, 137
Grasa (Cuerpo), 121
Guantes depilatorios, 80
Guisantes congelados, 13

# H

Haciendo que los productos de belleza duren más, 243-45
Harina de maíz, 53
Henna, 77, 101
Herpes de la boca, 73, 137, 228
Hidratantes, 6, 30, 173, 190, 203, 204, 244
　Aplicando, 17, 18, 19, 107, 144, 152, 237
　Con olores, 136
　Con tinte, 32, 128, 143, 153, 161, 233, 238.
　Crema para las manos, 79, 142, 147, 148, 159, 173
　Embarazo y, 92, 103

En clima caliente, 127, 128, 138
En clima frío, 142-44, 152-53
Iluminadores, 30
Llevándolos en la cartera, 5
Otros usos para, 41, 74, 139-40, 194, 195
Para el pecho, 122-23
Para las cutículas, 79, 159, 173, 267
Para los pies, 129-32, 210, 211
Para manos agrietadas, 207 *Vea también* Loción para el cuerpo
Hiedra venenosa o el Zumaque venenoso, 222
Hijos. *Vea* Niños
Hinchazón, 164, 175, 179
　Alrededor de los ojos, 111, 117, 164, 176, 262
　Abdominal, 84, 85, 96
Hiperpigmentación, 65, 89, 94, 109, 121-22, 132, 178, 183
Hipos, 217
Hombres, cuidado de la «belleza» para, 223-30
Hombros:
　Descotados, en el invierno, 145
　Encorvados, 161
　Líneas del bronceado, 132
Hongos en las uñas, 211
Horquetillas, 58, 75
Humedad, 58-60, 139-40, 192
Humo del cigarrillo, 175

# I

Iluminación:
　En el cabello, 55, 56, 101, 118-19, 238, 243-44
　En la piel, 237, 238
Iluminadores, 30, 238

Infecciones de levadura, 145-46, 177
Insolación, 133
Invierno, 142-51, 152
　Consejos para el maquillaje, 142-43, 150
　Cuidado de la piel durante, 144-45, 146, 148-49
　Cuidado de los labios en el, 143-45
　Cuidado del cabello y el cuero Cabelludo durante, 142, 143, 149-51
　Manos y uñas en el, 147-48

# J

Jabón, 79, 182. *Vea también* Limpiadores
Jabón de glicerina, 182
Jardín, el cuidado de las manos y, 138, 203
Jengibre, 84, 147, 163, 166, 201, 259-60

# K

Karoshi, 170
Kinetina, 123

# L

Labios, 38-39
　Delgados, 38, 109
　Envejeciendo y, 107-09
　Grietas en, 145-46
　Haciéndolos más gruesos, 38, 108, 260
　Hidratando, 202
　Irritados, 70
　Líneas alrededor, 108
　Pálidos, embarazo y, 90
　Partidos, 143
　Protector solar para, 202
　Secos, 49
Laminaria digitata, 175

Lápices, 240
　Cejas, 37
　Correctores, 108
　De Kohl, 25
　De labios, 20, 26, 38, 39, 43, 44, 106
　Derretidos, 245-46
　Lentes de contacto y, 172
　Para los ojos, 20, 25, 35, 45, 46, 112. *Vea también* Delineador de ojos
　Sacándoles punta, 247
Lápiz labial, 146, 241
　Aplicando, 26, 38, 39, 42, 43, 48, 107, 108, 109, 129
　Envejeciendo y, 106, 107, 108, 109, 111, 115, 117
　Escogiendo un tono, 38, 39, 59, 115
　Mezclando, 235, 245-46
　Que dura más, 43
　Sustituto para, 195
Lavanda, 13, 49, 123, 133, 163, 166, 167, 176, 180, 190, 207, 209, 222, 264
Lavándose la cara, 86. *Vea también* limpiadores
Leche de magnesia, 65, 222
Lentes de contacto, 172
Lima, 134, 149, 212
Limón, 134, 212, 265
Limpiadores, 5, 92, 142
Líneas, 89, 109, 112, 115
　Borrando, 29-30, 107, 108. *Vea también* Arrugas
　de expresión, 107
　de la sonrisa, 108
　del bikini, 82-83
　Depilación, 14, 136-37
　del bronceado, cubriéndolas, 132
Lista de ingredientes en las etiquetas, 239
Lista de los errores del maquillaje, 42

Lo básico para la belleza, 4-9
Lociones con trasfondos rosados, 32
Loción para el cuerpo, 121, 122
　Aromaterapia y, 123-24
　Sustituto para, 194. *Vea también* Hidratantes
Luces fluorescentes, 170, 173

# m

Magnesio, 160
Maicena, 73, 145, 182-83
Maíz, 211
Mal aliento, 70, 225
Malos hábitos, 174-76
Manchas oscuras. *Vea* Hiperpigmentación
Manicuras, 147, 183, 243, 244
　Embarazo y, 100, 103
Manos:
　Ásperas, 228-29
　Calentando, 147.
　Limpieza (hombres), 226, 229
　Protector solar en, 123, 131
　Resecas y agrietadas, 148, 207, 228
　Trabajando en el jardín y, 203
　*Vea también* Cutículas; Uñas; Palmas de las manos
Mantequilla shea, 133, 149, 179, 202, 275-76
Manzanas, 68, 70
Manzanilla, 14, 49, 80, 85, 92, 175, 176, 180, 255-56
Maquillaje. *Vea* Caras rápidas
　derretido, 245-46
　emborronado, 41
　mineral, 110, 114, 128, 164
　para las novias, 59
　para los ojos, 33-37

Bajándole el tono, 41
Cirugía y, 114
Compartiendo, 73
Embarazo y, 90, 91
Envejeciendo y, 106, 107, 110, 111-12
Lentes de contacto y, 172
Ojos sensitivos y, 110
Quitando, 44, 50, 110, 113, 194, 215
Sesiones de ejercicios y, 200
Viaje por avión y, 189-91
*Vea también* Rimel
Maquillaje que refleje luz, 25, 29
Marcas de rimel en los lentes, 174
Masa de los huesos, 121
Masaje, 157
    Celulitis y, 122
    De las orejas, 161
    Del cuero cabelludo, 73, 119, 156, 168
    Embarazo y, 103
Máscara del embarazo (Melasma), 91
Mascarillas:
    Algas marinas, adelgazando las piernas con, 206.
    afirmantes, 24, 253, 276
    de arcilla, 14, 24, 84-85, 178, 180
    de sandía, 68
    faciales, 24, 191, 244, 263, 270
    facial de tomate, 68
    limpiadora, 265
    Afirmantes, 24, 253, 276
    Arcilla, 14, 25, 84-85, 178, 180
    Envejeciendo y, 122, 269
    Hechas en casa, 68
    Hidratantes, 24, 244, 263
    Para eliminar las espinillas, 68
    Para la piel grasosa, 265
Medicamentos y los efectos secundarios que tienen en cuanto a la belleza, 154, 177-84

    para la esquizofrenia, 180
    para prevenir la epilepsia, 180
Medicinas para el resfriado, 178-79
Mejillas:
    Tintes tanto para los labios como para las, 233-34. *Vea también* Colorete.
Melasma, 91
Menopausia, 104-05
    Cambios del estado de ánimo y, 123-24.
    Sofocos de calor y, 104, 110, 112, 113, 115
    *Vea también* envejeciendo
Menstruación, 63, 84-85
Menta, 68, 73, 96, 113, 123, 147, 163, 175, 176, 199, 211, 266
Mente de mono, 160
Mente divagante, 171
Mezclando las marcas, 86-87
Mezclando productos de belleza, 235-38
Miel, 12, 49, 65, 68, 122, 162, 262-63
Migrañas, 160
Milia, 215
Mitos de belleza, 86-87
Morenas:
    Tratamiento de cocoa para el cabello de las, 238
    Sombra de ojos para las, 25
Moretones:
    Aliviando, 112-13, 124, 209, 217-18
    Cubriendo, 209
    Dedos de la corredora, 208
Mostradores de belleza, ayuda de expertos, 31
Motas para empolvarse, 33
Músculos, 121
    Adoloridos, 163, 201, 209

# N

Naranjas (fruta), 160, 162
Naranjas sanguinas, 212
«Natural», el uso del término, 252
Náuseas al viajar en auto, 219
Navajas para rasurarse, 80-81
Niacina, 108
Nariz:
    En el clima frío, 144-45
    Quemadura del sol, 134
Natación, 139, 202-03

# O

Odontología cosmética, 115
Oficina:
    Productos de belleza para tener en, 173
    Riesgos de la profesión en, 170
    Estrés en, 169-74
Oído de nadador, 203
Ojos:
    Ojeras, 45, 70, 112, 116
    Hinchazón alrededor, 111, 117, 164, 176, 262
    Enrojecimiento alrededor, 116, 176, 202
    El par y la forma de, 33-35
    Tratamiento para aliviar, 164
    Protector solar alrededor de, 132
    Gafas protectoras al nadar y, 202
    Trabajando en la computadora y, 170-71
Olor a sudor, 82
    Desodorante y, 11, 67, 80, 82, 204
Omega-3 (aceite de pescado), 147
Orejas:
    Oídos de nadador y, 203
    Pelos en, 230
    Puntos de digitopuntura en, 161
Otoño, 152-53

# P

Palidez, 46-47, 90
Palmas de las manos:
    Rojas, con comezón, durante el embarazo, 94
    Sudorosas, 161
Papada, 29
Papaya, 84, 269
Papeles de arroz, 8
Papeles secantes, 8, 128-29, 173
Para refrescar el aliento, 190
Párpados hinchados, 70
Pasta dental, 68, 173, 204, 219
Patinando, 206
Pecas, 69, 93
Pecho de crespón, 122-23
Pedicuras, 103, 127, 212, 228, 243
Peeling químico, 112, 137, 158
Peinados puntiagudos, 229
Pelo debajo del brazo, 79
Pelos encarnados, 137, 226, 227
Pelos en la nariz, 230
Pelucas, 182
Pepino, 176
Péptidos, 107
Pérdida de cabello, 78, 101, 119, 178, 180, 226
    Quimioterapia y, 181-82
Perfume, 53. *Vea también* Fragancias
Periodos, 84-85
Permanentes, 78, 103, 119
Peróxido de benzoilo, 74
Pestañas:
    Delicadas, 37

Escasas, 110.
Extensiones para, 150
Falsas, 48-49
Ligeras, 35
Rizándolas, 8, 18, 21, 35, 70, 90, 233
*Vea también* Rimel
Petigrain, 167
Pezon de la corredora, 208
Pezones adoloridos, 97, 208
Picadas, 218-19
  De abeja, 218
  De avispón, 218
  De mosquito, 219
Pie de atleta, 199, 204, 207
Piel:
  Amarillenta, 111
  Ceniza, 48, 146
  Comezón. *Vea* comezón en la piel
  Contaminación y, 193
  Cuidado de la piel durante el invierno, 142, 144, 146-9
  Efectos secundarios de medicamentos y, 177-79, 181, 183-84
  Embarazo y, 89-90, 92-96
  Envejeciendo y, 105-09, 269
  Escamosa, 100, 122, 148-49, 152
  Estrés y, 161
  Floja, 109, 114, 130
  Fumando y, 175
  Iluminación en, 237, 238
  Irritaciones al rasurarse y, 229
  Irritada, 206
  Manchas oscuras en. *Vea* Hiperpigmentación
  Productos para hombres, 225
  Resplandeciente, tratamiento con lima para, 149
  Sarpullidos
  Seca. *Vea* Piel Reseca
  Sensitiva, 67-69, 70, 92, 234
  Sesiones de ejercicios y, 198, 205
  Tono del color, 19
  Tratamientos para aliviar, 162, 198, 260. *Vea también* Baños y remojos para el cuerpo
  Viajes por avión y, 188-92
  *Vea también* Poros
Piel grasosa:
  Papeles secantes para, 8, 128-29, 173
  Maquillaje para, 128, 129
  Tratamientos para, 162, 265
Piel reseca:
  Base escamándose y, 237
  Causas de, 174, 177, 178, 183
  Cuidado de la piel durante el invierno y, 142, 144, 148-49
  Eczema y, 165, 222
  Embarazo y, 89
  En el bebé, 215
  En las rodillas y en los codos, 100, 122, 148, 149
  En los hombres, 229
  Prueba para, 152
  Tratamientos para, 45-46, 53, 148-49, 152, 162, 179
Piel rojiza en el invierno, 146,
Piernas:
  Calambres en ellas durante las sesiones de ejercicios, 205
  Depilación, 87, 194, 244
  Depilación con cera, 53.
  Embarazo y, 93, 96
  Entumecidas, 172
  Inhibidores del crecimiento del vello para, 81
  Para hacer que se vean más delgadas, 206 *Vea también* Pies; Rodillas.
Pies:
  Adoloridos, 172, 208

# ÍNDICE

Ampollas en, 210-11
Asperezas en, 167
Calentado, 206
Callos en, 211
Callosidades en, 211, 228
Cuidados del talón y, 122, 136, 210
Embarazo y, 96
Enfermedades de las corredoras y, 208
Escamosos, 129-32
Exfoliando, 212
Hidratantes para, 210, 211
Masajeando, 208
Pedicuras y, 103, 127, 212, 228, 243
Pie de atleta y, 199, 204, 207
Remojos para, 135, 145, 167, 210, 211, 259, 266
Sudorosos, 135, 145
Tratamiento natural para, 135
Zapatillas para ejercicios y, 200. *Vea también* Uñas de los pies

Píldoras anticonceptivas, 178, 179
Pinzas, 46, 71
   Cara de 2 minutos
Piojos, 217
Pliegues de las almohadas, 176
Polvo bronceador, 17, 47, 73, 128, 129, 132
   Brillo en el cabello con, 164, 245
Polvo de arrurruz, 145
Polvo para las cejas, 36
Polvos, 90, 173, 241
   Aplicando, 20, 26, 27, 41, 47, 111
   Brochas para, 9
   Bronceando, 17, 47, 73, 128, 129, 132, 164, 245
   Cejas, 36
   Envejeciendo y, 106, 107, 111
   Para el tiempo lluvioso, 193
   Para el verano, 128
Pómulos, 30

Poniéndose roja. *Vea* Enrojecimiento y poniéndose colorada
Poros:
   Abiertos, antes de la sesión de ejercicios, 198
   Reduciendo el tamaño de, 65, 84-85, 87, 278
   Tupidos, 63, 87, 152, 188, 226
Postura, 83, 161
Preservativos, natural, 252
Primavera, 152-53
Producto de uso múltiple, 233-34
Productos:
   Mezclas, 235
   Lista de ingredientes en las etiquetas, 239
   De uso múltiple, 18, 233-34
   Para ahorrar tiempo, 233-34
   que brillan, 27, 30, 45, 54, 113, 124, 145
Productos de belleza, 232-49
   en oferta, 115
Productos en miniatura para viajar, 187
Productos matificadores, 8, 128, 173
   que brillan, 27, 30, 45, 54, 113, 124, 145
Protector solar, 6, 87, 106, 127, 130-31, 132, 134, 153, 178, 204, 240
   Almohadillas, jugando al golf y, 209
   Alrededor de los ojos, 132
   Para los labios, 202
   Para niños, 216
   Pecas y, 69, 93
   Piel sensitiva y, 131, 234
Pruritos, 182
Pruebas de alergia, 234
Psoriasis, 178
Pubertad, 62-87. *Vea también* Adolescentes y preadolescentes

## 292 BELLEZA AL MINUTO

Puntos negros, 64-65, 158, 188, 230, 256. *Vea también* Acné
Puntos rojos, embarazo y, 94

# Q, r

Q-tips (Palillos de algodón), 8, 41, 172
Quemadura del sol, 133, 134
Quemaduras leves, 222
Quimioterapia, 180-84
Radiadores, 174
Raspada por la barba, 47
Rasurándose, 80
    Hombres, 224-25, 229
    Irritaciones de la piel y, 80, 229
    Piernas, 87, 194, 244
    Terapia de radiación y, 184
Recién nacidos, el cuidado de la «belleza» de, 214-16
Reflexología, 102-03
Remedios naturales, 250-77
Remojo de Nestea, 133
Remojos:
    Para las palmas de las manos sudorosas, 161-64.
    Para los pies, 135, 145, 167, 210, 211, 259, 266
    *Vea también* Baños y remojos para el cuerpo
Removiendo manchas de maquillaje, 53
Repelentes de insectos, 218
Resacas, 175
Respirando:
    Alternando orificios nasales, 160
    Ansiedad y, 71, 169
    el humo de las personas que están fumando, 175
Retinoides, 64, 102, 137, 158
Rimel, 10, 37, 106, 188, 240
    Aglutinado, 43
    Aplicando, 22, 34, 35, 42, 44, 150, 176, 191
    A prueba de agua, 59, 128, 194
    Color de, 26, 50
    Corriendo, 50
    Cubriendo las raíces canosas de, 54, 118-19
    Desmaquillando, 44, 176, 194
    Extendedores de pestañas y, 150
    Manchas y, 44, 110
    Marcas en los lentes de, 174
Rizando las pestañas y, 8, 18, 90, 233
Rodillas:
    Caídas, 121
    Escamosas, 100, 122, 148, 149
Romero, 72, 102, 147, 163, 166, 211, 272
Ropa:
    Comezón en la piel y, 183, 200-01
    Cómo empacar para que no se arrugue la, 191
    Lavando a mano, 194
    Para hacer ejercicios, 198-99, 200-01, 205, 208
Ropa interior, lavándola a mano, 194
Rosa, 166, 167, 271
Rosácea, 131, 165
Rubias:
    Aerosol de manzanilla para, 256
    Las cejas de, 36
    Piscinas con cloro y, 202
Rulos, 56
    Permanentes y, 78, 103, 119
    Rejuveneciendo, 54, 76, 141, 245

# S

Sake, que las manchas causadas por el sol desaparezcan, 132

Sal de Epsom, 163, 207, 209, 210
Sales de baño, 13, 162, 163, 210, 264
Sales de mar, 163, 209
    Del Mar Muerto, 209
Salvia, 272-73
Sandía para la comezón, 222
Sarpullidos:
    Calor irritable, 217
    Embarazo y, 94
    Pañal, 215
    Rasuradora, 224
Sarpullido con comezón, 217
Saunas, 167, 203
Seborrea, 215
Secadores de pelo, 9, 76, 96, 143, 149, 195, 240, 245
    Difusores para, 195
    En el verano, 141-42
Secadores iónicos, 142
Semillas de lino, 178-79
Senos, durante los años de la adolescencia, 79
Silicona, 236
Síndrome premenstrual, 85
Sofocos de calor, 104, 110, 112, 113, 115
Sombras para los ojos, 241
    Aplicando, 9, 20, 25, 27, 32-33, 45, 91, 111, 191
    Envejeciendo y, 107, 111, 116, 124
    Escogiendo el color de, 20, 23, 25, 37
    Lentes de contacto y, 172
    Mezclándolas, 236, 245-46
    Otros usos para, 35, 36, 46, 48, 54, 161, 164, 237
    Para las morenas, 25
Sonrojo, 71
Sostenes deportivos, 200
Soya, 81, 102, 121, 163, 276

Spa:
    Consejos para eliminar el estrés de, 166-68
    Exponiéndose al sol en, 193
    Para hombres, 224, 227
Suavizador de tela, 73-74

# T

Talco, 183
Tatuajes, 81-82, 103
Té (bolsas), 13-4, 49, 70, 133, 193, 219, 261-62
    Aerosol para la piel, 198
    Enjuague para el cabello, 195
    Mal aliento y, 225
    Quemadura del sol, 133
    Remojo para las palmas sudorosas, 161-64
    Rosácea y, 165
Té de Frambuesa, 176
Té verde, 49, 165, 193, 261-62
Teléfono, brotes y, 33
Tensión en la cabeza, 156
Terapia de radiación, 180-81, 182-84
Terapia para reemplazar las hormonas, 179
Tiempo lluvioso, 193
Tinte anaranjado, maquillaje y, 246
Tintes para los labios, 18, 128, 173, 233-34. *Vea también* Brillo de Labios; Lápiz labial.
Tiras blanqueadoras, 138
Tiras para depilarse, 14
Toallas húmedas, 204
    Para bebé, 12-3, 51, 195, 201
    Para las manos, 8, 190
Tonos amarillentos de la piel, 32

Toronja como exfoliante, 212
Toxinas en la oficina, 170
Trabajando en la computadora, 170-71
Tratamiento para después del sol, 136
Tratamientos de leche, 68, 147, 162
Tratamientos de rayos láser, 112, 122, 137, 175
Tratamientos de vapor:
  Para los puntos negros, 256
  Para los dolores de cabeza, 124
Tubos, hasta lo último, 247

## U, V

Ungüentos y geles de árnica, 218
Uñas, 51-52, 142
  El cuidado durante el invierno, 147
  Embarazo y, 97
  Manchadas o decoloradas, 52, 138
  Manicuras y, 100, 103, 147, 183, 243, 244
  Mordiéndoselas, 79, 159
  Pálidas, 183
  Partidas o quebradas, 51, 52
Uñas de los pies:
  Encarnadas, 210
  Esmalte con marcas en, 51
  Evitando los hongos en, 211
  Pedicuras y, 103, 127, 212, 228, 243
Varicela, 219
Varitas de rimel con costras, 246
Vaselina, 36, 51, 80, 246
  Usos para el clima frío, 143, 145, 146
Vasos sanguíneos rotos, 10, 90
Velas aromáticas, 123, 166, 188
Venas de araña, 121, 124
Venas varicosas, 95
Verano, 127-42, 153
  Línea del bikini y, 136-37
  Cuidado del pie en, 129-32, 135-36
  Cuidado del cabello en, 129, 138-42
  Consejos para el maquillaje, 127-29
  Exponiéndose al sol en, 130-31, 132-35
Verrugas, 199, 216
Viajes, 186-95
  El clima y, 192-93
  Empacando las bolsas para, 187-88
  Sustitutos de productos de belleza para, 194-95
Viaje por avión, 188-89
  Cosas esenciales para llevarse consigo, 190
  Cuidado personal después del, 117, 189-92
Viento, 149, 151
Vinagre, 66, 133, 153, 207, 236, 244
Vinchas para el cabello, hechas en casa, 72
Visine, sellando el delineador con, 237
Visualización, 168
Vitaminas:
  A, 102, 121
  Retinoides y, 64, 102, 137, 158
  C, 173, 175, 193, 241
  E, 133, 193
  en polvo, 175, 190

## Y

Ylang Ylang, 167
Yoga, 85, 98-99, 199
Yogur, 14, 136, 177

## Z

Zapatillas, 200, 210